SOINS INFIRMIERS

FONDEMENTS GÉNÉRAUX

GUIDE D'ÉTUDES

YVON BRASSARD

Achetez en ligne*
www.cheneliere.ca

*Résidants du Canada
seulement.

CHENELIÈRE
ÉDUCATION

Soins infirmiers
Guide d'études

Yvon Brassard

© 2010 Chenelière Éducation inc.

Conception éditoriale : Brigitte Gendron
Coordination éditoriale : André Vandal
Édition : Maxime Forcier, Nancy Lachance, Guillaume Proulx,
   Frédéric Raguenez
Coordination : Chantal Lamarre
Révision linguistique : Danielle Leclerc et Sophie Campbell
Correction d'épreuves : Marie Le Toullec
Conception graphique et infographie : Protocole communication d'affaires
Conception du logo de la collection : Marc Senécal / inoxidée
Conception de la couverture : Micheline Roy et Josée Brunelle
Impression : Imprimeries Transcontinental

Catalogage avant publication
de Bibliothèque et Archives nationales du Québec
et Bibliothèque et Archives Canada

Brassard, Yvon, 1953-

   Soins infirmiers : fondements généraux : guide d'études

   Pour les étudiants du niveau collégial.

   ISBN 978-2-7650-2605-1

   1. Soins infirmiers – Manuels d'enseignement supérieur. 2. Soins
infirmiers – Problèmes et exercices. I. Potter, Patricia Ann. Soins
infirmiers. II. Titre.

RT41.P6814 2010 Suppl. 2   610.73   C2010-940265-0

CHENELIÈRE
ÉDUCATION

7001, boul. Saint-Laurent
Montréal (Québec) Canada H2S 3E3
Téléphone : 514 273-1066
Télécopieur : 450 461-3834 / 1 888 460-3834
info@cheneliere.ca

ISBN 978-2-7650-2605-1

Dépôt légal : 2ᵉ trimestre 2010
Bibliothèque et Archives nationales du Québec
Bibliothèque et Archives Canada

Imprimé au Canada

2 3 4 5 ITIB 14 13 12 11 10

Nous reconnaissons l'aide financière du gouvernement du Canada par l'en-
tremise du Programme d'aide au développement de l'industrie de l'édition
(PADIÉ) pour nos activités d'édition.

Gouvernement du Québec – Programme de crédit d'impôt pour l'édition de
livres – Gestion SODEC.

Sources iconographiques

Chapitre 10 – p. 39 : Michel Rouleau

Chapitre 12 – p. 43 : Markov/Shutterstock ; **p. 44 :** Vibrant
Image Studio/Shutterstock ; lemony/Shutterstock ; gaga/
Shutterstock ; Yurec/Shutterstock ; **p. 45 :** Pushkin/
Shutterstock ; Copestello/Shutterstock

Chapitre 13 – p. 51 : Michel Rouleau

Chapitre 19 – p. 77 : Brendon De Suza/iStockphoto ; Gusev
Mikhail Evgenievich/Shutterstock ; jenkoh/Shutterstock ;
Albert Campbell/iStockphoto ; M@x/Shutterstock ; Yuri
Shirokov/Shutterstock

Chapitre 27 – p. 119 : Borodaev/Shutterstock ; **p. 120 :**
Agb/Shutterstock ; **p. 121 :** LifeART/Fotosearch

Chapitre 37 – p. 172 : Michel Rouleau

Chapitre 38 – p. 178 : aggressor/Shutterstock ;
Vukoslavovic/Shutterstock ; Lectere/Shutterstock

Membre du CERC

Membre de
l'Association nationale
des éditeurs de livres

CERC
Canadian Educational
Resources Council

ASSOCIATION
NATIONALE
DES ÉDITEURS
DE LIVRES

ADAPTATION DE L'ÉDITION FRANÇAISE DE
SOINS INFIRMIERS – FONDEMENTS GÉNÉRAUX (POTTER-PERRY)

Virginie Bissonnette, inf., M. Sc. (c)

Danielle Boucher, IPS, M. Sc., CNeph (c)

Patricia Bourgault, inf., Ph. D.
(Sciences cliniques et sciences infirmières)

Lucie Buisson, inf., B. Sc.

Chantal Cara, inf., Ph. D.
(Sciences infirmières)

Charles Côté, Ph. D.
(Kinésiologie, ergonome [ACE])

Francine de Montigny, inf., Ph. D.
(Psychologie)

Jean-François Desbiens, inf., Ph. D. (c)

Mireille Dubost, Dt. P., M. Sc.

Fabie Duhamel, inf., Ph. D.
(Psychologie éducationnelle)

Liane Dumais, IPS, M. Sc., CNeph (c)

Lyne Fecteau, inf., M. Éd.

Lise Fillion, inf., Ph. D.
(Psychologie)

Louise Francœur, inf., M. Sc.
(Sciences infirmières),
DESS (Bioéthique)

Frances Gallagher, inf., Ph. D.
(Sciences infirmières)

Antoinette Gimenez-Lambert, inf., M. Éd.

Caroline Gravel, inf., M. Sc.

Johanne Hébert, inf., M. Sc.

Marthe L'Espérance, inf., B. Sc.

Isabelle Lacharme, inf. M. Sc. (c)

Marjolaine Landry, inf., Ph. D. (c)

Caroline Larue, inf., Ph. D.
(Sciences de l'éducation)

Lucie Lemelin, inf., Ph. D. (c)
(Sciences infirmières)

Carole Lemire, inf., CSIR (C), Ph. D. (c)

Géraldine Martorella, inf., Ph. D. (c)

Caroline Mathieu, inf., M. Sc.

Johanne Morel, inf., B. Sc.

France Nolin, Dt. P., M. Sc.

Vitalie Perreault, inf., M. Sc.

Denyse Pharand, inf., Ph. D.
(Éducation – mesure et évaluation)

Karine Philibert, inf., B. Sc.

France Robert, inf., M. Sc., CSIO (c)

Ivan L. Simoneau, inf., Ph. D.
(Psychopédagogie)

Jocelyne Tourigny, Inf., Ph. D.
(Psychopédagogie)

Dominique Trudel, inf., M.A.
(Sexologie)

Mélanie Vachon, Ph. D. (c)

Pierre Verret, inf., M. Sc., CSIO (c)

CARACTÉRISTIQUES DE L'OUVRAGE

Ce guide propose pour chacun des chapitres du manuel un éventail d'activités visant à soutenir l'apprentissage de la future infirmière. Il fournit ainsi l'occasion de revoir la matière de différentes façons : stratégies de lecture, lectures dirigées, situations cliniques et activités ludiques.

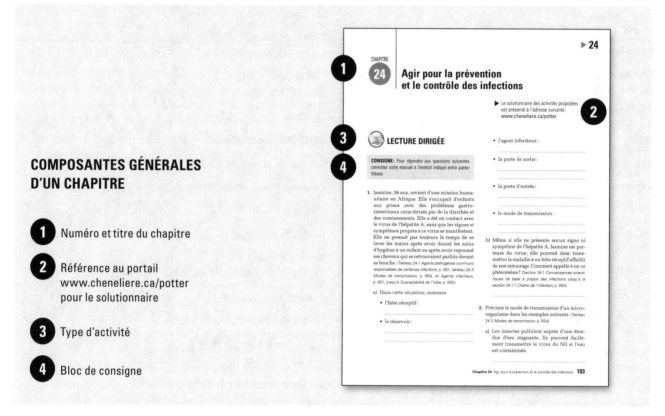

COMPOSANTES GÉNÉRALES D'UN CHAPITRE

1 Numéro et titre du chapitre

2 Référence au portail www.cheneliere.ca/potter pour le solutionnaire

3 Type d'activité

4 Bloc de consigne

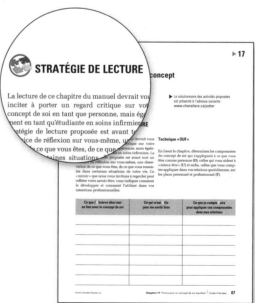

Stratégies de lecture

Les stratégies de lecture, qui visent à faciliter la compréhension et l'intégration des connaissances, s'appliquent à l'un ou l'autre des chapitres. Elles fournissent à l'étudiante des moyens pour aborder un texte, pour activer ses connaissances antérieures à la formation, pour confirmer ou infirmer des hypothèses et pour extraire l'essentiel des concepts qu'on lui soumet.

Lectures dirigées

L'étudiante est amenée à effectuer une lecture et une révision efficaces de l'ensemble des notions à assimiler au moyen de questions portant sur des cas cliniques liés au contenu du manuel, accompagnées de références précises quant à l'emplacement des solutions.

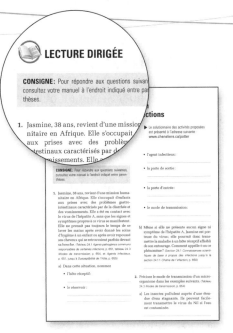

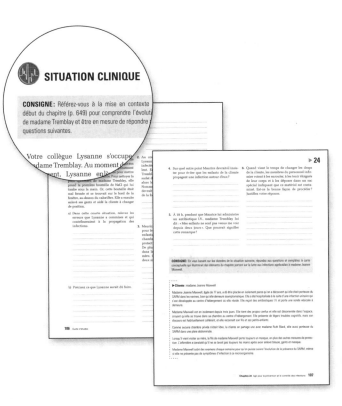

Situations cliniques

De nombreux cas, basés sur des situations cliniques réalistes, sont élaborés dans le but d'offrir à l'étudiante l'occasion de mettre en application les connaissances nouvellement acquises, d'exercer sa pensée critique et de se familiariser avec le plan thérapeutique infirmier.

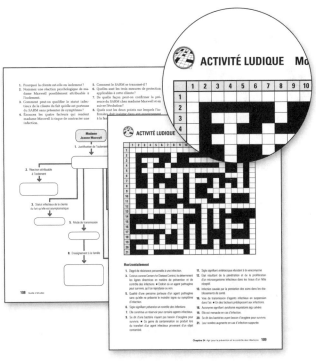

Activités ludiques

Ces activités, présentées sous forme de jeu, proposent une façon originale de revoir et d'intégrer les notions vues dans le manuel. Tout en jouant, donc, l'étudiante effectue automatiquement une récapitulation de la matière en cherchant les bonnes réponses.

Table des matières

Chaque chapitre du guide contient l'une ou plusieurs des rubriques suivantes : stratégies de lecture, lectures dirigées, situations cliniques (▶ détaillées ci-après) et activités ludiques.

AVANT-PROPOS

L'importance du jugement clinique de l'infirmière n'est plus à démontrer; sa compétence à identifier des problèmes prioritaires et à trouver des solutions réfléchies et personnalisées enrichit la pratique professionnelle. La consignation de l'évaluation de la condition clinique du client au plan thérapeutique infirmier est une application concrète de cette compétence à dresser le profil évolutif des problèmes et des besoins prioritaires du client. L'exercice du jugement clinique constitue l'objectif prioritaire de la formation de l'étudiante en soins infirmiers. Elle apprend à mettre en application les connaissances de base acquises, puis, dès ses premiers stages, elle est appelée à exercer sa pensée critique.

Ce guide d'études est un complément au manuel *Soins infirmiers — Fondements généraux* de Potter-Perry. Il vise la consolidation des connaissances de base acquises par l'étudiante qui se prépare à la pratique des soins infirmiers. Il propose des lectures dirigées, des activités ludiques diverses et de nombreuses situations cliniques, qui faciliteront l'approfondissement des connaissances tout en ajoutant au plaisir d'apprendre.

La profession infirmière a connu de multiples transformations au cours de la dernière décennie. Ce guide s'inscrit dans la volonté de fournir à l'étudiante des outils pratiques et simples qui l'aideront à répondre aux nouvelles exigences de cette profession. Il met l'accent sur les notions fondamentales qui forgeront son jugement clinique, sa réflexion et son questionnement sur la situation particulière de chaque client, tout en facilitant l'acquisition d'un riche vocabulaire.

STRATÉGIES DE LECTURE

La lecture de *Soins infirmiers — Fondements généraux* (Potter-Perry) marque le début d'un cheminement qui fera de vous une infirmière professionnelle.

Les chapitres de ce manuel contiennent l'ensemble des connaissances que vous devrez acquérir. Il vous faudra fournir l'effort de compréhension nécessaire pour bien saisir la complexité des concepts qui vous seront présentés.

Cette compréhension repose sur une lecture active. Cela suppose que vous abordiez les textes avec assurance et que vous fassiez appel à tout le bagage d'expérience que vous avez déjà acquis ainsi qu'à toutes les connaissances accumulées au cours des formations reçues à ce jour.

Avant d'entamer la lecture d'un chapitre, demandez-vous ce que vous savez déjà sur le sujet. Placez-vous en situation de questionner le texte pour vérifier ce que vous pensiez avant d'en faire la lecture. En activant ainsi vos connaissances antérieures, vous pourrez les confronter aux nouveaux éléments d'information fournis dans le chapitre : que savez-vous sur les infections ? Sur l'oxygénation ? Sur l'alimentation ? En vous appuyant sur vos connaissances de base, aussi élémentaires qu'elles puissent paraître, vous aborderez la lecture d'un chapitre avec l'intention de les approfondir, de les actualiser.

Pour mettre en branle le questionnement nécessaire à cet élargissement de vos connaissances sur le sujet abordé, la lecture de la carte conceptuelle en ouverture de chapitre vous donnera un aperçu général des notions qui y seront abordées et développées. Prenez le temps de lire cette carte, dont vous trouverez un exemple ci-dessous, et de comprendre les liens qui unissent les concepts. Cela vous montrera comment est organisé le chapitre, en plus de vous offrir une première piste de compréhension de la matière.

Au cours de votre lecture, vous serez régulièrement amenée à confronter vos hypothèses ou opinions à celles des experts, à les reformuler s'il y a lieu, puis à les modifier au besoin. Cette façon de faire vous aidera à extraire l'essentiel du texte et à l'intégrer à vos propres connaissances de façon dynamique, ce qui facilitera votre apprentissage.

Lorsque vous aborderez un chapitre, vous pourrez adopter la stratégie de lecture de votre choix parmi celles qui vous sont suggérées plus loin. Elles ont été conçues pour vous aider à améliorer votre compréhension des textes présentés dans votre manuel.

Nous espérons que ces techniques, jumelées aux autres activités proposées dans chaque chapitre, soutiendront votre apprentissage et vous amèneront à progresser d'une manière efficace et satisfaisante pour vous.

Exemple de carte conceptuelle

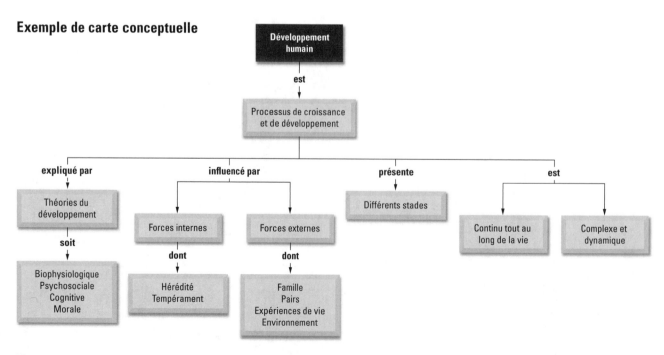

LA STRATÉGIE DE LECTURE « SAVA »

Afin que cette stratégie vous soit le plus profitable possible, inspirez-vous des exemples de notes de lecture suggérés ici pour remplir les différentes sections de vos nouvelles fiches de lecture. Ensuite, pour retrouver rapidement les sujets qui vous ont semblé les plus pertinents, notez la page, la section, le tableau, la figure ou l'encadré du chapitre où vous avez lu cette information.

Technique « SAVA »

Remplissez les deux colonnes de gauche **avant** de lire ou de relire des parties d'un chapitre. **Après** la lecture, remplissez les deux colonnes de droite et comparez ce que vous avez écrit dans les deux colonnes. Voici un exemple touchant la prévention des infections, sujet traité au chapitre 24.

Avant la lecture		Après la lecture	
Ce que je **S**ais déjà	Ce que j'**A**pplique déjà	Ce que je **V**eux savoir de plus	Ce que j'ai **A**ppris de plus
La grippe se transmet par contact avec une personne ou un objet déjà infecté.	*Je tousse dans mon coude plutôt que dans mes mains.*	*D'autres moyens pour éviter de transmettre des infections.*	*Il existe des mesures de protection à l'hôpital : chambre privée pour isolement des clients, port d'une blouse, d'un masque, de gants, de lunettes protectrices.*

LA STRATÉGIE DE LECTURE « OUF »

Technique « OUF »

En milieu de pratique professionnelle, vous aurez à comparer la vision théorique présentée dans votre manuel avec la réalité quotidienne en milieu hospitalier.

Pour susciter une réflexion critique entre ce que vous constatez dans les milieux où vous effectuez un stage, ce qui devrait être fait, et ce que vous comptez faire pour appliquer ce que vous avez appris, remplissez le tableau ci-dessous avant et après la lecture d'un chapitre. Il s'agit ici d'un exemple concernant l'administration sécuritaire des médicaments, sujet traité au chapitre 25.

Ce que j'Observe dans les milieux de stage par rapport au [sujet du chapitre]	Ce que je trouve Utile de connaître par rapport au [sujet du chapitre]	Ce que je compte Faire pour mettre en pratique les notions liées au [sujet du chapitre]
Il y a parfois des erreurs dans l'administration des médicaments : mauvais médicament, mauvais dosage, mauvaise voie d'administration, mauvais client, etc.	Faire les 3 vérifications lors de la préparation des médicaments et respecter la règle des «5 à 7 bons».	Toujours respecter les règles de préparation et d'administration des médicaments, et les faire vérifier par ma monitrice de stage avant de les apporter au client.

CHAPITRE

1

Développer sa pensée critique et exercer son jugement clinique

▶ Le solutionnaire des activités proposées est présenté à l'adresse suivante : www.cheneliere.ca/potter

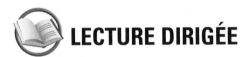
LECTURE DIRIGÉE

CONSIGNE : Pour répondre aux questions suivantes, consultez votre manuel à l'endroit indiqué entre parenthèses.

1. Cécile est infirmière depuis six mois. Elle s'occupe de monsieur Romain Bellavance, 78 ans, hospitalisé pour une dyspnée sévère et de l'hypotension orthostatique. En allant dans la chambre du client pour lui administrer sa médication, elle le trouve par terre, allongé à côté de son lit. Elle pense immédiatement que le client a fait une chute en se levant et lui demande : « Monsieur, êtes-vous tombé ? » Monsieur Bellavance, qui est lucide, répond qu'il a ressenti un étourdissement et qu'il s'est laissé glisser sur le plancher pour ne pas se blesser.

Quel résultat attendu de la pensée critique est illustré dans cette situation ? (Encadré 1.2 *Pourquoi recourir à la pensée critique ?*, p. 7)

_____

_____

_____

2. Josiane est étudiante de première année en soins infirmiers. Lorsque sa cliente lui demande des comprimés pour soulager son mal de tête, elle ne lui pose aucune question et va lui chercher des comprimés.

Quelle disposition visant à exercer sa pensée critique Josiane n'applique-t-elle pas dans l'évaluation de la céphalée que présente sa cliente ? (Encadré 1.3 *Dispositions favorisant l'exercice de la pensée critique*, p. 8)

_____

_____

_____

_____

_____

_____

_____

3. Jules commence sa troisième journée de stage en soins infirmiers. Le client qui lui est attribué porte un soluté à l'avant-bras gauche et un pansement au coude droit. Pour prendre sa pression artérielle, Jules est embêté : il ne sait pas quel bras choisir. Il demande alors à sa monitrice de stage ce qu'il doit faire.

À quel niveau de pensée critique situez-vous Jules ? Justifiez votre réponse. (Section 1.5.1 *Niveaux de la pensée critique*, p. 10)

_____

_____

_____

_____

_____

4. Pour les deux questions qui suivent, référez-vous à la mise en contexte du chapitre. (p. 5)

a) Vous entrez dans la chambre de monsieur Leblanc, qui vous dit : « Je ne suis pas très content du travail du préposé qui a fait ma toilette. Il semblait très pressé et ne m'a pas lavé le dos. » Vous décidez de faire confirmer la situation par ce membre de l'équipe de soins afin d'obtenir son point de vue. Selon le modèle de pensée critique, quelle attitude adoptez-vous dans une telle situation ? Justifiez votre réponse. (Tableau 1.1 *Attitudes liées à la pensée critique et applications à la pratique professionnelle*, p. 13)

_____

_____

_____

_____

_____

_____

_____

_____

_____

b) Dans l'unité de soins palliatifs où est hospitalisé monsieur Leblanc, on exige que les infirmières utilisent une échelle de mesure commune pour évaluer l'intensité de la douleur des clients et que les données recueillies soient consignées sur une feuille spéciale dans leur dossier. Ainsi, tout le personnel autorisé à accéder au dossier de monsieur Leblanc est informé objectivement de l'évolution de sa condition. Selon le modèle de pensée critique, à quel type de normes correspond ce fonctionnement ? Justifiez votre réponse. (*Normes intellectuelles* et *Normes professionnelles*, p. 14)

_____

_____

_____

_____

_____

_____

_____

_____

SITUATION CLINIQUE

CONSIGNE : À partir de la situation décrite ci-dessous, répondez à toutes les questions qui ont trait aux composantes du modèle de pensée critique.

▶ **Cliente :** madame Gloria Watson

Comme étudiante de première année en soins infirmiers, vous entreprenez votre troisième jour de stage auprès de madame Gloria Watson, 77 ans, hospitalisée pour des troubles du rythme cardiaque et de l'hypertension artérielle. Elle prend des médicaments pour régulariser son pouls et abaisser sa pression artérielle. En consultant la feuille des soins que vous aurez à lui prodiguer, vous constatez que les signes vitaux doivent être vérifiés à 10 h, puis à 14 h. En avant-midi, la pulsation est régulière à 56 batt./minute, la respiration est à 12 et la pression artérielle à 140/88 mm Hg. La température buccale est de 36,1 °C, et la saturation en oxygène est à 90 %.

Vers 11 h 45, madame Watson se plaint qu'elle a très mal à la tête, ce qui est fréquent quand sa pression artérielle est très élevée. Vous décidez alors de vérifier de nouveau tous ses signes vitaux, même si vous l'aviez fait à 10 h, et vous demandez à une infirmière de les confirmer, car vous voulez être certaine des valeurs recueillies. Il s'avère que la pression s'élève à 180/94 mm Hg. La prescription médicale mentionne qu'un médicament antihypertenseur peut être administré si la pression systolique est supérieure à 160 ou la pression diastolique supérieure à 90.

Trouvez six éléments de connaissance en soins infirmiers que vous devez posséder pour évaluer précisément la condition actuelle de madame Watson.

Quelles sont vos expériences antérieures à prendre en considération lorsque vous mesurez les signes vitaux de madame Watson ? Citez-en au moins deux.

Connaissances

_____
_____
_____
_____
_____
_____
_____
_____
_____
_____
_____
_____

Expériences

_____
_____
_____
_____
_____
_____
_____
_____
_____
_____
_____
_____

Outre la céphalée dont se plaint madame Watson et les données déjà connues de ses signes vitaux, énoncez cinq autres points précis à évaluer.

ÉVALUATION

_____   _____

_____   _____

_____   _____

Quatre normes professionnelles doivent être respectées à l'égard de la situation de madame Watson. Lesquelles?

Dans cette mise en contexte, quelle attitude professionnelle adoptez-vous par rapport à la situation de madame Watson? Justifiez votre réponse.

Normes

_____

_____

_____

_____

_____

_____

_____

_____

_____

_____

Attitude

_____

_____

_____

_____

_____

_____

_____

_____

_____

_____

Promouvoir la santé et le bien-être

► Le solutionnaire des activités proposées est présenté à l'adresse suivante : www.cheneliere.ca/potter

 LECTURE DIRIGÉE

CONSIGNE : Pour répondre aux questions suivantes, consultez votre manuel à l'endroit indiqué entre parenthèses.

1. Quelle définition de la santé s'appliquerait le mieux à la situation de madame Fournier, abordée dans la mise en contexte du chapitre ? (p. 19) Justifiez votre réponse. (Tableau 2.2 *Diverses conceptions de la santé*, p. 23)

_____

_____

_____

_____

_____

_____

_____

_____

_____

_____

_____

_____

_____

2. a) Quel type d'approche semble guider l'infirmière dans la préparation du départ de la cliente ? (Tableau 2.3 *Conceptions de la santé au Canada et approches qui les déterminent*, p. 25)

_____

_____

b) Citez un élément de la mise en contexte qui justifie votre réponse.

_____

_____

_____

c) Quelle caractéristique de cette approche l'infirmière cherche-t-elle à promouvoir chez la cliente ? (Tableau 2.3 *Conceptions de la santé au Canada et approches qui les déterminent*, p. 25)

_____

_____

_____

3. Actuellement, le principal facteur de risque pour la santé de madame Fournier est-il de type « psychosocial » ou « comportemental » ? Sur quels éléments appuyez-vous votre réponse ? (*Les facteurs de risque psychosociaux...*, p. 28, jusqu'à la section 2.2.4 *Stratégies pour la santé de la population*)

_____

_____

_____

4. À la lumière des données relatives à madame Fournier, quel serait le principal déterminant à prendre en considération dans l'évaluation de sa santé globale ? (Tableau 2.4 *Principaux déterminants de la santé et leurs effets sur la santé*, p. 31)

_____

_____

5. Quelle stratégie de promotion de la santé l'infirmière devrait-elle privilégier dans la préparation du départ de madame Fournier ? (Encadré 2.1 *Stratégies de promotion de la santé*, p. 35)

_____

_____

6. Que signifie « être en santé » dans le cas de madame Fournier ? Débattez cette question avec une collègue dans une perspective infirmière. (Section 2.2 *Conception de la santé dans une perspective infirmière*, p. 22, jusqu'à la section 2.2.1 *Conception de la santé au Canada*)

_____

_____

_____

 ACTIVITÉ LUDIQUE **Sudoku modifié**

DIRECTIVES : Pour remplir cette grille de sudoku, vous devez découvrir, à partir des indices présentés en *italique*, quatre concepts qui sont expliqués dans le chapitre. Pour chaque concept que vous repérez, additionnez le nombre de lettres, puis inscrivez le chiffre dans une case de manière à obtenir le total indiqué à la fin des lignes et des colonnes.

		16
		13
14	15	

1. Altération de la santé analysée à partir des symptômes plutôt que des causes. *Pour madame Fournier, cela peut se traduire par des problèmes visuels.*

_____

2. Altération objective de l'état de santé d'une personne. *Madame Fournier est atteinte de diabète.*

_____

3. C'est d'abord un état de complet bien-être plutôt que l'absence de maladie.

_____

4. Perçu comme une expérience subjective associée à une bonne santé. *Malgré son diabète, madame Fournier peut se sentir bien du point de vue physique, psychologique, social et spirituel.*

_____

CHAPITRE

3

Découvrir les soins infirmiers contemporains

▶ Le solutionnaire des activités proposées est présenté à l'adresse suivante : www.cheneliere.ca/potter

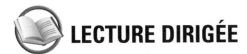

LECTURE DIRIGÉE

CONSIGNE : Pour répondre aux questions suivantes, consultez votre manuel à l'endroit indiqué entre parenthèses.

1. Qui suis-je ?

   a) Je suis la première femme à soigner les malades en Nouvelle-France. (Section 3.1.1 *Établissement des soins infirmiers au Canada*, p. 44)

   b) J'ai été la première à créer une école pour la formation des infirmières. (Section 3.1.2 *Apport de Florence Nightingale*, p. 46)

   c) J'ai pris soin des malades et des blessés au début de la colonie. (*Une infirmière très renommée...*, p. 45)

2. À quel principe de l'assurance santé associez-vous les situations suivantes ? (Encadré 3.1 *Extrait de la Loi canadienne sur la santé*, p. 47)

   a) Leonid a 30 ans. Il est d'origine russe et a maintenant le statut d'immigrant reçu. Le médecin lui a récemment confirmé qu'il était porteur du VIH. Comme toutes les personnes ayant la citoyenneté canadienne, il peut profiter d'un suivi à la clinique médicale spécialisée dans le traitement des ITSS.

   b) Marline, 29 ans, est enceinte de son premier enfant. Comme elle habite un village de la Basse-Côte-Nord où il n'y a ni médecin ni hôpital, elle devra se rendre dans un centre hospitalier régional quelques semaines avant la date prévue de son accouchement pour y recevoir les soins nécessaires à sa condition.

3. À quel niveau de soins de santé correspondent ces deux situations ? (Tableau 3.1 *Quatre niveaux de soins de santé*, p. 51)

   a) Monsieur Frank Albert, 71 ans, est hémiplégique du côté droit depuis qu'il a été victime d'un grave AVC. Les soins qu'il reçoit visent à le rendre le plus autonome possible malgré sa perte d'autonomie fonctionnelle.

b) Mireille, 41 ans, est gestionnaire dans une entreprise multinationale. Pour diminuer le stress lié à une forte compétition, elle s'adonne au yoga et s'oblige à marcher au moins trois fois par semaine pendant 30 minutes.

_____

_____

4. Claudie termine sa formation collégiale en soins infirmiers. Elle désire entamer immédiatement des études universitaires à plein temps pour obtenir un baccalauréat. Avant d'entrer à l'université, est-elle obligée d'obtenir son droit de pratique délivré par l'OIIQ? (*Depuis 2001, la formation…*, p. 55)

_____

_____

_____

_____

5. Que signifient les acronymes suivants? (Section 3.6 *Organismes et syndicats professionnels*, p. 55)

a) FIQ

_____

_____

_____

b) AIIC

_____

_____

_____

_____

6. Les fonctions de l'infirmière sont nombreuses, la principale étant celle de soigner. Tout en prodiguant des soins, il est possible de contribuer à promouvoir la santé, à encourager l'autonomie et à améliorer la qualité de vie. Dans les situations décrites ci-dessous, quel rôle pouvez-vous être appelée à assumer? (*Le rôle de coordination…* jusqu'à la section 3.8.2 *Domaines spécialisés de la profession*, p. 59)

a) Renseigner constamment la personne soignée sur sa santé et sur les mesures à prendre pour la recouvrer ou la préserver.

_____

_____

b) Corinne est infirmière de liaison. Ses fonctions la conduisent à aider les clients qui sont pris en charge par un CSSS afin de recevoir des soins ne nécessitant plus leur hospitalisation. Elle est perçue comme la personne-ressource qui assure le lien entre tous les intervenants professionnels qui répondent aux besoins des clients.

_____

_____

7. Madame Gerda Maltéus, 54 ans, est d'origine haïtienne. Son artère coronaire étant bloquée à 80 %, le cardiologue lui recommande un pontage coronarien. La cliente a très peur de cette chirurgie, car elle croit que cette intervention va la faire mourir plus vite. Elle refuse donc de la subir, malgré les renseignements encourageants qu'elle a reçus sur les chances de réussir l'opération.

Quels sont les deux mouvements sociaux qui peuvent aider l'infirmière à comprendre la décision de madame Maltéus? (Tableau 3.4 *Répercussions des mouvements sociaux sur les soins infirmiers*, p. 63)

_____

_____

_____

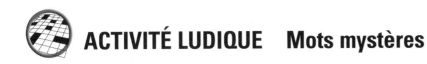

ACTIVITÉ LUDIQUE   Mots mystères

DIRECTIVES : À partir des lettres présentées dans le désordre, trouvez les professionnels auxquels un client peut avoir recours dans les situations cliniques suivantes.

1. Madame Lucy Allen, 78 ans, est atteinte de la maladie d'Alzheimer et elle est en perte d'autonomie. Elle habite chez sa fille. Celle-ci, épuisée, demande que l'on trouve une place en hébergement pour sa mère, ne pouvant plus en prendre soin comme elle le voudrait.

A L I A L S C O I E R L R V A T U

_____

2. Le petit Jasmin, 7 ans, ne répond pas tout de suite lorsqu'on lui pose une question et demande souvent que l'on répète ce qui vient d'être dit. Il ne présente pourtant aucun problème d'apprentissage.

G U O A E S L I D O T I

_____

3. Félix, 32 ans, est devenu paraplégique à la suite d'un grave accident de travail. Il se déplace en fauteuil roulant. Pour qu'il puisse retourner vivre chez lui et y circuler le plus librement possible, on a dû procéder à certains réaménagements dans son logement.

H O P E É R E E T U T G A R

_____

4. Monsieur Blaise Labonté, 81 ans, est aphasique depuis qu'il a été victime d'un AVC gauche. Une rééducation à la parole devrait lui perme ttre de mieux s'exprimer verbalement.

H H E O O T S T N I O R P

_____

Se familiariser avec les fondements théoriques des soins infirmiers

▶ Le solutionnaire des activités proposées est présenté à l'adresse suivante : www.cheneliere.ca/potter

 LECTURE DIRIGÉE

CONSIGNE : Pour répondre aux questions suivantes, consultez votre manuel à l'endroit indiqué entre parenthèses.

1. Maxime termine sa deuxième année d'étude en soins infirmiers. Lors de son stage en pédiatrie, il a pris soin d'une fillette de 8 ans atteinte de leucémie. Malgré son malaise, il réussissait à aborder avec sa jeune cliente et ses parents des sujets aussi délicats que la perte des cheveux provoquée par la chimiothérapie, les complications possibles et même l'issue vraisemblablement fatale de la maladie. Il tentait le plus possible de réserver des périodes de repos à la fillette et impliquait les parents dans les soins à prodiguer, parce qu'il était réceptif à leurs préoccupations et qu'il avait de l'empathie pour ces derniers.

Quels sont les éléments de cette situation qui correspondent aux concepts suivants ? (Section 4.4 *Métaparadigme infirmier*, p. 72)

a) La personne :

_____

_____

_____

b) Les soins infirmiers :

_____

_____

_____

_____

_____

_____

_____

2. Marie-Flore a choisi d'étudier en soins infirmiers parce qu'elle estime que le contact humain est essentiel dans sa vie. À ses yeux, la qualité de la relation qu'elle peut établir avec les personnes malades est une valeur fondamentale qui peut créer une différence dans l'expérience de la maladie. À quelle école de pensée correspond l'intérêt de Marie-Flore ? Justifiez votre réponse. (Tableau 4.3 *Écoles de pensée*, p. 75)

_____

_____

_____

_____

_____

_____

_____

Réflexion

> **CONSIGNE :** En vous appuyant sur les modèles conceptuels de théoriciennes en soins infirmiers, répondez aux questions ci-dessous.

Divers courants philosophiques relatifs aux soins infirmiers sont exposés dans ce chapitre. Les auteures citées ont élaboré des modèles qui représentent leur conception de la pratique infirmière.

Cette partie vous permet de préciser votre vision personnelle de la profession que vous avez choisi d'exercer. Nous vous offrons l'occasion de réfléchir à certains concepts centraux et de les comparer avec l'idée que vous en avez à ce stade de votre formation.

1. Quelle est votre vision de l'être humain par rapport aux divers paradigmes qui dominent dans la profession infirmière ? (Tableau 4.1 *Paradigmes dominants dans la discipline infirmière*, p. 71) Quelle est-elle si elle ne figure pas dans le tableau présenté en référence ?

_____

_____

_____

_____

_____

2. À votre avis, des éléments de la conception des soins infirmiers de Florence Nightingale ont-ils encore leur place dans une pratique infirmière contemporaine ? Justifiez votre réponse. (Section 4.6.1 *Florence Nightingale (1820-1910)*, p. 75)

_____

_____

_____

_____

3. De quelle façon vous représentez-vous le rôle de suppléance que joue l'infirmière ? (Section 4.6.2 *Virginia Henderson (1897-1996)*, p. 76)

_____

_____

_____

_____

_____

4. Comment l'infirmière peut-elle reconnaître les comportements énumérés dans la philosophie de Dorothy Johnson lorsqu'elle prodigue des soins aux clients ? (Section 4.6.3 *Dorothy Johnson (1919-1999)*, p. 76)

_____

_____

_____

_____

_____

5. Comment définissez-vous le terme « autosoins » ? (Section 4.6.4 *Dorothea Orem (1914-2007)*, p. 77)

_____

_____

_____

_____

6. Dans votre pratique infirmière, comment pourriez-vous faire preuve de considération à l'égard de l'entourage du client ? (Section 4.6.5 *Moyra Allen (modèle McGill) (1921-1996)*, p. 77)

_____

_____

_____

7. Quelle est votre définition de l'holisme ? (Section 4.6.7 *Betty Neuman (1924-)*, p. 78)

_____

_____

_____

_____

_____

8. Durant vos stages, comment vos clients ont-ils montré leur engagement dans les processus d'adaptation ? (Section 4.6.8 *Callista Roy (1939-)*, p. 78)

_____

_____

_____

_____

_____

9. Comment manifestez-vous votre empathie envers les personnes que vous soignez et leurs proches ? (Section 4.6.9 *Evelyn Adam (1929-)*, p. 78)

_____

_____

_____

_____

_____

10. Comment percevez-vous la notion de partenariat avec le client et ses proches ? (Section 4.6.10 *Rosemarie Rizzo Parse*, p. 78)

_____

_____

_____

_____

_____

11. Que signifie pour vous « répondre aux besoins du client » ? (Section 4.7.2 *Ida Jean Orlando (1926-)*, p. 80)

_____

_____

_____

_____

_____

Explorer les fondements théoriques du *caring* dans la pratique infirmière

► Le solutionnaire des activités proposées est présenté à l'adresse suivante : www.cheneliere.ca/potter

 STRATÉGIE DE LECTURE   **Technique « OUF »**

Le *caring* est défini comme étant une façon humaine et relationnelle de prendre soin d'une personne (Cara, 2004). Cependant, tous les intervenants en santé ne semblent pas adopter une pratique professionnelle empreinte de réelle empathie, centrée sur la personne plutôt que sur la tâche ou les moyens techniques de soigner.

Pour susciter une réflexion critique entre ce que vous constatez dans les milieux où vous effectuez vos stages, ce qui devrait être fait et ce que vous comptez faire pour appliquer ce que vous avez appris dans le présent chapitre, remplissez le tableau ci-dessous, avant et après avoir étudié le concept de *caring*.

Ce que j'**O**bserve dans les milieux de stage par rapport à une pratique empreinte de *caring*	Ce que je trouve **U**tile de connaître par rapport au *caring*	Ce que je compte **F**aire pour mettre en pratique les notions liées au *caring*

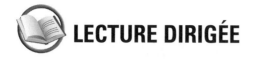

LECTURE DIRIGÉE

CONSIGNE : Pour répondre aux questions suivantes, consultez votre manuel à l'endroit indiqué entre parenthèses.

Les quatre situations décrites ci-dessous sont réelles. Certaines montrent des infirmières adoptant une approche professionnelle s'appuyant sur les principes du *caring*, d'autres mettent en évidence des attitudes incompatibles avec cette façon d'agir. Pour chaque cas, précisez s'il s'agit ou non d'un exemple d'application du *caring* et justifiez votre réponse.

1. Madame Suzie Bourgoin, 37 ans, vient de subir une mastectomie en raison d'une tumeur au sein invasive. L'ablation totale du sein gauche n'a pu être évitée. Pendant que l'infirmière change son pansement, la cliente lui dit : « Je ne me sens plus femme avec un sein en moins. » Tout en continuant son travail et sans regarder la cliente, l'infirmière lui répond : « Au moins, il vous en reste un. » (Section 5.1.2 Caring *transpersonnel*, p. 87, jusqu'à *Selon Pepin et Cara...*, et section 5.4.3 *Être à l'écoute*, p. 95, jusqu'à *L'écoute ne doit surtout pas...*)

2. Madame Blanche Garneau a 72 ans. Il y a trois jours, on lui a posé une prothèse de la hanche droite. À 14 h 45, l'infirmière change le pansement et installe la cliente en décubitus latéral gauche. Madame Garneau n'est pas confortable, mais elle n'ose pas demander à l'infirmière d'être mieux installée. Elle lui dit alors : « Vous avez beaucoup de travail, je ne veux pas vous déranger avec mes petits caprices. » L'infirmière avoue qu'elle est débordée, et confie à madame Garneau : « C'est vrai que je suis très occupée, surtout qu'il nous manque du personnel. Mais je vais prendre le temps de mieux vous installer dès maintenant, car je ne pourrai pas revenir plus tard. Est-ce que cela vous convient ? » (Figure 5.2 *Processus de* caring *selon Swanson*, p. 90)

3. Constance est infirmière au centre de prélèvements sanguins. Tout au long de la journée, elle répète à chacun de ses nombreux clients d'allonger un bras, puis elle applique un garrot, pique et, une fois le prélèvement terminé, elle explique de maintenir une pression à l'endroit de la ponction. Pendant tout ce temps, elle parle de la pluie et du beau temps avec sa collègue. (Section 5.1.5 *Synthèse des visions théoriques*, p. 90, jusqu'à *Un autre thème commun...*)

4. Monsieur Owen Thurber est en phase terminale d'un cancer du poumon. Il a 61 ans. Quand Charles, son infirmier, vient lui porter ses médicaments, il le voit lire la Bible. Charles, qui se dit non croyant, lui fait alors la remarque suivante : « Je sais que vous êtes au courant de votre condition. Est-ce que cela vous aide de lire la Bible ? » Monsieur Thurber lui répond : « Je ne crois pas en Dieu, vous savez. » Il ajoute en montrant le livre : « Mais j'y trouve un certain réconfort devant ce qui m'attend. » Charles ajoute : « Je vous sens en effet calme et serein. » (Section 5.4.3 *Être à l'écoute*, p. 95, jusqu'à *L'écoute ne doit surtout pas...*)

***

5. Une approche axée sur le *caring* se reconnaît par certains comportements caractéristiques. Pour chacun des trois courts scénarios qui suivent, quel comportement de *caring* adopte l'infirmière ou l'infirmier ? (Encadré 5.5 *Comportements de l'infirmière perçus comme bienfaisants par les familles*, p. 98)

a) Monsieur Jorge Marvao, 34 ans, est alité en raison d'une triple fracture au bassin survenue lors d'un accident de voiture. Il se plaint de douleurs intenses au moment de changer de position dans son lit. L'infirmière qui l'aide à se déplacer lui demande de lui expliquer comment elle pourrait s'y prendre pour que la douleur soit tolérable lors de la manœuvre.

***

b) Clovis est infirmier dans une unité de cardiologie. Il s'occupe de monsieur Pablo Mariano, 71 ans, qui est hospitalisé pour troubles cardiaques et doit respecter une limite liquidienne de 1 400 ml/24 h. Clovis lui suggère de répartir la quantité permise de la façon suivante : 800 ml le jour, 500 ml le soir et 100 ml la nuit. Monsieur Mariano préférerait 700 ml le jour, 400 ml le soir et 300 ml la nuit, parce qu'il boit toujours lorsqu'il se lève durant la nuit. Clovis fait confiance au client et accepte sa suggestion.

***

c) Lysie est infirmière au service d'urgence. C'est elle qui a accueilli monsieur Louis Bernier, le client de la mise en contexte du chapitre 10 (p. 189). Le frère de Louis Bernier, Pierre, est très inquiet de sa condition, mais il doit attendre dans une salle réservée aux familles. Dès qu'elle a pu se libérer, Lysie a rejoint Pierre Bernier pour l'informer de la suite des événements : examens diagnostiques poussés, soulagement de la douleur à l'hypocondre droit, cholécystectomie envisagée au cours de la journée. Ayant apprécié la démarche de l'infirmière, Pierre Bernier la remercie chaleureusement pour les explications claires qu'elle lui a transmises.

***

Réflexion

Adopter des attitudes de *caring* entraîne une certaine remise en question personnelle de la profession infirmière. Cet exercice de réflexion, qui peut être fait individuellement, avec une collègue ou en groupe d'étude, vous permettra de préciser votre conception de certains éléments inhérents à la pratique du *caring*. Inspirez-vous des références au texte du chapitre.

1. Que signifie pour moi être présente à l'autre ?
(Section 5.4.1 *Fournir une présence*, p. 94)

_____

_____

_____

_____

_____

_____

_____

2. Quelle est ma façon d'offrir du réconfort à l'autre ? (Section 5.4.2 *Réconforter par le toucher*, p. 95)

_____

_____

_____

_____

_____

_____

3. Comment est-ce que je manifeste à l'autre mon écoute empathique ? (Section 5.4.3 *Être à l'écoute*, p. 95)

_____

_____

_____

_____

_____

CHAPITRE

6

S'appuyer sur des résultats probants dans la pratique infirmière

▶ Le solutionnaire des activités proposées est présenté à l'adresse suivante : www.cheneliere.ca/potter

 LECTURE DIRIGÉE

CONSIGNE : Pour répondre aux questions suivantes, consultez votre manuel à l'endroit indiqué entre parenthèses.

1. La pratique infirmière fait face à une grave pénurie d'effectifs et la situation ne s'améliorera sans doute pas dans les années à venir. Dans un tel contexte, l'infirmière devra sans doute remettre en question certaines façons de faire et habitudes bien ancrées ; il lui faudra ainsi se documenter, effectuer des recherches pertinentes qui l'appuieront dans sa quête de solutions acceptables aux divers problèmes posés.

Dans les deux questions suivantes, nommez les éléments qui répondent, ou non, aux critères d'une question de recherche bien formulée. Puis, déterminez quelle question est la mieux énoncée. (*Les questions que l'infirmière se pose...*, p. 103, jusqu'à *Recueillir les meilleurs résultats probants*, et encadré 6.1 *Élaboration d'une question « PICO »*, p. 104)

a) Le nettoyage des mains avec un produit antiseptique est-il aussi efficace pour briser la chaîne de l'infection ?

_____

_____

_____

b) Le fait de changer la position d'un client alité aux trois heures plutôt qu'aux deux heures le rend-il plus à risque de développer des lésions de pression ?

_____

_____

_____

_____

_____

_____

SITUATION CLINIQUE

La situation décrite plus bas emprunte le même thème que celui de la mise en contexte du chapitre (p. 101). Elle vous est présentée dans le but de vous familiariser avec un site Internet québécois en soins infirmiers, où vous trouverez des résultats de recherche pouvant influencer votre pratique professionnelle et alimenter vos réflexions en tant qu'apprenante.

CONSIGNE : En suivant le chemin ci-dessous, accédez à un article démontrant l'impact d'une approche fondée sur une recherche effectuée au Centre hospitalier universitaire Sainte-Justine. En consultant les pages indiquées de l'article, trouvez les réponses aux questions.

1. **Tapez** www.infiressources.ca dans la barre d'adresse.
2. **Choisissez** « Français ».
3. **Cliquez** sur « Banques et recherche ».
4. **Tapez** « réanimation » dans l'espace de recherche, puis cliquez sur « Rechercher ».
5. **Choisissez** le numéro 35, *RCR d'un enfant : Où sont les parents*, dans la liste des résultats de recherche.
6. **Cliquez** sur l'adresse de la ressource pour accéder à l'article.

---

1. Cindy est infirmière depuis huit mois. Elle travaille dans une unité de soins intensifs pédiatriques. Elle a participé hier à des manœuvres de réanimation sur un enfant de 2 ans présentant des malformations cardiaques. Dès le début des interventions, une collègue infirmière a demandé aux parents de sortir. La RCR a réussi, même si elle a duré plus longtemps qu'on l'aurait souhaité. Il n'en demeure pas moins que Cindy a senti le désarroi des parents quand on leur a interdit d'assister au déroulement des manœuvres. Encore bouleversée, elle se pose une foule de questions sur la pertinence de permettre ou non aux parents d'être témoins de la réanimation de leur enfant. Pourquoi devrait-on le leur interdire ? Ont-ils le droit d'être présents ? N'est-ce pas augmenter leur douleur que de les laisser voir ce que l'on fait ? Quelle image garderont-ils de leur enfant ? Comment perçoivent-ils les intervenants dans un contexte d'urgence cardiorespiratoire ? Autant de questions qui peuvent créer un malaise professionnel, voire personnel, chez Cindy, et la laisser désemparée lorsque cela se produit.

a) Plusieurs parents tiennent à être présents quand la condition de leur enfant nécessite de le réanimer. Qu'est-ce qui les incite à vouloir assister aux manœuvres de réanimation ? (*Besoins des parents*, p. 35)

_____

_____

_____

_____

_____

_____

_____

_____

_____

b) La recherche dont il est question dans l'article a mis en lumière certains bienfaits pour les parents participant à la recherche d'assister aux manœuvres de réanimation de leur enfant. Entre autres, une approche humaniste les aiderait à mieux faire face à une telle situation.

À l'avenir, si on confiait à Cindy la tâche de s'occuper spécifiquement des parents lors d'une RCR, comment pourrait-elle intervenir pour les aider à gérer le stress causé par ce qu'ils s'apprêtent à voir ? (*Donner de l'information*, p. 38, et *Discussion*, p. 40)

_____

_____

_____

_____

_____

_____

_____

_____

_____

_____

_____

_____

c) Comment Cindy pourrait-elle assurer un suivi auprès des parents après des manœuvres de réanimation ? (*Exemples d'interventions familiales concrètes à privilégier*, p. 37, et *Après la RCR, assurer un suivi*, p. 38)

_____

_____

_____

_____

_____

_____

_____

_____

_____

_____

2. Une recherche sur l'utilisation d'une couverture de sécurité au lieu d'une contention physique pour prévenir les chutes du lit a été effectuée par une équipe de l'Université du Québec à Chicoutimi. Cette recherche visait à vérifier si les réactions des bénéficiaires, des familles, des intervenants et des gestionnaires étaient plus positives que négatives quant au recours à cette alternative à la contention, et si cette pratique méritait d'être privilégiée comme mesure de sécurité.

Pour répondre aux prochaines questions, consultez à l'adresse www.bdsp.ehesp.fr/fulltext/show.asp?URL=/rsi/64.78.pdf un article de recherche dont le contenu pourrait influencer votre pratique professionnelle en soins infirmiers. (Consultez aussi, dans le manuel, le tableau 6.2 *Composantes d'un article scientifique*, p. 107)

a) Dans quel milieu cette recherche a-t-elle été effectuée ? (*Univers de recherche, échantillon à l'étude*, p. 85)

_____

_____

_____

_____

_____

_____

_____

_____

b) Quelle population a fait l'objet de cette recherche ? (*Univers de recherche, échantillon à l'étude*, p. 85)

_____

_____

_____

_____

c) Comment a-t-on effectué la collecte des données pour cette recherche? (*Techniques de collecte des données*, p. 85)

_____

_____

_____

_____

_____

_____

_____

_____

d) La recherche était de type qualitatif phénoménologique. Qu'est-ce que cela signifie? (Consultez aussi, dans le manuel, *Recherche qualitative* et *Phénoménologie*, p. 112)

_____

_____

_____

_____

_____

_____

_____

_____

_____

_____

_____

_____

e) Quelles considérations éthiques ont dû être respectées dans cette recherche? (*Considérations éthiques, déroulement de l'étude*, p. 86)

_____

_____

_____

_____

_____

_____

_____

_____

_____

_____

f) Comment les clients ont-ils perçu la couverture comme mesure de sécurité? (Tableau 3, p. 88)

_____

_____

g) D'après les intervenants, cette mesure de sécurité contribue-t-elle à réduire les chutes du lit? (Tableau 3, p. 88)

_____

h) D'après les familles, la couverture de sécurité est-elle applicable à tous les clients? (Tableau 2, p. 87)

_____

_____

_____

Agir de manière conforme à l'éthique

▶ Le solutionnaire des activités proposées est présenté à l'adresse suivante : www.cheneliere.ca/potter

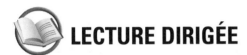

LECTURE DIRIGÉE

CONSIGNE : Pour répondre aux questions suivantes, consultez votre manuel à l'endroit indiqué entre parenthèses.

Pour les deux situations suivantes, énoncez le principe moral qui est mis en évidence. (Section 7.1 *Principes moraux*, p. 118)

1. Monsieur Anton Bart, 77 ans, a failli faire une chute en se relevant du siège de toilette. Bertin, un étudiant de première année en soins infirmiers, a voulu le retenir par le bras pour l'empêcher de tomber. Par son geste, plein de bonnes intentions, il a provoqué de petites ecchymoses et une douleur au bras dont le client se plaint depuis cet incident.

2. Carline est enseignante en soins infirmiers. Elle demande à madame Jeanne Circé, 69 ans, si elle accepterait d'être soignée par une étudiante de première année qui commencera son premier stage le lendemain. La cliente refuse et Carline respecte cette décision.

MISE EN CONTEXTE (p. 117)

▶ **Client :** monsieur André Lépine

Monsieur André Lépine, 92 ans, a récemment été admis dans votre unité avec un diagnostic de pneumonie. Par le passé, il a fait deux infarctus et il souffre d'emphysème pulmonaire depuis plusieurs années. Il habite avec sa fille. Il se portait plutôt bien jusqu'à la semaine dernière, lorsqu'il s'est mis à tousser davantage et est devenu fiévreux.

Vous notez que son pouls est faible et fuyant, et que sa respiration devient de plus en plus difficile. Il est désormais trop faible pour répondre à vos questions. Vous avertissez la famille que vous devez contacter le médecin et qu'il faudra peut-être réanimer monsieur Lépine. Sa fille proteste. Elle vous assure qu'elle a souvent discuté de la situation avec son père, et qu'il lui aurait clairement exprimé son désir de ne pas être réanimé ou « gardé en vie par des machines ». Vous ne trouvez rien dans le dossier à propos de ces volontés du client.

1. Les énoncés proposés ci-dessous vous aideront à cerner les valeurs personnelles et professionnelles qui guideront votre approche à l'égard du client et de son entourage, et vous permettront de prendre position quant à la décision de réanimer ou non monsieur Lépine en cas d'arrêt cardiorespiratoire. Sachez qu'il n'y a ni bonne ni mauvaise réponse.

> **DIRECTIVES :** Encerclez **1** si vous êtes tout à fait d'accord ou **2** si vous êtes moyennement d'accord avec l'énoncé de gauche ; encerclez **3** si vous êtes moyennement d'accord ou **4** si vous êtes tout à fait d'accord avec l'énoncé de droite.

Compte tenu de son état de santé, monsieur Lépine a de toute façon peu de chance de survivre.	**1**	**2**	**3**	**4**	Tout le monde, sans exception, a droit d'être réanimé.
Malgré son état de santé fragile, monsieur Lépine peut vivre encore quelques années.	**1**	**2**	**3**	**4**	La qualité de vie de monsieur Lépine prime sur la durée de sa vie.
Monsieur Lépine et sa fille peuvent discuter de la réanimation avec tout le personnel soignant.	**1**	**2**	**3**	**4**	La décision de réanimer ou non monsieur Lépine revient uniquement au médecin.
Malgré son âge, monsieur Lépine est en mesure d'affirmer sa volonté d'être réanimé ou non.	**1**	**2**	**3**	**4**	Seul l'Être suprême peut disposer de la vie humaine.
Il est primordial de soulager les symptômes de monsieur Lépine plutôt que de le maintenir en vie inutilement.	**1**	**2**	**3**	**4**	Si on maintenait monsieur Lépine en vie artificiellement, il aurait des chances de s'en sortir plus tard.
Si monsieur Lépine avait pris soin de lui par le passé, il ne serait pas dans cet état aujourd'hui.	**1**	**2**	**3**	**4**	Même si on adopte de bonnes habitudes de vie, on ne sait jamais ce que l'avenir nous réserve.

2. Vos valeurs révèlent vos convictions personnelles sur l'importance accordée à une idée ou à une attitude et elles reflètent vos influences culturelles et sociales. En tant que future infirmière, vos valeurs personnelles et professionnelles déterminent vos attitudes, vos actions et votre comportement. (Section 7.3 *Valeurs*, p. 120) Ne retenez que les énoncés pour lesquels vous avez encerclé les chiffres 1 et 4 pour en discuter avec des collègues à partir des questions suivantes.

a) Est-ce que d'autres collègues partagent vos valeurs quant à la situation de monsieur Lépine ?

b) Si vous deviez décider de réanimer ou non monsieur Lépine, que choisiriez-vous ?

c) Sur quels arguments appuieriez-vous votre décision ?

d) Comment réagiriez-vous à l'égard de collègues qui prendraient une décision différente de la vôtre ?

⬡ SITUATION CLINIQUE

Certains principes philosophiques associés à des valeurs morales constituent les fondements d'un code de déontologie, quel qu'il soit. Les énoncés d'un tel code portent sur les éléments d'une bonne conduite professionnelle. Cet exercice vous conduira à découvrir les principes de base qui ont guidé l'élaboration du Code de déontologie de l'Ordre des infirmières et infirmiers du Québec (OIIQ), que vous devrez respecter dans votre pratique.

> **CONSIGNES :** Ayez en main un exemplaire du Code de déontologie de l'OIIQ. Les articles qui vous sont présentés ci-dessous sont illustrés par de courtes mises en situation que vous observerez dans votre pratique. Pour chaque situation, qui est liée à un article du Code de déontologie, associez le principe éthique fondamental sous-jacent à un élément d'une bonne pratique professionnelle. (Sections 7.2.1 *Défense des intérêts du client*, 7.2.2 *Responsabilité et imputabilité*, 7.2.3 *Confidentialité*, et 7.2.4 *Vérité*, p. 119-120)

1. *Article 40* L'infirmière ou l'infirmier doit fournir à son client toutes les explications nécessaires à la compréhension des soins et des services qu'il lui prodigue.

   Situation

   L'infirmière explique à son client que le pansement qu'elle va lui refaire au pied peut être douloureux lorsqu'on insère une compresse dans la plaie.

2. *Article 45* L'infirmière ou l'infirmier ne doit pas faire preuve de négligence lors de l'administration d'un médicament. À cette fin, l'infirmière ou l'infirmier doit avoir une connaissance suffisante du médicament et respecter les principes et méthodes concernant son administration.

   Situation

   Une infirmière a commis une erreur en administrant une double dose de médicament à un client. Elle se justifie en expliquant que le pharmacien lui a fourni un mauvais dosage. Qui plus est, elle n'avait pas vérifié le médicament qui lui avait été remis avant de le donner au client.

3. *Article 36* L'infirmière ou l'infirmier doit éviter de tenir ou de participer à des conversations indiscrètes au sujet d'un client et des services qui lui sont rendus.

   Situation

   Une infirmière avise une dame que le client qui partage la chambre de son conjoint est atteint du SIDA.

4. *Article 30* L'infirmière ou l'infirmier doit respecter, dans les limites de ce qui est généralement admis dans l'exercice de la profession, les valeurs et les convictions personnelles du client.

   Situation

   Une cliente âgée demande à être lavée par une préposée et non par un homme.

Connaître les aspects juridiques de la pratique infirmière

▶ Le solutionnaire des activités proposées est présenté à l'adresse suivante : www.cheneliere.ca/potter

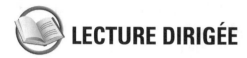 **LECTURE DIRIGÉE**

CONSIGNE : Pour répondre aux questions suivantes, consultez votre manuel à l'endroit indiqué entre parenthèses.

Les deux premières situations présentées ici se sont réellement produites. Quel droit du client est mis en lumière dans chaque cas ? Ce droit est-il respecté ou non ? (Encadré 8.3 *Droits des usagers en matière de santé*, p. 135)

1. Coralie est infirmière depuis six mois. Elle s'occupe de monsieur Roberto Brindisi, 54 ans, hospitalisé pour de multiples fractures subies lors d'un règlement de comptes. Ce client est le chef d'une bande de narcotrafiquants et ses activités sont scrutées à la loupe par la police. Un journaliste de Radio-Ultra téléphone à l'unité de soins pour vérifier si monsieur Brindisi est bien hospitalisé et, si oui, pour quelle raison. Coralie cède aux pressions du journaliste et lui confirme la présence du client.

a) Droit du client :

_____

_____

b) Est-il respecté ?

_____

2. Lors de sa dernière visite chez son médecin, monsieur Henri Cartier, 55 ans, apprend qu'il a une tumeur bénigne à l'hypophyse. Cette tumeur est opérable, mais le client écarte le traitement chirurgical pour l'instant. Il sait que d'autres possibilités lui sont offertes mais que cela entraînerait des déplacements dans une autre ville et la prise de médicaments radioactifs. Il explique clairement la situation à sa conjointe et affirme que sa décision est éclairée.

a) Droit du client :

_____

_____

_____

_____

b) Est-il respecté ?

_____

3. Weston est infirmier depuis quatre ans. Avec le plus grand sérieux, il a récemment tenu des propos à caractère sexuel à une jeune cliente de 21 ans qu'il trouvait à son goût. La sœur de la cliente, qui entrait dans la chambre à ce moment, a décidé de porter plainte auprès de l'OIIQ. Quel mécanisme permet à l'OIIQ d'intervenir auprès de Weston ? (Encadré 8.2 *Dispositions pour assurer la protection du public au Québec*, p. 134)

_____

_____

4. Zetta vient d'obtenir son DEC en soins infirmiers. Elle ne peut toutefois utiliser son titre d'infirmière, même si elle travaille dans un hôpital et exécute des actes identiques à ceux d'une infirmière d'expérience. Quelles conditions (2) permettraient à Zetta d'utiliser le titre d'infirmière au Québec ? (*Étudiantes*, p. 137)

_____

_____

_____

_____

_____

5. Madame Rolanda Mancuso, 77 ans, a une plaie infectée au talon droit qui tarde à guérir. Le chirurgien songe à l'amputation du pied, car il a détecté un début de gangrène. La cliente est lucide et comprend très bien les enjeux d'une telle intervention. Cependant, on l'avise qu'une solution non chirurgicale est envisageable, même si cela nécessite un traitement beaucoup plus long et risqué, car l'infection pourrait s'étendre à toute la jambe. Son fils Massimo, qui habite avec elle, tient à ce que sa mère prenne sa décision seule, parce qu'il ne veut pas l'influencer.

Les conditions à un consentement aux soins sont-elles respectées pour cette cliente ? Justifiez votre réponse. (Section 8.2.6 *Consentement libre et éclairé*, p. 141)

_____

_____

_____

_____

_____

_____

_____

_____

6. Gina a 27 ans. Elle habite dans une résidence pour personnes présentant une déficience intellectuelle. Une préposée aux bénéficiaires l'accompagne aux services ambulatoires, car la cliente doit subir une coloscopie. Gina parle peu, regarde furtivement partout dans la salle, comme si elle était apeurée. La préposée affirme à l'infirmière qui les accueille que Gina comprend tout ce qu'on lui explique. En tenant compte de ces données, l'infirmière devrait-elle faire signer à Gina un document de consentement à l'examen ? (Section 8.2.6 *Consentement libre et éclairé*, p. 141)

_____

_____

_____

_____

_____

_____

_____

_____

_____

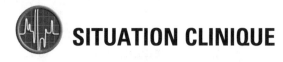

SITUATION CLINIQUE

1. Dans leur pratique, il arrive malheureusement que certaines infirmières adoptent des comportements incompatibles avec les valeurs de la profession. Encore une fois, les histoires qui suivent sont malheureusement véridiques. Relèvent-elles de la négligence ou du préjudice ?

a) Dans un CSSS, une infirmière a refusé d'aider une collègue qui devait appeler les services d'Urgences-santé pour un client présentant une grave réaction allergique. Elle est plutôt allée prendre un café, alors que l'état du client requérait une surveillance immédiate. Elle n'a même pas proposé à sa collègue de téléphoner à sa place.

_____

b) Parce que les gémissements d'un bébé de quatre mois l'irritaient, une infirmière lui a collé sa tétine sur la bouche avec du ruban adhésif pour qu'il cesse de pleurer. L'enfant a par la suite présenté de grandes difficultés respiratoires.

_____

2. D'après l'article 36 de la Loi sur les infirmières et les infirmiers, 14 activités sont réservées à l'infirmière. Lesquelles s'appliquent aux scénarios suivants ? (Encadré 8.1 _Extraits de la Loi sur les infirmières et les infirmiers et du Code des professions_, p. 133)

a) Monsieur Norbert Germain, 62 ans, souffre de bronchite chronique. Il appelle l'infirmière et lui dit éprouver de grandes difficultés à respirer. Sans perdre de temps, l'infirmière procède à l'auscultation pulmonaire, vérifie les paramètres de la respiration, ainsi que la saturométrie et la coloration des téguments.

_____
_____
_____
_____

b) Madame Gisèle Cormier, 47 ans, est inconsciente à la suite d'un grave accident de motocyclette. Même si on la change de position toutes les deux heures, la préposée aux bénéficiaires avise l'infirmière que la cliente présente une rougeur à la hanche et à la malléole externe droites, qui ne s'estompe qu'une heure après l'avoir installée. L'infirmière juge pertinent de commencer le PTI de madame Cormier et d'émettre une directive infirmière précisant que celle-ci doit être changée de position toutes les heures.

_____
_____
_____
_____
_____
_____
_____
_____

ACTIVITÉ LUDIQUE   Charades

DIRECTIVES : En résolvant ces charades, vous découvrirez deux lois qui ne sont pas propres à la profession infirmière, mais qui ont des répercussions certaines dans la pratique professionnelle.

1. Mon premier s'applique à la route et, même s'il a fait l'objet d'un roman célèbre, il peut demeurer secret.

Mon deuxième est un article indéfini.

Mon troisième est un raccourci pour désigner un enseignant.

Mon quatrième est la dix-neuvième lettre de l'alphabet.

Mon cinquième est soit positif, soit négatif.

Mon tout s'applique à tout le système professionnel au Québec.

2. Si mon premier n'est pas mauvais, il est…

Mon deuxième est un possessif.

Mon troisième est également un possessif.

Mon quatrième est le participe passé du verbe rire.

Mon cinquième est un homophone de teint et de thym.

Mon tout ne me tient pas responsable des dommages que j'ai pu causer de façon non intentionnelle en portant secours à quelqu'un.

Mettre en œuvre la démarche de soins

▶ Le solutionnaire des activités proposées est présenté à l'adresse suivante : www.cheneliere.ca/potter

LECTURE DIRIGÉE

CONSIGNE: Pour répondre aux questions suivantes, consultez votre manuel à l'endroit indiqué entre parenthèses.

1. Michaël est infirmier au maintien à domicile d'un CSSS. Il visite madame Eva Corrigan, 77 ans, qui a une plaie au talon gauche. Comme c'est la première fois qu'il doit changer son pansement, il procède à une première évaluation de la plaie. Il constate qu'elle mesure 4 cm de diamètre, que le pourtour est rouge sur une surface de 1 cm et qu'il est chaud au toucher. Le liquide jaunâtre opaque qui s'écoule de la plaie a souillé à 50 % deux compresses de 10 × 20 cm. La cliente dit ressentir une légère douleur quand on nettoie sa plaie. Elle ajoute qu'elle marche peu dans la maison et qu'elle n'utilise pas son déambulateur.

   a) En quoi les données recueillies lors de l'évaluation initiale peuvent-elles être utiles à Michaël pour planifier les soins à prodiguer à madame Corrigan ? (*Collecte des données initiale*, p. 154)

   b) En relisant l'évaluation initiale, relevez les données objectives et les données subjectives. (*Types de données*, p. 161)

   Données objectives (5)

   Données subjectives (3)

c) Quelles sont les deux principales sources que Michaël a utilisées pour recueillir ses données initiales ? (*Sources des données*, p. 162)

_____

_____

d) Quel diagnostic infirmier de type « risque » Michaël peut-il émettre à la suite de cette première évaluation ? (Encadré 9.5 *Diagnostics infirmiers validés par la NANDA-I, par ordre alphabétique des concepts diagnostiques (en gras)*, p. 164)

_____

e) Michaël inscrit l'objectif suivant au PSTI de madame Corrigan : *la plaie au talon gauche diminuera de moitié*. Il manque un critère important dans la formulation de cet objectif. Lequel ? (Tableau 9.3 *Critères de rédaction d'un énoncé d'objectif ou d'un résultat escompté*, p. 170)

_____

_____

_____

_____

_____

_____

f) Trois semaines plus tard, Michaël évalue l'évolution de la plaie de madame Corrigan et remarque qu'elle mesure maintenant 5 cm de diamètre, que le pourtour est plutôt violacé et que l'écoulement est purulent, nauséabond et plus abondant.

Pourquoi cette évaluation en cours d'évolution est-elle cruciale pour le suivi du traitement de la plaie de la cliente ? (*Collecte des données en cours d'évolution*, p. 155)

_____

_____

_____

_____

_____

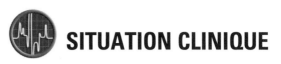
Collecte des données

Cet exercice a pour but de vous aider :

- à développer votre capacité à rechercher de l'information utile sur l'état de santé d'une personne. Cela correspond à la première étape de la démarche de soins, soit la collecte des données ;

- à préparer des questions d'entrevue. Le fait de bien les préparer est, avec l'examen clinique (inspection, auscultation, percussion et palpation), une excellente façon de recueillir des données supplémentaires subjectives sur les dimensions psychologique, sociale, morale et spirituelle de l'être humain.

A priori, l'habileté à prendre une décision de soins repose sur la connaissance que l'on a d'une situation ; il est donc très important que vous appreniez à sélectionner judicieusement les données qui vous permettront d'exercer votre jugement clinique à bon escient. *A posteriori*, c'est la qualité du service infirmier qui est mise en évidence.

CONSIGNE : À partir du court texte présenté ci-dessous, dressez une liste d'au moins six questions à poser à la cliente et expliquez pourquoi elles sont pertinentes dans le cas de madame St-Amour.

▶ **Cliente :** madame Rolande St-Amour

Madame Rolande St-Amour, 71 ans, a fait une chute en sortant de sa baignoire et elle s'est fracturé la hanche droite. Elle a subi une chirurgie pour réparer la fracture il y a cinq jours. Elle devra continuer les traitements de physiothérapie après sa sortie de l'hôpital. Actuellement, elle se déplace avec un déambulateur et peut s'appuyer sur sa jambe droite. Elle reçoit un chèque de pension du gouvernement provincial, car elle travaillait comme fonctionnaire au ministère de l'Éducation.

1. _____

2. _____

3. _____

4. _____

5. _____

6. _____

7. _____

8. _____

_____

_____

_____

_____

_____

_____

9. _____

_____

_____

_____

_____

_____

_____

10. _____

_____

_____

_____

_____

_____

_____

_____

11. _____

_____

_____

_____

_____

_____

_____

12. _____

_____

_____

_____

_____

_____

_____

_____

_____

Vous avez peut-être trouvé d'autres questions qui seraient pertinentes dans une situation de ce genre. Tant mieux. Cela veut dire que vous essayez d'individualiser votre recherche d'information à la situation de CETTE cliente, et c'est ce qu'il faut viser dans vos stages et dans votre pratique infirmière.

La peur de monsieur William Brown

▶ **Client:** monsieur William Brown

Monsieur William Brown, 48 ans, avait été hospitalisé pour une paralysie ascendante. Il lui était difficile de parler clairement à cause d'une paralysie faciale droite, et il présentait une ptose palpébrale droite. Durant la journée, il était plutôt calme. Il demandait beaucoup d'attention parce qu'il était alité, mais il n'était pas agressif. Par contre, en soirée et pendant la nuit, tout se gâtait. Il n'arrivait pas à dormir. Il criait et frappait continuellement les côtés de lit avec son pot d'eau pour que quelqu'un se rende à sa chambre. Ses draps étaient donc mouillés et il fallait les changer. Tant que quelqu'un était près de lui, il collaborait aux soins. Il écoutait doucement les remarques qu'on lui faisait, mais dès que les infirmières sortaient de sa chambre, le même scénario recommençait. Il dérangeait les autres clients, qui se plaignaient à leur tour. Florence, l'infirmière responsable en service de nuit, ne savait plus quoi faire. Elle tentait de le raisonner, de lui démontrer qu'il empêchait les autres de dormir, lui rappelait que le personnel ne pouvait passer toute la nuit à son chevet, rien ne changeait. On lui donnait même, presque de force, des injections calmantes pour le faire dormir. Mais l'effet était de courte durée. Les infirmières de jour comprenaient très bien cette situation, mais comme le comportement de monsieur Brown était moins dérangeant pendant leur service, elles se réjouissaient plutôt de ne pas être aux prises avec un tel problème. Elles en discutaient lors du rapport de relève mais elles ne savaient pas comment aborder la question. Monsieur Brown n'était pas négligé, mais personne ne voulait le soigner. Croyez-le ou non, monsieur Brown avait tout simplement très peur de mourir.

L'histoire qui précède est totalement vraie. Toute ressemblance avec des personnes ayant déjà existé est intentionnelle; seuls les noms ont été changés. Au moment où cette histoire s'est déroulée, les infirmières impliquées dans la situation de monsieur Brown n'utilisaient pas la démarche de soins pour solutionner des problèmes infirmiers.

L'infirmière de nuit qui s'occupe de monsieur Brown a tenté de résoudre le problème toute seule, sans savoir qu'elle appliquait une démarche de résolution de problèmes.

CONSIGNE: Pour chacune des séquences inscrites dans le désordre, nommez l'étape de la démarche de soins infirmiers illustrée. (Figure 9.1 *Liens entre les cinq étapes de la démarche de soins et les neuf dimensions de la composante professionnelle selon la mosaïque des compétences cliniques de l'infirmière adoptée par l'OIIQ*, p. 153)

a) Ayant déjà fait du yoga, Florence pensait qu'elle pourrait enseigner une technique de respiration au client pour l'apaiser et peut-être favoriser son sommeil.

_____

_____

_____

b) Florence se questionnait sur la signification des comportements dérangeants de monsieur Brown. Elle tentait de comprendre ce qu'ils traduisaient exactement.

_____

_____

_____

c) Florence vérifia dans le dossier si c'était la première fois qu'il était hospitalisé. Elle apprit qu'il habitait dans une petite ville éloignée de l'hôpital, qu'il avait des frères et sœurs mais que leurs relations étaient plutôt froides, qu'il était célibataire et qu'il n'avait personne sur qui compter en cas de besoin. Il ne recevait pas de visiteurs.

_____

_____

d) Florence constatait qu'après avoir fait les exercices de respiration avec le client, celui-ci restait calme environ 15 minutes, puis il recommençait à crier et à frapper les côtés de lit avec son pot d'eau.

_____

e) Monsieur Brown présentait de l'incontinence urinaire plus fréquemment. Le temps que l'on mettait à le faire manger était de plus en plus long. Au moment du bain au lit, il retenait le personnel dans sa chambre en demandant diverses choses. On lui faisait des injections calmantes presque régulièrement.

_____

f) Florence prenait le temps de faire les respirations de yoga avec monsieur Brown.

_____

g) Comme monsieur Brown ne dormait pas, Florence discutait avec lui pour mieux comprendre sa situation. Elle lui demandait ce qui l'incitait à agir ainsi.

_____

h) Comme ses efforts pour apaiser monsieur Brown par une technique de yoga ne donnaient rien, Florence croyait que si les autres membres du personnel restaient dans la chambre du client à tour de rôle quand ils n'étaient pas occupés, cela aiderait sans doute à ce qu'il finisse par s'endormir.

_____

i) Florence fit cette proposition à son équipe. Certaines infirmières acceptèrent de faire l'essai de cette approche (tours de garde des membres du personnel), d'autres refusèrent. La nuit étant calme, Florence fut la première à l'expérimenter.

_____

j) Au rapport de relève, Marie-Claire, infirmière de jour, raconta que monsieur Brown était très poli quand on l'asseyait dans le fauteuil, qu'on l'installait dans le corridor et qu'il pouvait voir le personnel. Il ne criait que lorsqu'on le recouchait. On lui faisait beaucoup moins d'injections calmantes en service de jour qu'en service de nuit.

_____

k) Nasrine, infirmière en service de soirée, expliqua à Florence que monsieur Brown commençait à s'agiter quand la noirceur tombait. Il lui arrivait souvent de cracher ses médicaments, d'insulter le personnel, de tenter de convaincre d'autres clients qu'on le négligeait et il menaçait de se plaindre formellement à l'infirmière chef d'unité.

_____

l) Monsieur Brown parvenait à s'endormir lorsque quelqu'un restait dans sa chambre, même si ce n'était pas pour longtemps.

_____

m) Florence demanda à Nasrine et à Marie-Claire ce qu'elles pensaient du comportement de monsieur Brown. Elles essayèrent de comprendre pourquoi il était si différent selon le moment de la journée.

_____

n) Florence était déterminée à ce que monsieur Brown arrive à dormir au moins deux heures pendant la nuit, surtout au moment où le personnel était le plus occupé.

_____

Plan thérapeutique infirmier

CONSIGNE: Dans le PTI de monsieur Brown, placez les éléments ci-dessous aux bons endroits, et nommez les deux éléments qui ne devraient pas s'y trouver.

- Habitudes de sommeil perturbées
- 2010-03-01
- Peur de mourir seul
- 1
- 03:30
- F.C.
- Donner sédatif au coucher chaque soir

- 03:30
- Enseigner exercices de relaxation (respiration yogique) par inf.
- F.C.
- Rester près de lui lorsque c'est possible (+ dir. p. trav. PAB)
- 2
- 1

- 2010-03-01
- Florence Caron
- 2
- Faire exécuter exercices de relaxation au coucher (+ dir. p. trav. PAB)
- 03:30
- Unité de neurologie
- Psychologue

- F.C.
- 2010-03-01
- Qu'il parvienne à dormir au moins deux heures consécutives
- F.C.
- S'endort pendant 15 minutes, mais recommence à frapper le lit

CONSTATS DE L'ÉVALUATION

Date	Heure	N°	Problème ou besoin prioritaire	Initiales	RÉSOLU / SATISFAIT			Professionnels / Services concernés
					Date	Heure	Initiales	

SUIVI CLINIQUE

Date	Heure	N°	Directive infirmière	Initiales	CESSÉE / RÉALISÉE		
					Date	Heure	Initiales

Signature de l'infirmière	Initiales	Programme / Service	Signature de l'infirmière	Initiales	Programme / Service

© OIIQ

Ces deux éléments ne doivent pas être inscrits au PTI:

_____   _____

_____   _____

_____   _____

CHAPITRE

10

Transmettre l'information clinique

▶ Le solutionnaire des activités proposées est présenté à l'adresse suivante : www.cheneliere.ca/potter

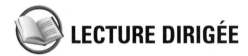

LECTURE DIRIGÉE

CONSIGNE : Pour répondre aux questions suivantes, consultez votre manuel à l'endroit indiqué entre parenthèses.

1. Pour les deux scénarios présentés ci-dessous, indiquez si la confidentialité doit être respectée ou non, et justifiez votre réponse. (Encadrés 10.2 *Exceptions à l'obligation de respecter la confidentialité*, et 10.3 *Accès au dossier de santé d'un client*, p. 191)

a) Hilary est travailleuse sociale. Elle est directement impliquée dans une cause où les parents de la petite Heather, 2 ans, se verraient probablement retirer la garde de leur fille en raison de mauvais traitements physiques. Hilary connaît très bien la situation de cette famille et doit témoigner devant un juge qui lui demande de divulguer des renseignements très précis sur la fillette et ses parents.

_____

_____

_____

b) Gertie est notaire. Elle rend visite à madame Louise Gentillon, qui est hospitalisée, pour que sa cliente puisse faire son testament. Gertie demande à l'infirmière si elle peut prendre connaissance du dossier de la cliente, car elle veut s'assurer de la lucidité de madame Gentillon avant de lui faire signer un document légal aussi décisif.

_____

_____

_____

_____

_____

2. Dans les deux situations qui suivent, qu'est-ce qui justifie la tenue des dossiers de santé et des notes d'évolution écrites par l'infirmière ? (Tableau 10.1 *Fonctions du dossier de santé*, p. 193)

a) Samuel effectue son premier stage en soins infirmiers. Au cours d'une rencontre du groupe de stagiaires, la monitrice explique le contenu du dossier de madame Maria Alvarez, 79 ans, atteinte de la maladie d'Alzheimer. C'est la cliente dont Samuel doit prendre soin.

_____

_____

_____

b) Jasmine termine son stage de chirurgie. Elle s'occupe de monsieur Léon Legrand, 51 ans, qui a subi l'ablation d'une tumeur à l'estomac. Comme elle veut s'assurer que les analgésiques administrés soulagent le client, elle consulte son dossier, notamment les notes d'évolution rédigées par l'infirmière du service précédent.

_____

_____

_____

_____

3. Relisez la mise en contexte au début du chapitre (p. 189) et repérez les qualités de l'information consignée pour chacune des notes d'évolution reproduites aux questions a) et b). (Tableau 10.3 *Qualités de l'information inscrite au dossier et dans les notes d'évolution de l'infirmière*, et section 10.3.2 *Tenue de dossier et comptes rendus de qualité*, p.194)

a) On peut reconnaître deux qualités à l'information contenue dans cette note. Lesquelles ?

06:30 Se plaint de douleur intense à 10 sur 10 à l'abdomen, irradiant à l'omoplate droite. Dit ressentir sa douleur comme si on lui écrasait l'estomac.

_____

_____

_____

_____

_____

_____

_____

_____

_____

b) Comment qualifiez-vous cette note ?

06:40   Perte de conscience pendant 30 sec.

_____

_____

_____

_____

4. Dans le libellé de cette note, l'infirmière a indiqué que le client, monsieur Bernier, ressentait une douleur à l'hypocondre gauche au lieu d'inscrire à l'hypocondre droit :

06:30 Se plaint de douleur à l'hypocondre gauche.

Comment peut-elle la corriger pour que ce soit acceptable? (Tableau 10.4 *Règles à suivre concernant la tenue des dossiers de santé*, p. 195)

_____

_____

_____

_____

5. En tant que stagiaire, comment devriez-vous signer vos notes d'évolution ? (Encadré 10.5 *Abréviations du titre et du statut professionnels*, p. 196)

_____

_____

_____

_____

_____

_____

_____

_____

6. Dans ce rapport de relève entre l'infirmière de soirée et celle de nuit, repérez trois éléments pertinents dans les renseignements relatifs à monsieur Bernier. (Tableau 10.7 *Renseignements à transmettre dans un rapport de relève*, p. 207)

Monsieur Bernier s'est levé pour uriner à 22 h 25. Il a fait une miction abondante. Il collabore bien même s'il est un peu grincheux. Ses signes vitaux sont bons. Il s'est plaint d'étourdissement à 4 sur 10 au moment du lever, mais ça n'a pas duré. Le médecin a cessé le sulfate de morphine pour le remplacer par mépéridine 50 mg toutes les quatre heures si besoin.

_____

_____

_____

_____

_____

_____

_____

_____

_____

 SITUATION CLINIQUE

▶ **Client :** monsieur Louis Bernier

Monsieur Bernier en est à sa deuxième journée postopératoire. Ses signes vitaux doivent être vérifiés quatre fois par jour (soit à 10, 14, 18 et 22 h). C'est l'après-midi et il est temps de les prendre. Dans le dossier, vous constatez que les valeurs à 10 h étaient les suivantes : P.A. 132/76, P 78, R 20, T° 36,9, SpO_2 98 % sans oxygène.

En entrant dans la chambre à 13 h 50, vous entendez monsieur Bernier ronfler et vous n'osez pas le réveiller. Cependant, vous savez que la douleur au site opératoire persiste, puisqu'il a reçu une dose d'analgésique à midi. Vous retournez dans sa chambre toutes les 30 minutes pour tenter de vérifier ses signes vitaux, mais il dort toujours. Vers 15 h 15, un autre client doit être transféré à l'unité des soins intensifs. Pour cette raison, vous quittez votre service à 16 h 10 sans avoir pris les signes vitaux de monsieur Bernier à 14 h.

CONSIGNE : En suivant l'arbre décisionnel présenté à la page suivante, vous devez décider si un compte rendu d'incident/accident doit être rempli ou non, les signes vitaux n'ayant pas été pris comme prévu. (Section 10.6.5 *Compte rendu d'incident ou d'accident*, et encadré 10.13 *Quelques exemples d'incidents ou d'accidents nécessitant de remplir un formulaire de compte rendu*, p. 209)

Devriez-vous remplir un compte rendu d'incident/accident ?

☐ Oui   ☐ Non

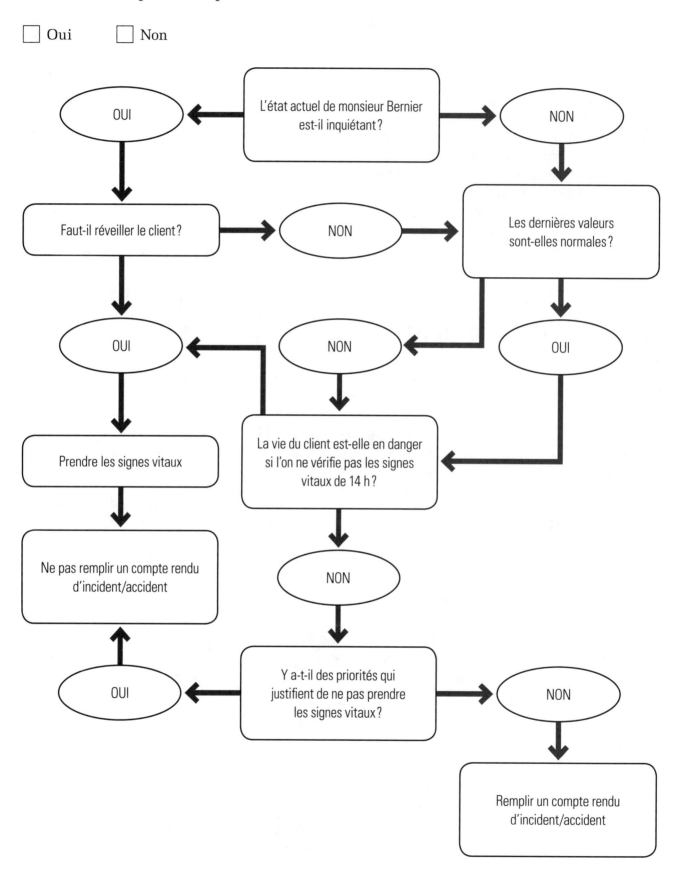

ACTIVITÉ LUDIQUE   Êtes-vous observateur ?

Pour montrer l'évolution dans le temps d'une situation clinique, les notes rédigées par l'infirmière doivent être factuelles et ne contenir que des données objectives et subjectives, afin de ne rapporter que des observations et non des suppositions. Il devient alors impératif d'accroître votre habileté à utiliser vos sens dans la recherche d'information clinique, et la vue est probablement celui que vous mettrez le plus souvent à contribution.

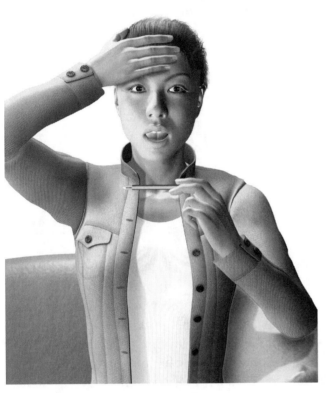
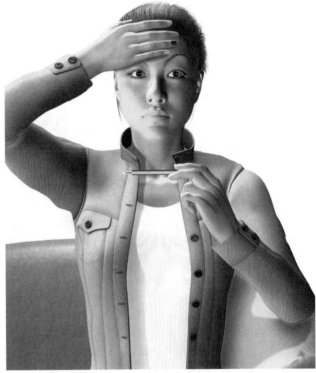

Avez-vous le sens de l'observation ?

Observez les deux illustrations ci-dessus et nommez ce qui distingue la seconde de la première.

_____   _____

_____   _____

_____   _____

_____   _____

_____   _____

_____   _____

Communiquer

▶ Le solutionnaire des activités proposées est présenté à l'adresse suivante : www.cheneliere.ca/potter

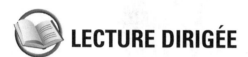

LECTURE DIRIGÉE

CONSIGNE : Pour répondre aux questions suivantes, consultez votre manuel à l'endroit indiqué entre parenthèses.

1. Pendant ses études, Carmelle fait un stage dans l'unité de périnatalité. Elle s'occupe de Greta, 29 ans, qui a accouché de son petit Abel il y a huit heures. Pour terminer une collecte de données, Carmelle installe un fauteuil à un mètre de la cliente, de façon à être face à elle, puis elle s'y affale et croise les jambes. Pendant que la cliente répond à ses questions, elle prend des notes, tête baissée.

L'attitude de l'infirmière est souvent révélatrice de son intention réelle d'être à l'écoute de l'autre. Visualisez la scène décrite ci-dessus et trouvez les éléments non verbaux qui indiquent une disposition à écouter la cliente et ceux qui révèlent le contraire. (Figure 11.3 *Distance thérapeutique entre les personnes*, et *L'infirmière prend aussi garde...* jusqu'à la section 11.3 *Facteurs influençant la communication*, p. 220)

a) Indicateurs non verbaux d'écoute (2)

_____

_____

_____

_____

b) Indicateurs non verbaux d'absence d'écoute (3)

_____

_____

_____

_____

2. Madame Florine Séjour, 60 ans, est hospitalisée à l'unité des soins intensifs après avoir fait un infarctus du myocarde. D'origine haïtienne, elle est arrivée au pays il y a deux ans et parle surtout le créole. Elle a une totale confiance en son cardiologue. « C'est vous le spécialiste », lui répète-t-elle souvent. Cependant, elle confie à son jeune infirmier qu'elle n'a pas compris tout ce que le médecin lui a expliqué à propos de son état de santé. En outre, la cliente n'ose pas regarder l'infirmier lorsqu'il lui parle.

Le système de ventilation et les nombreux appareils de monitorage (moniteur cardiaque, respirateur artificiel, pompe à soluté, etc.) émettent un bruit sourd constant. Même si la lumière est tamisée pour favoriser le repos, madame Séjour reste figée devant toute l'agitation qui entoure les manœuvres de réanimation d'un autre client.

Plusieurs facteurs influencent la communication entre deux personnes, et les échanges entre l'infirmière et le client n'y échappent pas. Imaginez la scène décrite ci-dessus et associez les éléments du texte à quelques-uns des facteurs indiqués ci-dessous. (Sections 11.3.3 *Facteurs socioculturels*, 11.3.4 *Facteurs liés au sexe* et 11.3.5 *Facteurs liés à l'environnement et au contexte*, p. 222)

a) Facteurs socioculturels (3) :

_____

_____

_____

_____

_____

_____

_____

_____

_____

_____

_____

_____

b) Facteur lié au sexe (1) :

_____

_____

_____

_____

c) Facteurs liés à l'environnement et au contexte (2) :

_____

_____

_____

_____

_____

_____

_____

3. Relisez la mise en contexte du chapitre (p. 217). Visiblement, monsieur Belouchi n'est pas disposé à échanger avec son infirmière.

a) Donnez quelques exemples de répliques qu'elle pourrait utiliser pour établir une communication satisfaisante avec le client, malgré son attitude désagréable. (Tableau 11.1 *Stratégies de communication thérapeutique*, p. 226)

_____

_____

_____

_____

_____

_____

_____

b) Souvenez-vous qu'avant même que l'infirmière se présente et lui explique ce qu'elle venait faire, monsieur Belouchi lui a crié : « Allez-vous-en ! Je ne veux pas voir d'infirmières aujourd'hui ! » Ne comprenant pas ce qui se passe, l'infirmière lui répond : « Je me sens très mal à l'aise et j'ai l'impression de vous déranger lorsque vous levez le ton ainsi. »

Cette remarque exprime-t-elle une attitude empathique de la part de l'infirmière ? Justifiez votre réponse. (Tableau 11.1 *Stratégies de communication thérapeutique*, p. 226)

_____

_____

_____

_____

_____

_____

_____

4. Les échanges entre deux personnes sont souvent bloqués ou écourtés, consciemment ou non, par de mauvaises techniques de communication. Dans les échanges ci-dessous, nommez le blocage qui entrave la relation entre l'infirmière et le client. (Tableau 11.2 *Stratégies de communication non thérapeutique*, p. 229)

a) **Un client en phase terminale d'un cancer**–Je sais que je vais mourir, mais j'ai très peur de souffrir.

Infirmière–Nous sommes là pour vous aider. Nous allons faire de notre mieux pour soulager vos douleurs. Faites-nous confiance.

b) **Une cliente vient d'accoucher et son bébé a les doigts d'une main soudés**–Je n'ose pas regarder mon bébé, ça me fait trop de peine.

Infirmière–L'accouchement s'est bien passé, n'est-ce pas ?

c) **Une adolescente de 16 ans se présente à la clinique**–J'ai eu des relations non protégées avec mon copain et j'ai peur d'être enceinte. Je n'ose en parler à personne. On va certainement me juger.

Infirmière–En as-tu parlé à ta mère ? Une mère, c'est là pour écouter son enfant, tu sais.

 ACTIVITÉ LUDIQUE **Tetris**

DIRECTIVES : Le jeu Tetris consiste à composer des mots, dans le cas présent, en emboîtant les unes dans les autres des figures formées de quatre cases chacune. À partir des ensembles de cases qui apparaissent ci-dessous, vous devez donc reconstituer les noms de six stratégies de communication qui rendent l'écoute de l'autre efficace. Chaque ligne comportera 14 cases, incluant les cases noircies, car les mots à trouver n'ont pas tous le même nombre de lettres.

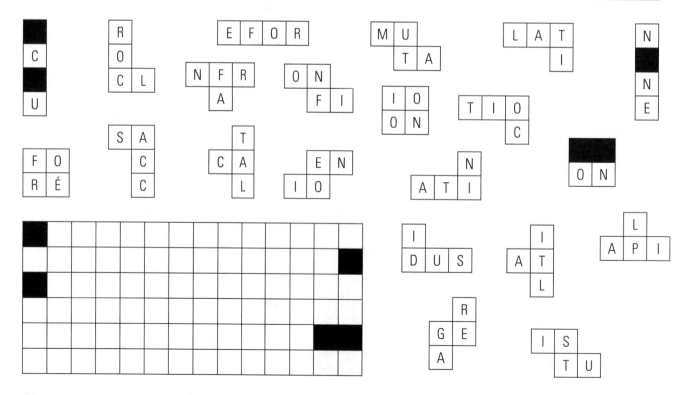

CHAPITRE

12

Décrire le développement de la personne

▶ Le solutionnaire des activités proposées est présenté à l'adresse suivante : www.cheneliere.ca/potter

LECTURE DIRIGÉE

CONSIGNE : Pour répondre aux questions suivantes, consultez votre manuel à l'endroit indiqué entre parenthèses.

Bien que vous ne connaissiez pas Marcus, vous pourrez, en observant ses différentes silhouettes, suivre son développement au fil des stades de croissance qu'il traverse.

1.	Groupe d'âge	Adolescence.
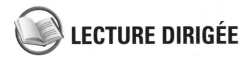	a) Qu'est-ce qui explique les changements suivants ? (Section 12.8.1 *Changements d'ordre physique*, p. 250)	
	• Ses épaules s'élargissent • La barbe et les poils pubiens apparaissent	
	b) D'après les statistiques, quel est le plus grand risque pour sa vie ? (Section 12.8.4 *Risques pour la santé*, p. 251)	
	c) D'après sa silhouette, quelle précaution devrait-il prendre pour se protéger des blessures ? (Tableau 12.3 *Promotion de la santé pendant l'adolescence*, p. 252)	

2.		Groupe d'âge	Adulte d'âge moyen.
		a) Marcus subit beaucoup de pression au travail, ce qui explique en partie qu'il s'alimente mal. Quels sont les deux principaux risques pour sa santé liés à ces conditions ? (Section 12.10.4 *Risques pour la santé*, p. 256)	
		b) Nommez deux problèmes de santé qui pourraient se manifester chez Marcus dans ce groupe d'âge. (Section 12.10.5 *Promotion de la santé*, p. 256)	
		c) Sur le plan psychosocial, trois changements majeurs peuvent se produire chez Marcus. Lesquels ? (Section 12.10.3 *Changements d'ordre psychosocial*, p. 255)	

3.		Groupe d'âge	
		a) Marcus accepte de jouer à côté de son cousin. Comment s'appelle ce type de jeu ? (Section 12.5.3 *Changements d'ordre psychosocial*, p. 245)	
		b) Quels aliments les parents de Marcus devraient-ils restreindre ? (Section 12.5.5 *Promotion de la santé*, p. 245)	
		c) Marcus est un petit curieux. À quels dangers s'expose-t-il en voulant tout découvrir ? (Section 12.5.4 *Risques pour la santé*, p. 245)	

4.		Groupe d'âge	
		a) Marcus sait maintenant lire et il adore les bandes dessinées. Quel effet la lecture peut-elle avoir sur son vocabulaire ? (Section 12.7.2 *Changements d'ordre cognitif*, p. 247)	
		b) Marcus aime faire du vélo et il a commencé à suivre des cours de karaté. Quel principal problème de santé de telles activités peuvent-elles prévenir ? (Section 12.7.5 *Promotion de la santé*, p. 248)	
		c) Qu'est-ce qui motive l'infirmière à recommander aux parents de Marcus de ne pas négliger les soins dentaires ? (Section 12.7.5 *Promotion de la santé*, p. 248)	

5.	Groupe d'âge	Âge préscolaire.
	a) Marcus parle à son cheval de bois. Ses parents ont constaté qu'il le traitait comme s'il était vivant. Comment s'appelle ce phénomène ? (Section 12.6.2 *Changements d'ordre cognitif*, p. 246)	
	b) Dans le groupe d'âge auquel il appartient maintenant, Marcus est moins exposé à ce danger. De quoi s'agit-il ? (Section 12.6.4 *Risques pour la santé*, p. 246)	
	c) Combien d'heures par nuit, en moyenne, les enfants de l'âge de Marcus dorment-ils ? (Section 12.6.5 *Promotion de la santé*, p. 247)	

6.	Groupe d'âge	
	a) Nommez deux aspects auxquels Marcus accorde davantage d'importance à ce stade de sa vie. (Section 12.9.3 *Changements d'ordre psychosocial*, p. 253)	
	b) Marcus aime beaucoup s'étendre au soleil pendant de longues heures. Quelle recommandation l'infirmière devra-t-elle lui donner tout particulièrement ? (Section 12.9.5 *Promotion de la santé*, p. 254)	
	c) Quels sont les deux plus grands défis que Marcus doit relever dans le groupe d'âge où il se situe maintenant ? (Section 12.9 *Jeune adulte (de 18 à 40 ans)* jusqu'à la section 12.9.1 *Changements d'ordre physique*, p. 253)	

À partir des silhouettes de Marcus, sauriez-vous mettre un peu d'ordre dans les stades de son développement, sachant que le numéro 1 représente le premier stade et le numéro 2, le dernier ?

1. _____ 4. _____

2. _____ 5. _____

3. _____ 6. _____

 **SITUATION CLINIQUE**

CONSIGNE : Pour répondre aux questions suivantes, consultez les tableaux indiqués entre parenthèses, disponibles au www.cheneliere.ca/potter.

1. Dans les situations décrites ci-dessous, à quel danger ou risque de blessure un nouveau-né ou un nourrisson est-il exposé ? (Tableau 12.1W *Prévention des blessures chez le nouveau-né et chez le nourrisson*)

   a) Nicolina aime saupoudrer du talc sur la peau de son petit Maurice, parce qu'ensuite, il sent bon. Cependant, ce geste fait courir un danger à son bébé. Lequel ?

   b) Josette a six mois et elle ne peut rester assise sans soutien. C'est la raison pour laquelle sa mère la tient encore dans ses bras pour la faire manger. Que pourrait-il arriver si la petite était assise dans une chaise haute ?

   c) Christophe a surpris son petit Antoine, âgé de sept mois, en train d'essayer de se couvrir la tête d'un sac de plastique. Il lui a bien sûr enlevé le sac des mains. Quel problème a-t-il évité ?

2. Quels signes de mauvais traitements suggèrent les situations suivantes ? (Tableau 12.2W *Signes cliniques suggérant de mauvais traitements chez l'enfant*)

   a) Angela est infirmière en pédiatrie. Elle s'occupe de Nicolas, 4 ans, hospitalisé pour une fracture du nez due à une chute. Elle soupçonne que l'enfant est victime de violence physique, car il suce constamment ses doigts. De quel type de comportement s'agit-il ?

   b) Jonas a 8 ans et il vit dans une famille d'accueil où il est victime de violence psychologique. Il a même recommencé à mouiller son lit la nuit. Comment s'appelle ce phénomène ?

   c) L'infirmière en santé scolaire a remarqué que Sébastien marchait bizarrement, les jambes plus écartées que d'habitude. De plus, il grimace au moment de s'asseoir, ce qu'il fait d'ailleurs lentement. Quels sévices est-elle en droit de suspecter ?

3. Mathieu joue au soccer, mais il rate souvent le but quand il frappe le ballon, ce qui le démotive. Ses parents, son grand frère et son instructeur l'encouragent à persévérer. Qu'est-ce qu'une telle attitude de leur part peut contribuer à développer chez Mathieu ? (Tableau 12.6W *Comportements liés au développement des enfants d'âge scolaire et des adolescents*)

4. Jacob a 16 ans. Il n'aime pas que ses parents critiquent sa façon de se vêtir lorsqu'il rencontre ses amis. De quelle tâche développementale cette attitude est-elle caractéristique ? (Tableau 12.8W *Croissance et développement au cours de l'adolescence*)

5. Pour résoudre cette énigme, utilisez les bonnes réponses aux questions précédentes. Associez à chaque question la lettre de la réponse correspondante pour découvrir la préoccupation que l'on devrait avoir tout au long de sa vie.

Question 1a)	Deuxième lettre	
Question 2c)	Deuxième lettre du premier mot	
Question 1c)	Sixième lettre	
Question 2a)	Neuvième lettre	
Question 2b)	Quatrième lettre	
Question 3	Troisième lettre du dernier mot	
Question 1b)	Quatrième lettre	
Question 4	Dernière lettre du deuxième mot	

Reconnaître les besoins
de la personne âgée

▶ Le solutionnaire des activités proposées est présenté à l'adresse suivante:
www.cheneliere.ca/potter

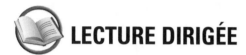

LECTURE DIRIGÉE

CONSIGNE: Pour répondre aux questions suivantes, consultez votre manuel à l'endroit indiqué entre parenthèses.

1. Madame Jeanne d'Arc Bordeleau, 81 ans, habite seule dans un logement situé en haut de celui de sa fille, Jacqueline. Celle-ci est de plus en plus inquiète, car sa mère oublie parfois une casserole sur un élément allumé de la cuisinière. Aussi, si on ne lui dit pas de s'habiller, elle peut garder sa chemise de nuit toute la journée. Jacqueline a même remarqué que sa mère mettait parfois sa jupe ou sa blouse à l'envers. Quels sont les deux facteurs qui expliqueraient la perte d'autonomie de madame Bordeleau? (Section 13.3 *Maladies chroniques*, p. 261)

_____

_____

2. Quelle théorie psychosociale du vieillissement peut expliquer le comportement des personnes décrites ci-dessous? (Section 13.6.2 *Théories psychosociales*, p. 263)

a) Monsieur Auguste Boisvert est âgé de 74 ans. Depuis qu'il a pris sa retraite, il y a six ans, il partage son temps entre le golf, la peinture et les voyages. Il n'est plus question pour lui d'être disponible pour ses

enfants et ses petits-enfants. « J'ai travaillé toute ma vie pour eux. Maintenant, je veux profiter de la vie et penser à moi », dit-il.

_____

_____

b) Monsieur Raymond Chrétien a 78 ans. Sa fille le décrit comme un homme au grand cœur, bien qu'un peu grincheux et impatient. « Tu as toujours été comme ça. Ce n'est pas à ton âge que tu vas changer », aime-t-elle lui répéter.

_____

_____

3. Madame Évangéline Beauchamp, 77 ans, est au chevet de son mari. Celui-ci est grabataire et son décès est imminent. Le couple est marié depuis 55 ans et a toujours vécu dans l'harmonie malgré les vicissitudes de la vie. Quelle tâche développementale madame Beauchamp s'apprête-t-elle à vivre? (Encadré 13.1 *Tâches développementales de la personne âgée*, p. 264)

_____

_____

4. Madame Béatrice Arseneault, 91 ans, vit dans une résidence pour personnes âgées semi-autonomes. L'arthrite qu'elle a aux mains fait en sorte qu'il lui est difficile de s'habiller et de faire sa toilette. Quel type d'établissement de santé pourrait offrir à madame Arseneault des services susceptibles de lui conserver le plus possible son autonomie ? (Section 13.8 *Services offerts à la personne âgée et à ses proches*, et tableau 13.3 *Services en milieu communautaire et en établissement de santé*, p. 265)

_____

_____

5. Monsieur Norbert Moreau n'entend pas très bien de l'oreille gauche, mais il ne porte pas d'appareil auditif. Malgré ses 87 ans, il est très alerte et exprime clairement ses besoins. Monsieur Moreau adore écouter de la musique… très fort ; sa radio est donc allumée presque toute la journée. Il dit qu'il entend moins bien les sons aigus et certains mots comme *chasse, change, chance*. Que devrait vérifier l'infirmière avant de conclure que ce client présente de la presbyacousie ? (*Tête et cou*, p. 272)

_____

_____

_____

_____

6. Déterminez si les changements physiologiques décrits ci-dessous sont normaux ou anormaux pour une personne âgée. (Tableau 13.4 *Principaux changements liés au vieillissement, par système physiologique*, p. 270)

a) Le médecin soupçonne un trouble de la prostate chez monsieur Dave Gaevert, 75 ans. Celui-ci est venu consulter parce qu'il urinait plus souvent que d'habitude et en petite quantité à la fois.

_____

_____

b) Si monsieur Gaevert ne porte pas ses lunettes, il doit éloigner son journal pour pouvoir le lire.

c) En plus de son problème urinaire, monsieur Gaevert se plaint de constipation, lui qui n'a jamais eu ce genre de problème auparavant.

_____

_____

_____

_____

_____

d) La cholestérolémie de monsieur Gaevert est élevée.

_____

_____

_____

_____

_____

e) L'infirmière qui reçoit monsieur Gaevert à la clinique médicale a remarqué qu'il avait des taches brunes sur les mains.

_____

_____

_____

7. Outre un problème de santé diagnostiqué, qu'est-ce qui expliquerait les malaises, anodins ou non, dont se plaignent les personnes suivantes ?

a) Madame Doris McGowen est en bonne santé malgré ses 73 ans, et elle trouve qu'elle a de la chance de n'avoir à prendre aucun médicament régulièrement. Elle a toutefois constaté qu'elle avait souvent la bouche sèche. (*Tête et cou*, p. 272)

_____

_____

b) Madame Alice Saindon, 85 ans, éprouve parfois de l'essoufflement et de la dyspnée. (*Thorax et poumons*, p. 272)

_____

_____

_____

_____

_____

c) Madame Alicia Gagné a eu 11 enfants et elle est très fière de sa grande famille. Lorsqu'elle fait un effort aussi simple que se pencher pour enfiler ses bas, il lui arrive de perdre un peu d'urine. (*Système urinaire*, p. 273)

_____

_____

_____

_____

8. Lorsque madame Joséphine Milliard, 89 ans, est arrivée au centre d'hébergement, elle était souriante et alerte. Le lendemain de son admission, elle tenait un langage incohérent, était incapable de fixer son attention sur la télévision et avait même des hallucinations visuelles. Avec l'arrivée de la noirceur, ses égarements avaient empiré.

a) Trouvez une explication plausible à ce changement de comportement soudain. (Tableau 13.5 *Comparaison des caractéristiques cliniques du délirium, de la démence et de la dépression*, p. 276, et *Délirium*, p. 275)

_____

_____

_____

b) Deux mois plus tard, madame Milliard a commencé à présenter des signes de désorientation, en plus d'affirmer qu'elle était devenue «une vieille femme inutile». La nuit, elle se réveillait vers 4 h sans pouvoir se rendormir. Quel trouble ces données laissent-elles suspecter? (Tableau 13.5 *Comparaison des caractéristiques cliniques du délirium, de la démence et de la dépression*, p. 276, et *Dépression*, p. 280)

_____

9. Monsieur Yvan Larochelle, 79 ans, est atteint de démence de type Alzheimer au stade modéré. Il requiert une assistance constante pour s'habiller et il est totalement désorienté dans le temps. Il se réveille plusieurs fois la nuit et cherche la salle de bain.

a) Quelle autre manifestation l'infirmière doit-elle s'attendre à observer chez monsieur Larochelle? (*Alerte clinique*, p. 280)

_____

b) Quelle devrait être la préoccupation majeure de l'infirmière à l'égard de monsieur Larochelle? (*Au stade modéré...*, p. 279, jusqu'à *Dépression*)

_____

_____

10. Madame Madeleine Morency n'a que 58 ans. Lorsqu'elle se rend chez sa fille en voiture, elle doit constamment se répéter où elle va pour ne pas perdre sa concentration, et suivre toujours le même itinéraire pour ne pas se perdre. Ces comportements peuvent-ils être révélateurs d'une démence de type Alzheimer? (*Au stade précoce...* jusqu'à *Au stade modéré...*, p. 279)

_____

_____

_____

11. La pression artérielle de monsieur Fabricio Romero, 77 ans, est de 178/92. Si l'on tient également compte du fait que son père est décédé d'un infarctus du myocarde, quel problème de santé monsieur Romero risque-t-il de développer ? (*Accident vasculaire cérébral*, p. 285)

_____

_____

12. Madame Rosa Caprivi, 89 ans, est atteinte de la maladie d'Alzheimer. Elle est chaleureusement entourée par sa famille et reçoit la visite de ses enfants et petits-enfants chaque jour. Cependant, lorsque ses visiteurs partent, elle se met à errer dans l'unité, parfois même pendant plus d'une heure. À quoi devrait-on porter attention dans l'alimentation de cette cliente ? (*Nutrition*, p. 286)

_____

_____

_____

_____

_____

13. La sécurité d'une personne âgée doit demeurer une préoccupation constante, en particulier si elle est atteinte de la maladie d'Alzheimer. Certains éléments de son environnement peuvent constituer un risque d'accident ou de chute ; repérez ces éléments dans l'illustration suivante.

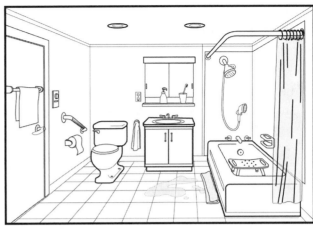

_____

_____

_____

Afin d'en savoir plus sur la sécurité à domicile, nous vous invitons à visiter le site Internet www.alzheimer.ca/french/care/dailyliving-environment.htm. Vous y trouverez une foule de conseils sur le sujet.

 ## SITUATION CLINIQUE

Réflexion

Faites-vous preuve d'âgisme ? Malheureusement, les préjugés entretenus par rapport aux personnes âgées semblent bien tenaces. Dans votre pratique professionnelle, et dans votre vie quotidienne, vous côtoierez de plus en plus de personnes cumulant plusieurs années d'expérience de vie. Éviter les préjugés devient alors un principe fondamental à respecter pour que les intervenants en santé puissent procéder à une évaluation clinique objective d'un client âgé. Entretenez-vous des perceptions plutôt négatives ou des croyances qui n'ont plus leur raison d'être à l'égard de ces personnes ?

Seule, avec une compagne ou en groupe d'étude, prenez le temps de réfléchir aux phrases suivantes.

1. Le fait de vieillir entraîne forcément une invalidité et des incapacités fonctionnelles.

   _____

   _____

   _____

   _____

   _____

2. Il est normal d'être en perte d'autonomie quand on est vieux.

   _____

   _____

   _____

   _____

   _____

3. Les personnes âgées sont trop « vieux jeu » pour s'adapter à l'évolution technologique actuelle.

   _____

   _____

   _____

   _____

4. L'hypertension artérielle est un phénomène normal lié au processus de vieillissement.

   _____

   _____

   _____

   _____

5. Plus on vit vieux, plus on risque de développer une démence de type Alzheimer.

   _____

   _____

   _____

   _____

   _____

6. En prenant de l'âge, il faut accepter l'idée d'avoir des problèmes de santé.

   _____

   _____

   _____

   _____

   _____

   _____

Plan thérapeutique infirmier

1. Monsieur Gérard Foisy est un veuf de 79 ans. Jusqu'à son arrivée au centre d'hébergement il y a deux semaines, il habitait seul dans la maison où ont été élevés ses huit enfants. Il est lucide même s'il est en perte d'autonomie. Cependant, il a tendance à s'isoler, sauf pour les repas, et semble triste, lui qui était de nature plutôt joviale et sociable, selon son fils cadet. Quel constat peut-on inscrire au PTI de monsieur Foisy, à la suite de l'analyse des quelques données de cette évaluation initiale ? Complétez correctement le PTI en inscrivant la date, l'heure, votre signature et vos initiales, ainsi que le programme ou le service auquel vous êtes assignée.

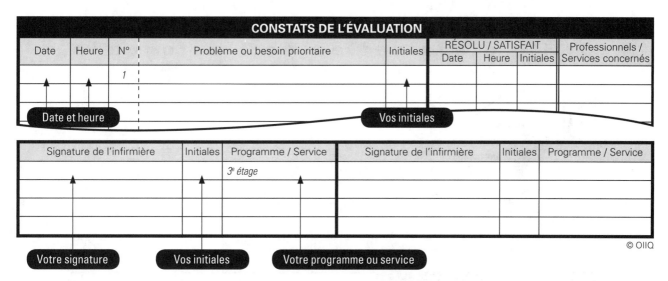

2. Madame Milena Andreanu est au centre d'hébergement depuis huit mois. Elle a 82 ans et est veuve depuis un an. Elle a deux enfants : son fils aîné est retourné vivre en Roumanie et sa fille habite une autre province. Parmi ses petits-enfants, trois travaillent à l'étranger, mais l'un d'eux vient parfois la visiter. Madame Andreanu demande souvent qu'une bénévole vienne passer du temps avec elle. Quel constat d'évaluation doit alors être mentionné au PTI de cette cliente ?

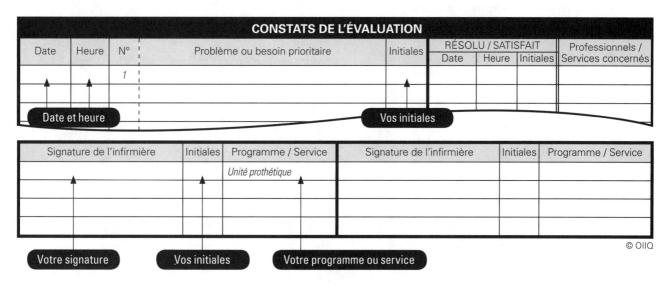

Autonomie fonctionnelle

L'évaluation de l'autonomie fonctionnelle est déterminante dans le choix du niveau d'aide à apporter à une personne lors de ses AVQ et de ses AVD. À l'aide de la *Grille d'évaluation de l'autonomie* du Système de mesure de l'autonomie fonctionnelle (SMAF), disponible en ligne à l'adresse www.rqrv.com/fr/instru/aut-i4.pdf, évaluez une personne âgée de votre entourage ou dont vous prenez soin en stage.

Grille d'évaluation de l'autonomie

SYSTÈME DE
MESURE DE L'
AUTONOMIE
FONCTIONNELLE

© HÉBERT, CARRIER, BILODEAU 1983 ;
CEGG inc., Révisé 2002 • Reproduction interdite

Nom : _____

Dossier : _____

Date : _____ Évaluation no. : _____

INCAPACITÉS	RESSOURCES	HANDICAP	STABILITÉ*
	0. sujet lui-même 2. voisin 4. aux. fam 6. bénévole 1. famille 3. employé 5. infirmière 7. autre		

A. ACTIVITÉS DE LA VIE QUOTIDIENNE (AVQ)

1. SE NOURRIR

- [0] Se nourrit seul _____
  - [-0,5] Avec difficulté
- [-1] Se nourrit seul mais requiert de la stimulation ou de la surveillance
  OU on doit couper ou mettre en purée sa nourriture au préalable
- [-2] A besoin d'une aide partielle pour se nourrir
  OU qu'on lui présente les plats un à un
- [-3] Doit être nourri entièrement par une autre personne
  OU porte une sonde naso-gastrique ou une gastrostomie
  - ☐ sonde naso-gastrique   ☐ gastrostomie

Actuellement, le sujet a les ressources humaines
(aide ou surveillance) pour combler cette incapacité

☐ Oui _____

☐ Non _____

Ressources : ☐ ☐ ☐

HANDICAP : [0] [-1] [-2] [-3]

STABILITÉ : ☐ − ☐ + ☐ ·

2. SE LAVER

- [0] Se lave seul (incluant entrer ou sortir de la baignoire ou de la douche)
  - [-0,5] Avec difficulté
- [-1] Se lave seul mais doit être stimulé
  OU nécessite une surveillance pour le faire

Actuellement, le sujet a les ressources humaines
(aide ou surveillance)

CHAPITRE

14

S'adapter à la culture et à l'ethnicité

▶ Le solutionnaire des activités proposées est présenté à l'adresse suivante : www.cheneliere.ca/potter

 LECTURE DIRIGÉE

CONSIGNE : Pour répondre aux questions suivantes, consultez votre manuel à l'endroit indiqué entre parenthèses.

1. Sonia est infirmière et elle visite monsieur Lucien Gros-Louis à son domicile pour un suivi de diabète de type 2 et d'HTA. Il a 67 ans et il est d'origine amérindienne. Sonia trouve la communication difficile avec ce client : il parle peu et il a un regard intimidant. Monsieur Gros-Louis ne tient pourtant aucun propos déplacé et il est très poli avec elle. Que devrait savoir Sonia à propos de la façon de communiquer dans la culture amérindienne ? (*Cultures collectivistes*, p. 298)

_____

_____

_____

_____

_____

2. À quel terme relatif à la diversité culturelle les situations suivantes correspondent-elles ? (Section 14.1 *Définitions importantes liées à la diversité culturelle*, p. 296)

a) Originaires de Bulgarie, Vania et Sacho ont immigré au Québec avec leurs deux jeunes enfants il y a dix ans. Ils habitent un milieu francophone. Les enfants ont maintenant 14 et 16 ans et refusent de parler le bulgare, au grand désespoir de leurs parents qui aimeraient bien que leur progéniture conserve un peu de leur culture d'origine.

_____

b) Quand Margarita a quitté la Colombie pour venir au Québec, elle n'imaginait pas que les relations hommes-femmes y étaient aussi ouvertes. Elle est renversée de voir que les adolescentes ont des relations sexuelles aussi jeunes, qu'elles utilisent des moyens contraceptifs et qu'elles pensent souvent à réussir leur carrière avant de fonder une famille. « Chez nous, dans mon pays, ça ne se passe pas comme ça », dit-elle.

_____

3. Joannie est infirmière depuis huit mois. Elle s'occupe de Fatima, 20 ans, d'origine malienne, qui a subi une appendicectomie la veille. Au moment d'aider Fatima à faire sa toilette, Joannie constate que sa cliente a été infibulée et elle évite d'afficher son mépris pour une telle pratique infligée aux femmes. Deux raisons peuvent expliquer la réaction de Joannie. Lesquelles? (Section 14.1 *Définitions importantes liées à la diversité culturelle*, p. 296, et *Valeurs et croyances*, p. 305)

_____

_____

_____

_____

_____

_____

SITUATION CLINIQUE

Réflexion

Dans notre société de plus en plus multiethnique, vous serez appelée à adapter les soins infirmiers aux différentes cultures de vos clients. Vos réactions à la diversité de comportements et de croyances propres à chaque culture d'origine auront un impact sur votre attitude. Il s'agit donc pour vous d'être consciente de votre façon de percevoir ce qui peut, d'emblée, sembler dérangeant.

CONSIGNE: Seule, avec une collègue ou en groupe d'étude, déterminez quelle serait votre réaction première dans les situations décrites ci-dessous. Sachez qu'il n'y a ni bonne ni mauvaise réponse.

1. En entrant dans la chambre de monsieur Huynh Phong, vous voyez que son épouse est en train de le faire manger. Le client a 58 ans et il a été hospitalisé pour un problème cardiaque instable. Comme sa condition s'est nettement améliorée, il doit sortir de l'hôpital demain.

_____

_____

_____

_____

2. Madame Tao Ming, une Chinoise âgée de 83 ans, reçoit des traitements pour une infection urinaire. Sa vie n'est pas en danger, mais ses enfants et petits-enfants se relaient jour et nuit à son chevet.

_____

_____

_____

3. Le petit Nuvik, 4 ans, est originaire de Kuujjuaq. Il est hospitalisé en pédiatrie en raison d'une bronchiolite. Une nuit, en faisant votre première visite à l'enfant, vous constatez que sa mère n'a pas utilisé le lit ajouté pour un parent et qu'elle est couchée par terre.

_____

_____

_____

4. Monsieur Moishe Abramovitch, 42 ans, présente une thrombophlébite à la jambe gauche. De confession juive, il est très pratiquant. Il ne mange que la nourriture cachère que lui apporte sa famille.

_____

_____

_____

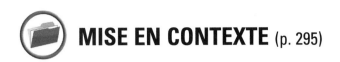

MISE EN CONTEXTE (p. 295)

▶**Cliente :** madame Sahadia Zaoui

Madame Sahadia Zaoui, 27 ans, est d'origine algérienne, de confession musulmane et elle porte le voile. Elle vient d'accoucher de son premier enfant il y a trois jours. L'accouchement s'est bien déroulé, et madame Zaoui semble très heureuse de son petit garçon. Cependant, elle collabore difficilement aux soins. Elle sort à peine du lit, et insiste pour que les infirmières l'aident à se laver et à s'habiller. Elle refuse de donner elle-même le bain à son bébé et demande à ce qu'il dorme à la pouponnière plutôt qu'à ses côtés. Le mari de Sahadia, monsieur Zaoui, a refusé d'assister à l'accouchement. Il se montre affectueux envers sa femme et son fils, mais peu enclin à s'impliquer dans les soins.

Dans l'exercice de son jugement clinique, l'infirmière recourt constamment aux éléments de la pensée critique pour prendre des décisions professionnelles. Le modèle de cette façon d'aborder une situation de soins comporte quatre points qui lui permettent d'évaluer adéquatement un ou plusieurs aspects de la condition de santé d'un client : les connaissances, les expériences, les normes et les attitudes.

> **DIRECTIVES :** À partir de la mise en contexte, répondez aux questions qui ont trait aux composantes *Connaissances* et *Attitudes* du modèle de pensée critique.

1. Indiquez au moins trois éléments de connaissances que vous devez posséder pour bien exercer votre jugement clinique dans la situation de Sahadia et de Majid, son mari.

Connaissances

Expériences

ÉVALUATION

2. Nommez deux attitudes à adopter pour intervenir adéquatement auprès du couple.

Normes

Attitudes

Prendre soin de la famille

▶ Le solutionnaire des activités proposées est présenté à l'adresse suivante : www.cheneliere.ca/potter

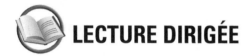

LECTURE DIRIGÉE

CONSIGNE : Pour répondre aux questions suivantes, consultez votre manuel à l'endroit indiqué entre parenthèses.

1. À quelle forme de structure familiale correspondent les familles décrites ci-dessous ? (Encadré 15.1 *Formes de familles*, et section 15.2.1 *Formes de la structure familiale*, p. 313)

   a) Lison, 48 ans, est divorcée de son premier mari, avec qui elle a deux enfants. Elle vit maintenant avec le frère de son ex-mari, avec qui elle a également deux enfants.

   _____

   b) Gabrielle est mariée avec Joseph depuis 20 ans. Ils ont trois enfants. L'aîné de 19 ans a déjà quitté le foyer familial pour vivre avec sa copine, et les deux autres, âgés de 12 et 5 ans, sont toujours à la maison. Le père de Joseph habite avec la famille.

   _____

2. Les Wozniak sont d'origine polonaise. Les parents ont immigré au Canada pendant la Seconde Guerre mondiale. La religion est une valeur essentielle pour cette famille de confession catholique, dont deux des quatre enfants sont nés au Québec. Même s'ils habitent un quartier francophone de Montréal, ils fréquentent principalement d'autres immigrants polonais. Les parents ont tous deux 88 ans et résident dans un centre de soins de longue durée.

   À la lumière de ces renseignements, déterminez la caractéristique manquante des suprasystèmes (structure externe) et les deux sous-catégories manquantes de la structure contextuelle. (*Structure familiale*, p. 315)

   a) Suprasystèmes :

   _____

   b) Structure contextuelle :

   _____

   _____

3. Angela et Florent viennent d'adopter la petite Ioanna, qui a deux mois. Ils sont très heureux d'avoir pu réaliser leur rêve de fonder une famille. Cependant, ils doivent maintenant s'adapter à un changement fondamental dans leur vie de couple. Lequel ? (Tableau 15.1 *Stades du cycle de la vie familiale nord-américaine de la classe moyenne*, p. 317)

   _____

4. En relisant l'histoire du couple Dupré décrite dans la mise en contexte (p. 311), quel stade du cycle familial Marguerite et Robert ont-ils atteint ? (Tableau 15.1 *Stades du cycle de la vie familiale nord-américaine de la classe moyenne*, p. 317)

_____

_____

5. Gilbert a 37 ans et sa conjointe, Juliana, a 22 ans. Le couple vit en union de fait depuis huit mois. Au moment de leur rencontre, Juliana était déjà mère monoparentale d'une fillette de quatre mois, Macha. Lorsqu'il est en colère, Gilbert crie contre la petite Macha, rappelant avec agressivité à Juliana qu'il n'en est pas le père et qu'elle l'élève mal. Comme Juliana a peur que Gilbert la quitte, elle fait tout ce qu'il lui demande. « T'es chanceuse que je vous fasse vivre, toi et ta fille, alors occupe-toi de la maison et laisse-moi faire », lui répète-t-il souvent.

Trois caractéristiques du fonctionnement de cette famille sont illustrées ici. Quels éléments de cette situation leur correspondent ? (*Fonctionnement familial*, p. 316)

a) Fonctionnement instrumental (activités quotidiennes ou tâches domestiques) :

_____

b) Fonctionnement expressif (style de communication) :

_____

_____

c) Fonctionnement expressif (rôles) :

_____

_____

 SITUATION CLINIQUE

CONSIGNE : Remplissez le génogramme et l'écocarte de la famille Doualé à partir des renseignements suivants. (Section 15.6.2 *Exploration de la structure familiale*, p. 319, et figures 15.2 *Symboles utilisés dans un génogramme*, 15.3 *Génogramme de la famille Dupré*, et 15.4 *Écocarte de la famille Dupré*, p. 320-321)

Jean-Baptiste a 45 ans et son épouse, Anetta, 41 ans. Le couple est marié depuis 18 ans. Ils ont trois enfants : Jonas, l'aîné, 15 ans et les jumeaux, Joshua et Damien, 10 ans. Entre la naissance de Jonas et celle des jumeaux, Anetta a fait une fausse couche à trois mois de grossesse. Jonas est actuellement hospitalisé pour une appendicectomie.

La mère de Jean-Baptiste habite avec le couple Doualé, son mari étant décédé à l'âge de 51 ans dans l'effondrement d'une mine au Congo. Issu d'une famille de 11 enfants, Jean-Baptiste est le seul à vivre au Québec. Quant aux parents d'Anetta, ils demeurent deux rues plus loin. Cette proximité familiale est fort appréciée, car le couple sait qu'il peut compter sur cette aide précieuse en cas de besoin.

Jonas éprouve de grandes difficultés à l'école, mais il excelle dans les sports. Quant aux jumeaux, ils adorent leur grand frère et sont attristés de le savoir à l'hôpital. Jean-Baptiste et Anetta comptent peu sur les services du CSSS lors du retour à la maison de Jonas, car ils s'attendent à recevoir beaucoup de soutien de la part des parents d'Anetta.

Génogramme de la famille Doualé

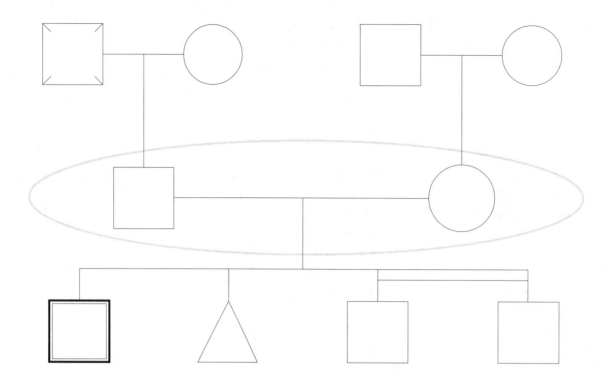

Écocarte de la famille Doualé

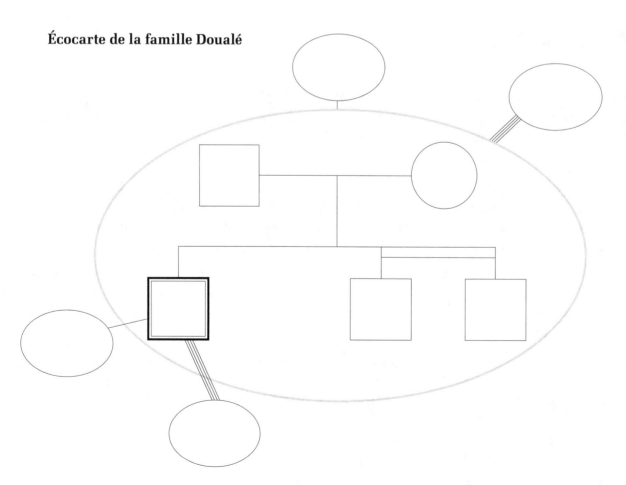

CONSIGNE : En vous inspirant de cet échange entre l'infirmière Stéphanie et la famille Dupré, qui a été modifié pour illustrer une autre situation que celle présentée dans le manuel, indiquez ce que vous auriez répondu si vous aviez été à la place de Stéphanie.

Michèle – Je ne me sens pas capable de m'occuper de ma mère actuellement.

Stéphanie – _____

_____

_____

Michèle – Vous savez, je suis l'aînée de six enfants et la seule qui ne soit pas mariée. J'habite tout près de chez mes parents, et c'est moi qu'ils appellent lorsqu'ils ont besoin d'aide. Jusqu'à tout récemment, je les aidais avec plaisir, mais dernièrement, la situation est devenue plus difficile. J'ai 55 ans et je souffre d'arthrite. Je me fatigue plus vite, et la douleur m'empêche parfois de vaquer à mes occupations personnelles. J'aimerais qu'ils ne croient pas que je suis disponible à tout moment pour les aider.

Stéphanie – _____

_____

_____

_____

Michèle – Oui, c'est ça. Je ne voudrais pas les inquiéter avec mon problème de santé, alors qu'ils doivent déjà composer avec la situation de maman.

Stéphanie – _____

_____

_____

_____

Michèle – Je crois que je devrais discuter de mes craintes avec eux.

Toutes les deux se dirigent vers la chambre de madame Dupré.

Madame Dupré – J'ai tellement hâte de retourner chez moi, même si ça m'inquiète un peu. Je sais qu'on peut s'organiser pour que tout se passe bien.

Stéphanie – _____

_____

_____

_____

_____

Madame Dupré (en regardant sa fille) – Je suggère d'en parler maintenant avec Michèle et les autres enfants.

Stéphanie (au mari de la cliente) – _____

_____

_____

_____

_____

Monsieur Dupré – Moi aussi, je pense qu'on peut s'organiser si chacun parle ouvertement de ses besoins.

ACTIVITÉ LUDIQUE   Mots enchaînés

DIRECTIVES : Trouvez les huit termes définis par les énoncés ci-dessous, puis insérez-les dans la grille. La phrase ainsi reconstituée révèle l'importance pour l'infirmière de toujours tenir compte de la famille dans son approche avec le client qu'elle soigne.

1. Le diabète en est une.
   _____

2. Verbe « pouvoir » à la troisième personne du singulier de l'indicatif présent.
   _____

3. S'entretenir avec quelqu'un.
   _____

4. Adverbe marquant l'égalité.
   _____

5. Il peut être synonyme de grande tension.
   _____

6. Elle peut être reconstituée, monoparentale, traditionnelle, nucléaire ou élargie.
   _____

7. Si on n'est pas contre, on est…
   _____

8. Il est le premier bénéficiaire de nos soins infirmiers professionnels.
   _____

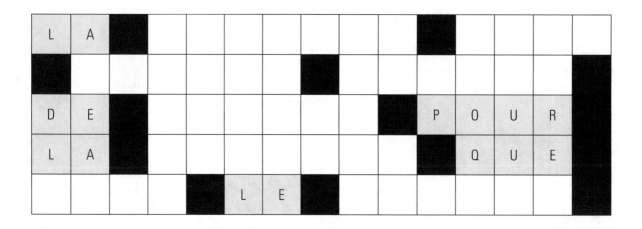

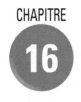

CHAPITRE

16

Enseigner
à la clientèle

▶ Le solutionnaire des activités proposées
est présenté à l'adresse suivante :
www.cheneliere.ca/potter

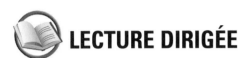

LECTURE DIRIGÉE

CONSIGNE : Pour répondre aux questions suivantes,
consultez votre manuel à l'endroit indiqué entre parenthèses.

1. À quel domaine d'apprentissage fait-on référence dans chacune des situations ci-dessous ?
(Section 16.1.3 *Domaines cognitif, affectif et psychomoteur
de l'apprentissage*, p. 333)

a) Madame Aurélienne Gingras, 82 ans, présente une plaie au talon gauche qui tarde
à guérir. Son fils, qui habite avec elle, doit
apprendre à changer le pansement de sa
mère pour remplacer l'infirmière du CSSS
lorsqu'elle ne peut se déplacer.

_____

_____

_____

b) L'infirmière tente d'inciter Majid, le mari
de Sahadia (mise en contexte – chapitre 14, p. 295),
à participer davantage aux soins de son
bébé, afin d'accorder un peu de répit à son
épouse Sahadia.

_____

_____

c) Cassandre a 12 ans. Le médecin lui a
confirmé qu'elle était diabétique et qu'elle
devra s'injecter de l'insuline tous les jours.
L'infirmière lui explique les signes d'hypoglycémie et d'hyperglycémie à surveiller,
et lui montre comment pratiquer ses injections (deux domaines sont visés dans cette
situation).

_____

_____

2. De nombreux facteurs peuvent nuire à la capacité d'apprendre. Qu'est-ce qui empêcherait
les clients de retenir les enseignements de
l'infirmière dans les cas suivants ? (*Capacité d'apprentissage*, p. 342)

a) Linda, 35 ans, doit se faire enlever des
tumeurs bénignes à l'utérus. Elle travaille
tellement qu'elle a reporté cette chirurgie
aussi longtemps qu'elle a pu. Subissant
beaucoup de pression pour mener à bien
ses tâches le plus rapidement possible,
elle ne dort que quatre heures par nuit,
ne prend pas de congés et dit se sentir
extrêmement tendue, parce qu'elle n'arrive pas à se reposer. Elle ne retient pas les
explications relatives au fonctionnement
de la pompe ACP, qui permet de soulager
la douleur en période postopératoire.

_____

b) Madame Po Wong, 90 ans, est d'origine chinoise. Maintenant que sa pneumonie est résorbée, elle peut retourner chez sa fille. Elle porte deux appareils auditifs, ne semble pas comprendre les démarches effectuées auprès du CSSS pour qu'on lui prodigue des soins à domicile et elle oublie tout ce qu'on lui dit (deux facteurs).

_____

_____

_____

_____

c) La petite Zoé a 4 ans. Elle est atteinte de fibrose kystique. Le médecin traitant ayant fourni les premières explications à propos du traitement de cette maladie, l'infirmière vérifie auprès des parents ce qu'ils ont compris, mais elle trouve difficilement les mots appropriés pour que la fillette comprenne elle aussi.

_____

_____

_____

_____

 SITUATION CLINIQUE

▶ **Cliente :** madame Roma Casavant

Madame Casavant, 71 ans, a été hospitalisée à la suite d'une crise cardiaque. Suffisamment rétablie pour quitter l'hôpital, elle tient à retourner dans sa maison malgré les craintes de ses deux filles, car elle vit seule.

CONSIGNE : Associez les observations faites par l'infirmière chez madame Casavant (colonne de gauche) qui lui permettraient d'élaborer des stratégies d'enseignement adéquates (colonne de droite). (*Désir d'apprendre*, p. 341)

1	Elle est capable de nommer les médicaments qu'elle prend et d'en expliquer les effets thérapeutiques.	**A**	Utiliser la volonté de la personne d'adopter un comportement sain.
2	Elle dit être en mesure de respecter ses limites pour qu'il ne lui arrive rien de fâcheux.	**B**	Élaborer l'enseignement de concert avec la personne.
3	Elle est alerte et pose des questions pertinentes au médecin et à l'infirmière.	**C**	Considérer les comportements de la personne.
4	Elle peut préciser les éléments qu'elle désire approfondir.	**D**	Tenir compte de ce que la personne connaît déjà.

1. _____   2. _____   3. _____   4. _____

CONSIGNE : Vous devez organiser une séance d'enseignement pour un client au cours d'un stage. À partir des directives ci-dessous, structurez votre plan d'enseignement et remplissez le tableau en vous assurant de bien intégrer tous les éléments relatifs à la fonction d'enseignante de l'infirmière.

1. Choisissez un sujet d'enseignement avec votre client. Ce peut être une lacune que vous avez repérée (p. ex., méconnaissance de la médication, de la maladie et de son traitement, des signes de complications, des exercices respiratoires ou physiques à exécuter, etc.) ou tout autre sujet qui vous apparaît essentiel pour que le client prenne un aspect de sa santé en main.

2. Cernez les connaissances déjà acquises par le client en lien avec le sujet choisi.

3. Dressez par ordre de priorité une liste des principaux points que vous désirez aborder avec votre client.

4. Déterminez avec le client un ou plusieurs objectifs qu'il peut atteindre (p. ex., pouvoir nommer ses médicaments, expliquer leurs effets, préciser quand et comment les prendre, énoncer les précautions à respecter et les mesures à prendre en cas de problème, etc.).

5. Indiquez les personnes de l'entourage du client qui pourraient assister à votre enseignement, si besoin est.

6. Choisissez la meilleure façon de transmettre l'information (p. ex., explications en personne, brochures, matériel audiovisuel, manipulation d'objets, etc.).

7. Vérifiez ce que votre client a retenu de votre enseignement.

1. Sujet choisi :		
2. Connaissances déjà acquises par le client	**3.** Points prioritaires à couvrir	**4.** Objectifs fixés avec le client
5. Membres de la famille participant à la séance d'enseignement	**6.** Stratégies choisies pour transmettre l'information	**7.** Éléments retenus par le client

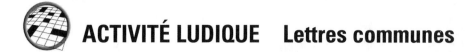

ACTIVITÉ LUDIQUE   Lettres communes

DIRECTIVES : Inscrivez dans les cases ci-dessous trois facteurs qui influencent la volonté d'apprendre (en suivant le sens des flèches). Ces trois termes ont en commun cinq lettres ; à partir de ces lettres communes, formez un nouveau terme qui constitue l'un des trois grands objectifs essentiels à un enseignement complet. (Encadré 16.1 *Thèmes en matière d'éducation à la santé*, p. 331)

Les cinq lettres communes sont :

_____

L'un des objectifs essentiels à un enseignement complet :

_ _ _ _ _ _ A T I O N

CHAPITRE

17

Promouvoir un concept de soi équilibré

▶ Le solutionnaire des activités proposées est présenté à l'adresse suivante : www.cheneliere.ca/potter

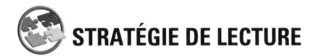

STRATÉGIE DE LECTURE

La lecture de ce chapitre du manuel devrait vous inciter à porter un regard critique sur votre concept de soi en tant que personne, mais également en tant qu'étudiante en soins infirmiers. La stratégie de lecture proposée est avant tout un exercice de réflexion sur vous-même, une observation de ce que vous êtes, de ce que vous ressentez dans certaines situations de votre vie. Ce « miroir » que nous vous invitons à regarder peut refléter votre savoir-être, vous indiquer comment le développer et comment l'utiliser dans vos intentions professionnelles.

Technique « OUF »

En lisant le chapitre, déterminez les composantes du concept de soi qui s'appliquent à ce que vous êtes comme personne (**O**), celles qui vous aident à « mieux être » (**U**) et enfin, celles que vous comptez appliquer dans vos relations quotidiennes, sur les plans personnel et professionnel (**F**).

Ce que j'Observe chez moi en lien avec le concept de soi	Ce qui m'est Utile pour me sentir bien	Ce que je compte Faire pour appliquer ces composantes dans mes relations

LECTURE DIRIGÉE

CONSIGNE: Pour répondre aux questions suivantes, consultez votre manuel à l'endroit indiqué entre parenthèses.

1. Chacune des situations suivantes illustre une composante du concept de soi: l'image corporelle, l'estime de soi, l'identité, l'exercice du rôle. Certains termes vous seront peut-être inconnus; en cherchant leur définition, vous devriez être en mesure de reconnaître la composante du concept de soi qui est mise en évidence dans chaque situation. (Section 17.1.2 *Composantes du concept de soi*, p. 365)

   a) Virgile, 18 ans, a décroché un emploi d'été comme moniteur dans un camp pour enfants handicapés. Ses responsabilités sont très grandes puisqu'il doit veiller à la sécurité des jeunes lors des activités, les encourager à s'impliquer selon leurs capacités, s'assurer que personne n'est mis de côté, intervenir quand un enfant se blesse et faire un rapport quotidien au directeur du camp.

   b) À 29 ans, Marie-Claude vient d'accoucher de son deuxième enfant. Ayant le sentiment de négliger son petit Carlo depuis que Bernadette est née, elle croit qu'elle est une mauvaise mère parce qu'elle a de la difficulté à s'occuper de ses deux amours.

   c) À la fin de ses études en soins infirmiers, Théo, 20 ans, a fait un stage dans un pays tropical. Il raconte qu'il s'est occupé d'un homme qui semblait vraiment gêné parce qu'il était atteint d'éléphantiasis à la jambe droite et au scrotum.

   d) Monsieur Harry Molson, 50 ans, est hospitalisé à l'unité de soins coronariens parce qu'il a fait un infarctus du myocarde. Il est directeur d'une entreprise prospère en services infographiques. Il s'inquiète tellement de la bonne marche de son entreprise qu'il en gère le fonctionnement à partir de son lit d'hôpital. Il avoue à Bastien, son infirmier, qu'il a énormément de difficulté à déléguer les tâches administratives.

   e) Depuis son enfance, on répète à Célina qu'elle suit les traces de sa grande sœur, Marie, en ce qui a trait à ses succès scolaires aussi bien qu'à son implication dans des activités de groupe. Célina répond aux personnes qui lui font cette remarque qu'elle n'est pas comme sa sœur.

   f) Normand, 49 ans, est alcoolique et suit présentement une cure de désintoxication. Il présente un rhinophyma, garde souvent la tête baissée et évite le regard des autres.

2. Pour chacun des trois scénarios suivants, trouvez l'agent stressant qui affecte le concept de soi. (Sections 17.1.1 *Développement du concept de soi*, p. 364, 17.1.3 *Agents stressants agissant sur le concept de soi*, p. 367, et figure 17.2 *Agents stressants les plus courants susceptibles d'agir sur le concept de soi*, p. 367)

   a) Monsieur Andreas Kristos, 50 ans, est propriétaire d'une agence de voyages. Il vient de déclarer faillite pour une deuxième fois. Sa première femme ayant demandé le divorce, il s'est remarié civilement, union qui n'a duré qu'une année. Puis, sa nouvelle conjointe menace à son tour de le quitter. «Je ne réussis rien dans ma vie, rien ne fonctionne comme je le voudrais», dit-il sur un ton découragé en regardant le sol.

b) Carmen et Philippe viennent d'avoir leur deuxième enfant. Marie-Laure, leur fille de 4 ans, cherche constamment à attirer l'attention de ses parents, mais ils sont si heureux d'avoir un garçon qu'ils lui répondent distraitement. Si Marie-Laure se fait insistante, ils haussent parfois la voix et la petite a la nette impression que le bébé est plus important qu'elle.

c) À la suite de graves brûlures au visage et aux bras subies lors d'un barbecue familial, Arletta, 18 ans, a dû recevoir plusieurs greffes de peau. Depuis, elle refuse catégoriquement de porter des vêtements à manches courtes.

3. Madame Angèle Tourigny, 78 ans, est hémiplégique du côté gauche à la suite d'un AVC massif. Quand elle se rend à ses traitements de physiothérapie, elle répète souvent qu'elle n'est plus bonne à rien et que ses enfants sont bien bons de s'occuper d'une impotente comme elle. «Ça n'a pas de bon sens d'être diminuée ainsi et de toujours dépendre des autres», ajoute-t-elle. Quel diagnostic infirmier serait plausible dans son cas? (Encadré 17.4 *Diagnostics infirmiers validés par la NANDA-I*, p. 373)

4. Monsieur Pierre Grosjean, 64 ans, prendra sa retraite dans un mois. Il est directeur du marketing dans une firme de publicité. Il se déplace énormément pour donner des conférences, présenter des projets et entretenir de bonnes relations avec ses meilleurs clients. «Je crois bien que je vais me sentir inutile quand je ne travaillerai plus», confie-t-il à l'infirmière du CSSS venue lui faire des prélèvements sanguins. Formulez au moins trois questions qu'elle pourrait poser au client pour évaluer son concept de soi. (Encadré 17.3 *Exemples de questions pour l'évaluation du concept de soi*, p. 372)

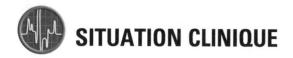

SITUATION CLINIQUE

Plan thérapeutique infirmier

Relisez l'histoire de madame Charlotte Legrand, dans la mise en contexte du chapitre (p. 363). Chaque fois qu'elle vient nettoyer la peau péristomiale et changer le sac collecteur, l'infirmière qui lui a enseigné les soins de colostomie vérifie si la cliente le fait correctement. Cependant, madame Legrand demande souvent à l'infirmière de le faire pour elle. « Je n'arriverai jamais à faire ça, c'est trop dégoûtant. En plus, je ne le fais jamais bien et vous devez toujours recommencer. C'est décourageant, vous savez », dit-elle en pleurant. L'infirmière ajoute alors ce problème de diminution de l'estime de soi aux constats d'évaluation dans le PTI.

CONSIGNE : Suivant le nouveau constat ajouté par l'infirmière au PTI de madame Legrand, émettez deux directives infirmières qui contribueraient vraisemblablement à augmenter son estime de soi. Apposez ensuite votre signature et vos initiales, et indiquez le programme ou le service auquel vous êtes assignée.

CONSTATS DE L'ÉVALUATION

Date	Heure	N°	Problème ou besoin prioritaire	Initiales	RÉSOLU / SATISFAIT Date	Heure	Initiales	Professionnels / Services concernés
2010-01-27	15:00	1	Colectomie droite	V.J.				
2010-01-30	10:00	2	Image corporelle perturbée en raison d'une colostomie	F.T.				Psychologue
2010-02-02	17:00	3	Risque de conflit de rôle	A.S.				
2010-02-04	13:30	4	Diminution de l'estime de soi	F.T.				

SUIVI CLINIQUE

Date	Heure	N°	Directive infirmière	Initiales	CESSÉE / RÉALISÉE Date	Heure	Initiales
2010-01-27	15:00	1	Appliquer cheminement clinique postcolectomie.	V.J.			
2010-01-30	10:00	2	Aviser inf. si pose des questions au sujet de la stomie (+ dir. p. trav. PAB).				
			Aviser inf. si insomnie, anorexie, symptômes d'anxiété (+ dir. p. trav. PAB).	F.T.			
2010-02-02	17:00	3	Aviser inf. de liaison de ce risque.	A.S.			
2010-02-04	13:30	4					

Vos initiales ↑

Signature de l'infirmière	Initiales	Programme / Service	Signature de l'infirmière	Initiales	Programme / Service
Valérie Jalbert	V.J.	Unité de chirurgie			
Francine Travis	F.T.	Unité de chirurgie			
Aline Sati	A.S.	Unité de chirurgie			
		Unité de chirurgie			

↑ **Votre signature** ↑ **Vos initiales** ↑ **Votre programme ou service**

© OIIQ

CHAPITRE

18

Améliorer
la santé sexuelle

► Le solutionnaire des activités proposées
est présenté à l'adresse suivante :
www.cheneliere.ca/potter

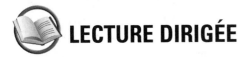

LECTURE DIRIGÉE

CONSIGNE : Pour répondre aux questions suivantes,
consultez votre manuel à l'endroit indiqué entre parenthèses.

1. Jeannot a 17 ans. Contrairement à ses amis, il
n'arrive pas à se faire une copine avec qui
il pourrait sortir et éventuellement avoir des
relations sexuelles. Il se trouve laid et gauche
quand il essaie d'aborder une fille. Quel facteur individuel semble le plus influer sur la
sexualité de Jeannot ? (*Facteurs individuels*, p. 384)

_____

2. Monsieur Bernardo Ligori, 54 ans, a fait un
infarctus il y a une semaine. Maintenant
qu'il va mieux, il demande à l'infirmier s'il
peut reprendre certaines de ses activités, par
exemple, avoir des relations sexuelles avec
sa conjointe. Il est surpris d'apprendre qu'il
serait préférable qu'il soit passif dans ses
ébats amoureux pour que son cœur ne travaille
pas trop fort. « Dans ma culture, ce sont les
hommes qui dirigent les rapports intimes »,
dit-il, abasourdi.

Qu'est-ce qui pourrait modifier la perception
que monsieur Ligori a de sa sexualité après
un infarctus ? (*Rôles sexuels*, p. 386)

_____

_____

_____

_____

_____

_____

3. À quelles infections transmissibles sexuellement et par le sang les situations suivantes
vous font-elles penser ? (Tableau 18.2 *Principales
infections transmissibles sexuellement et par le sang (ITSS)*,
p. 392)

a) Myrlande a 22 ans. Elle s'est présentée à la
clinique, se plaignant de prurit et d'une sensation de brûlure à la vulve, en plus d'avoir
un écoulement vaginal nauséabond.

_____

b) Victor a 41 ans. Célibataire, il a des relations sexuelles avec plusieurs partenaires,
tant de sexe masculin que féminin. Il y a
quelques jours, il a constaté qu'il avait de
petites vésicules sur le gland et qu'il éprou-
vait parfois une sensation de brûlure à la
miction.

_____

c) Il y a quelques mois, Émilia, 18 ans, a commencé à avoir des relations sexuelles. Elle a consulté l'infirmière scolaire parce qu'elle avait des écoulements vaginaux sanguins entre ses menstruations. Elle n'a cependant pas d'autres symptômes.

4. Certains préjugés sont tenaces quand il est question de sexualité. Avec une collègue, ou en petit groupe d'étude, discutez de ces deux phrases relatives au développement sexuel d'une personne.

a) Un adolescent qui a des activités homosexuelles adoptera forcément cette forme de sexualité à l'âge adulte. (*Puberté et adolescence*, p. 388)

b) La sexualité d'une personne de 75 ans se limite à l'expression de la tendresse, sans qu'il y ait un intérêt pour des relations sexuelles actives. (*Personne âgée*, p. 390)

5. Quelle dysfonction sexuelle ces personnes présentent-elles ?

a) Félicien, 43 ans, n'arrive pas à contrôler ses éjaculations. Sa conjointe l'incite à consulter un sexologue, car elle dit ne pas être satisfaite de leurs rapports intimes. (Section 18.1.8 *Dysfonction sexuelle chez l'homme*, p. 394)

b) Anna-Luisa, 35 ans, a un nouveau conjoint depuis peu. Elle confie à une amie que sa sexualité l'inquiète actuellement. Elle explique qu'elle sent son vagin se contracter douloureusement lors des relations sexuelles, à un point tel qu'elle appréhende la pénétration. (Section 18.1.8 *Dysfonction sexuelle chez la femme*, p. 394)

6. Élisabeth a 7 ans. Elle est à l'urgence pédiatrique à la suite d'une chute à bicyclette, selon l'explication de son père. En l'examinant, l'infirmière constate que la fillette a des éraflures au visage et des ecchymoses aux deux bras, et comme elle ne veut pas qu'on enlève ses sous-vêtements, l'infirmière soupçonne une agression sexuelle. « Elle est très timide, vous savez », dit alors sa mère. L'infirmière ne voit rien d'anormal aux organes génitaux et quand on lui pose une question, Élisabeth répond sans hésiter. Après l'examen, elle court rejoindre ses parents.

L'infirmière aurait-elle raison de croire malgré tout qu'Élisabeth a été victime d'agression sexuelle ? Justifiez votre réponse. (Tableau 18.3 *Signes et symptômes qui suggèrent des agressions sexuelles actuelles ou passées*, p. 396)

SITUATION CLINIQUE

Cette mise en situation vise à développer votre capacité à évaluer une situation clinique à laquelle vous pourriez être confrontée. L'évaluation physique et mentale d'une personne symptomatique faisant partie des responsabilités légales de l'infirmière, vous devez en effet apprendre à poser les bonnes questions afin d'être en mesure, à l'aide des renseignements ainsi obtenus, d'aider la personne le plus adéquatement possible. Comme pour toute autre situation, la santé sexuelle n'échappe pas à une évaluation judicieuse de la part de l'infirmière.

Imaginez que vous êtes infirmière scolaire dans une école polyvalente. Vous rencontrez Loreena, 16 ans, qui a peur d'avoir attrapé une ITSS. Elle vous dit également que ses menstruations retardent de deux jours, et vous demande ce qu'elle doit faire.

CONSIGNE : Dressez une liste d'au moins 10 questions, appropriées à son âge, que vous pourriez poser à Loreena afin de mieux saisir la situation. Vous serez ensuite prête à lui proposer une intervention ou à lui faire des recommandations. (Encadré 18.2 *Amélioration ou maintien de la santé sexuelle*, p. 397, et encadré 18.3 *Exemples de questions pour l'évaluation de la santé sexuelle*, p. 398)

Favoriser
le bien-être spirituel

▶ Le solutionnaire des activités proposées est présenté à l'adresse suivante :
www.cheneliere.ca/potter

LECTURE DIRIGÉE

CONSIGNE : Pour répondre aux questions suivantes, consultez votre manuel à l'endroit indiqué entre parenthèses.

1. À quelle composante de la spiritualité chacune de ces situations réfère-t-elle ? (Section 19.2.1 *Composantes de la spiritualité*, p. 406)

   a) Josette, 39 ans, est en phase terminale d'un cancer du cerveau. Elle a perdu tous ses cheveux à la suite de la chimiothérapie et son cuir chevelu montre des marques des traitements de radiothérapie. Josette est toujours souriante et parle de sa mort en toute simplicité. Elle est calme et dit savourer chaque moment passé avec ses deux enfants. « Ces moments-là sont grands », dit-elle.

   b) Monsieur Clark Morris, 57 ans, vient de subir une amputation des deux jambes à la suite d'une gangrène diabétique. Il est totalement découragé de ce qu'il qualifie de mutilation, même s'il comprend que la chirurgie lui a probablement sauvé la vie. Son épouse tient à passer la nuit avec lui, couchée sur un petit lit qu'on a placé près du sien. Le client dit à l'infirmière : « Je dors avec elle depuis 30 ans, vous savez.

Même si je sais que c'est fatigant pour elle, sa présence m'apaise beaucoup. »

   c) Claudie, 10 ans, est hospitalisée pour une leucémie. Sa mère passe beaucoup de temps avec elle, même si la situation lui est très pénible. Elle aborde avec l'infirmière l'éventualité de perdre sa fille unique en disant : « Ce qui arrive à ma fille me fait réaliser à quel point la vie est fragile et qu'il faut profiter à plein du moment présent. »

2. Certaines expériences, la maladie par exemple, peuvent être sources de détresse spirituelle. Analysez les deux scénarios suivants et expliquez la nature de la détresse spirituelle que vous y percevez. (Section 19.2.3 *Détresse spirituelle*, p. 410)

   a) Après s'être blessé à un pied en faisant du surf, Jonas, 50 ans, a dû être hospitalisé pour une grave infection. On l'a placé en isolement pendant huit jours. Confiné à sa chambre et ne recevant la visite de ses enfants qu'aux deux jours, il dit souvent : « Pourquoi ça m'est arrivé ? Qu'est-ce que je vais devenir si ça s'aggrave ? Est-ce que je vais perdre mon pied ? »

_____

_____

_____

_____

b) Depuis la mort de son mari, madame Phyllis Bastien, 78 ans, vit avec son fils. Lorsque ses difficultés respiratoires sont devenues plus manifestes, elle a demandé qu'on la conduise à l'hôpital. Elle sait bien qu'elle ne remettra plus les pieds dans sa maison, mais elle se dit en paix avec cette idée.

_____

_____

_____

3. Madame Adrienne Miljour, 61 ans, est en phase terminale d'un cancer de la vulve. Sa fille Nicole vient la visiter tous les après-midi et lui apporte parfois ses petits plats préférés. Sur sa table de chevet, madame Miljour a une photo de son chien Phil. Les larmes aux yeux, elle dit à l'infirmière : « Ma plus grande tristesse, ce n'est pas de mourir ; c'est de penser que je ne verrai plus jamais mon chien. » L'infirmière l'informe qu'il est peut-être possible que sa fille l'amène dans la salle des visiteurs.

a) Commentez la proposition de l'infirmière. (Section 19.2.4 _Besoins spirituels_, p. 410)

_____

_____

_____

_____

_____

_____

_____

_____

b) Si vous étiez l'infirmière de madame Miljour, feriez-vous en sorte que sa fille puisse amener son chien à l'hôpital ? Expliquez votre décision. Il n'y a ni bonne ni mauvaise réponse. (Section 19.2.6 _Interventions liées aux besoins spirituels_, p. 413)

_____

_____

_____

_____

_____

_____

_____

_____

_____

_____

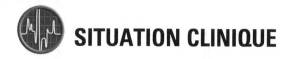

SITUATION CLINIQUE

Réflexion

Prenez quelques minutes pour réfléchir à la dimension spirituelle de l'être humain en répondant aux deux questions qui vous sont posées dans le tableau suivant.

Lors de mes stages, comment est-ce que je reconnais l'expression de la spiritualité des clients que je soigne ?	De quelle façon est-ce que j'interviens lorsqu'un client manifeste des signes d'expression de sa spiritualité ?

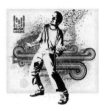 **ACTIVITÉ LUDIQUE   Rébus**

DIRECTIVES : Trouvez des éléments relatifs à la spiritualité en général en résolvant les rébus suivants.

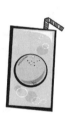 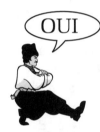 100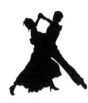

1. Prise de conscience profonde avec soi ou avec une expérience.

_____

OUI **ISME**

2. Doctrine religieuse selon laquelle le respect de la vie relève de la tradition et où le maintien en vie par des moyens technologiques est fortement déconseillé.

_____

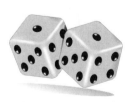 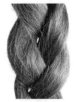

3. D'après la mise en contexte (p. 405), c'est ce que vit monsieur Desmeules.

_____

Offrir du soutien au cours d'un processus de deuil

▶ Le solutionnaire des activités proposées est présenté à l'adresse suivante : www.cheneliere.ca/potter

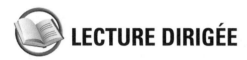

LECTURE DIRIGÉE

CONSIGNE : Pour répondre aux questions suivantes, consultez votre manuel à l'endroit indiqué entre parenthèses.

Réflexion

1. Ce premier exercice a pour but de vous permettre de comparer les pertes ou les deuils que vous avez vécus, et la façon dont vous les avez vécus, avec ce que vous avez constaté chez un client dont vous avez pris soin. Répondez aux questions posées dans le tableau ci-dessous ; vous devrez également poser ces questions à votre client sur son processus de deuil. (Tableau 20.4 *Symptômes de deuil normal*, p. 430, tableau 20.6 *Réflexions personnelles de l'infirmière à propos de ses conceptions et de ses croyances*, p. 435, et tableau 20.7 *Exemples de questions pour l'évaluation des besoins en période de deuil*, p. 438)

Données qui me concernent	Données qui concernent le client
Quelle perte a été la plus douloureuse au cours de ma (votre) vie ?	
Comment ai-je (avez-vous) exprimé cette douleur ?	

Données qui me concernent	Données qui concernent le client
Comment cette perte a-t-elle affecté ma (votre) vie ?	
Comment ai-je (avez-vous) réussi à surmonter cette perte ?	

2. Déterminez le type de perte associé aux deux situations présentées ci-après. (Tableau 20.1 *Types de pertes pouvant être vécues,* p. 424)

a) La famille de Marius, 8 ans, a dû déménager dans une autre ville parce que l'entreprise pour laquelle travaille sa mère l'y a transférée. Ne plus revoir ses amis et devoir changer d'école le rend vraiment triste.

b) Glaïeul, 34 ans, a dû subir une urétérostomie (abouchement de l'uretère sur l'abdomen) à la suite d'un cancer de la vessie. Elle craint que son conjoint ne la quitte pour cette raison.

3. Madame Géraldine Degoué est en phase terminale d'un cancer du sein. À 70 ans, elle dit être prête à faire le grand saut, même si elle

craint que son petit-fils de 30 ans n'arrive pas à se sortir de l'enfer de la drogue. « J'aurais sans doute pu faire plus pour l'aider », dit-elle à son infirmière.

Quels sentiments (2) reconnaissez-vous chez madame Degoué ? (*Perte ultime : la mort,* p. 425)

4. Murielle, 51 ans, est atteinte d'un cancer du pancréas ; il ne lui reste que quelques jours à vivre. Jean-Paul, son conjoint, est à son chevet en permanence et il est très attentif à ses demandes. Cependant, il confie à l'infirmière que son deuil a commencé le jour où il a appris que Murielle était frappée de cette maladie fatale. Quel type de deuil vit Jean-Paul ? (Tableau 20.2 *Différents types de deuil,* p. 426)

5. À l'âge de 33 ans, Suzy-Lyn a perdu son époux des suites d'une grave et très rare maladie pulmonaire. Elle a maintenant 34 ans et n'a jamais eu d'enfant. Même si elle a commencé à se départir des effets personnels de son époux, elle ne se résigne pas à jeter sa brosse à dents. « Je sais que c'est ridicule, dit-elle, mais je ne me fais pas à l'idée de ne plus voir ces petites choses qui lui appartenaient. »

À quelle théorie et à quelle étape associez-vous le comportement de Suzy-Lyn ? (Tableau 20.3 *Théories portant sur la perte et le deuil*, p. 429)

_____

_____

_____

_____

_____

6. Monsieur Paul Jalbert, 60 ans, est en fin de vie à la suite d'une sclérose en plaques. Il est en chambre privée. Comme il reçoit des visiteurs pendant la journée, tout se passe relativement bien. Mais, dès qu'ils sont partis, monsieur Jalbert se met à crier, même pendant la nuit, jusqu'à ce qu'un membre du personnel infirmier vienne le voir, ce qui déroute complètement les intervenants. Que pourrait signifier le comportement de ce client ? (Encadré 20.1 *Peurs éprouvées par la personne mourante*, p. 431)

_____

_____

_____

Discussion

En vous associant à une collègue, échangez vos points de vue sur les situations suivantes.

1. Monsieur Norman Grey, 77 ans, en est aux derniers jours de sa vie en raison d'une maladie pulmonaire chronique. Il reçoit de l'oxygène en permanence. Il est veuf, mais ses

deux fils se relaient pour passer le plus de temps possible avec lui. « J'ai plus de temps derrière que devant moi », dit-il avec une pointe d'ironie.

Comment pourriez-vous nourrir un certain espoir chez monsieur Grey ? (*Espoir*, p. 434)

_____

_____

_____

_____

_____

_____

_____

_____

_____

_____

_____

_____

_____

2. Daniela est infirmière depuis trois mois. Elle travaille actuellement dans une unité de soins intensifs. Même si des infirmières expérimentées l'aident à s'adapter à ce milieu exigeant, elle a trouvé insupportable le fait que trois clients décèdent en deux jours, malgré les manœuvres de réanimation appliquées.

Commentez la réaction de Daniela. (Tableau 20.5 *Facteurs influant sur le processus de deuil de l'infirmière*, p. 435)

_____

_____

_____

_____

_____

_____

_____

3. Jérôme a 45 ans et il vient de perdre son père avec qui il avait une relation plutôt froide, sans être tendue. Même s'il s'attendait à ce départ, Jérôme trouve quand même cette expérience difficile. «J'aurais tellement voulu me rapprocher de lui», dit-il en retenant ses larmes et en détournant le regard. «Il me restait tant de choses à lui dire.»

Si vous aviez à intervenir auprès de Jérôme, quelle serait la meilleure approche selon vous? (Tableau 20.8 *Interventions infirmières visant à soutenir le processus de deuil*, p. 443)

SITUATION CLINIQUE

Plan thérapeutique infirmier

Référez-vous à la mise en contexte au début du chapitre (p. 423) pour comprendre l'évolution de la situation de Karine et de Stéphane et être en mesure de répondre aux questions suivantes.

▶ **Cliente:** madame Karine Roy

Karine craignait la réaction de ses parents à l'annonce du décès d'Adam, puisqu'elle avait tardé à leur apprendre la mauvaise nouvelle, ce qu'ils lui ont d'ailleurs reproché.

De plus, depuis son retour à la maison, Karine se sent extrêmement coupable d'avoir été absente lors du décès. Elle éprouve de plus en plus de tristesse, négligeant même son petit Xavier, qu'elle n'allaite même plus. Malgré la patience et la délicatesse de Stéphane, Karine dit se sentir seule avec sa lourde peine.

1. Trouvez au moins deux questions qui vous aideraient à formuler un constat d'évaluation juste pour Karine.

2. Indiquez alors le nouveau constat d'évaluation à ajouter au PTI de Karine.

3. Nommez un autre professionnel qui pourrait intervenir pour aider Karine à surmonter l'épreuve qu'elle traverse.

4. Formulez au moins une directive infirmière spécifique à Karine en lien avec le nouveau constat d'évaluation. Apposez ensuite votre signature et vos initiales, et indiquez le programme ou le service auquel vous êtes assignée.

CONSTATS DE L'ÉVALUATION

Date	Heure	N°	Problème ou besoin prioritaire	Initiales	RÉSOLU / SATISFAIT			Professionnels / Services concernés
					Date	Heure	Initiales	
2010-02-18	17:00	1	Accouchement de jumeaux	S.R.				
2010-02-20	10:00	2	Manifestations de deuil en lien avec le décès d'un nouveau-né					Infirmière de liaison
		3	Inquiétude face au risque de difficulté d'attachement du père					Infirmière de liaison
			avec l'enfant survivant					
		4	Risque de deuil compliqué lié à la nature du décès					Psychologue
			(subit, grossesse gémellaire)	F.D.				
2010-08-20	13:30	5						

Vos initiales

SUIVI CLINIQUE

Date	Heure	N°	Directive infirmière	Initiales	CESSÉE / RÉALISÉE		
					Date	Heure	Initiales
2010-02-18	17:00	1	Faire le suivi postpartum standard.	S.R.			
2010-02-20	10:00	2-4	Évaluer les manifestations de deuil de la cliente et de son conjoint à chaque rencontre.				
		3	Mettre en œuvre des stratégies de promotion de l'attachement : découvrir le nouveau-né,				
			encourager son contact peau à peau avec le père, montrer comment réconforter l'enfant.	F.D.			
2010-08-20	13:30	5					

Vos initiales

Signature de l'infirmière	Initiales	Programme / Service	Signature de l'infirmière	Initiales	Programme / Service
Sylvie Rogers	S.R.	Unité des naissances			
Florence Dubé	F.D.	Unité des naissances			
		Unité des naissances			

Votre signature   Vos initiales   Votre programme ou service

© OIIQ

CHAPITRE

21

Gérer le stress

► Le solutionnaire des activités proposées
est présenté à l'adresse suivante :
www.cheneliere.ca/potter

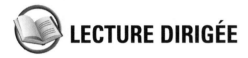

LECTURE DIRIGÉE

· · · · ·

►**Client :** monsieur Raphaël Carrier

À la suite d'examens, le médecin de Raphaël lui confirme qu'il est atteint de la maladie de Parkinson. Raphaël, 45 ans, et Chloé, 42 ans, ont trois enfants de 15, 12 et 8 ans. Raphaël est contremaître en construction et sa conjointe travaille comme pigiste pour un magazine. Leur fils aîné est sur le point d'abandonner l'école et tout laisse croire qu'il est attiré par un gang de rue. L'adolescente de 12 ans a quant à elle fait une fugue il y a six mois, ce qui a causé beaucoup d'émoi chez les parents.

Raphaël est traité avec du lévodopa, un médicament antiparkinsonien de choix. Il accepte de le prendre, mais il n'arrive pas à se faire à l'idée que sa maladie soit irréversible. Il est atterré : «Ça ne se peut pas que j'aie cette maladie», se dit-il souvent. Voilà pourquoi il n'a avisé aucun de ses collègues de travail. Il s'empresse d'ailleurs de rentrer chez lui sitôt le travail terminé et ne sort plus avec ses amis le vendredi soir, comme il avait l'habitude de le faire. C'est aussi pour cette raison qu'il change souvent de sujet lorsque Chloé veut en discuter. Elle sait pourtant qu'il est fort préoccupé par les répercussions de sa condition (arrêt de travail obligatoire, situation économique précaire en raison de l'incertitude du travail de Chloé).

Le comportement de l'aîné cause beaucoup de soucis au couple. Raphaël ne se sent pas l'énergie d'accorder plus d'attention à son fils et la crainte que son adolescente fasse une autre fugue habite constamment son esprit. De plus, les tremblements aux mains ne semblent pas maîtrisés pour l'instant, et Chloé croit qu'ils sont accentués par les tensions que vit Raphaël. Elle pense également que son conjoint amorce un épisode dépressif, le sachant de nature plutôt défaitiste.

· · · · ·

CONSIGNE : Pour répondre aux questions suivantes, consultez votre manuel à l'endroit indiqué entre parenthèses.

1. Deux facteurs doivent être pris en considération dans la réaction de Raphaël à cette situation plus que stressante. Lesquels ? (Encadré 21.4 *Facteurs influençant la réaction individuelle au stress*, p. 466)

_____ _____

_____ _____

_____ _____

_____ _____

2. Complétez la figure ci-dessous en répondant aux questions liées à chaque composante. Référez-vous aux indications de lecture présentées dans la marge.

---

1. Élément stresseur

Quel est le principal élément stresseur pour Raphaël ?

_____

Section 21.1.4
Modèle transactionnel intégrateur, jusqu'à *Évaluation cognitive*, p. 462, et *Stresseurs*, p. 468

2. Évaluation cognitive

a) Comment ce stresseur est-il perçu par Raphaël (évaluation primaire) ?

_____

b) Comment Raphaël y fait-il face (évaluation secondaire) ?

_____

Point de vue psychologique, p. 465, jusqu'à *En effet, le choix…*, et *Évaluation cognitive*, p. 462

3. Stratégies d'adaptation (*coping*)

Quelles sont les stratégies passives déployées par Raphaël ?

_____

_____

_____

_____

Encadré 21.2
Exemples de stratégies d'adaptation, p. 464

4. Réaction de stress biologique

Comment se manifeste le stress vécu par Raphaël sur le plan biologique ?

_____

_____

_____

5. Réaction de stress émotionnelle

Comment Raphaël réagit-il psychologiquement à sa situation ?

_____

_____

_____

Point de vue psychologique, p. 465

6. Impacts sur la santé physique et mentale

Quelles sont les répercussions qu'aura la situation de Raphaël sur sa santé globale ?

_____

_____

_____

Point de vue sociologique et *Point de vue psychologique*, p. 465

SITUATION CLINIQUE

Réflexion

Divers événements qui se produisent dans notre vie génèrent du stress. Notre discours intérieur est souvent révélateur de notre façon de composer avec des situations déroutantes, sur lesquelles on ne semble pas avoir d'emprise au premier abord. Pourtant, le fait de mettre le doigt sur le stresseur le plus préoccupant et le plus menaçant est déterminant pour découvrir des stratégies d'adaptation efficaces.

CONSIGNE: Choisissez l'une des trois situations suivantes (que vous avez peut-être déjà vécue en tant qu'étudiante ou que vous vivrez possiblement comme candidate à la profession), et tentez de reconnaître votre propre réaction parmi les phrases suggérées ou d'autres de votre cru. Réfléchissez à un moyen réaliste pour vous de diminuer ou d'éliminer les réactions physiques, le cas échéant, et les tensions psychologiques que vous ressentez.

1. Un examen important aura lieu bientôt. La note que j'obtiendrai à cet examen déterminera si j'ai réussi ou raté ce cours de soins infirmiers, préalable absolu pour poursuivre mon programme d'études. J'ai peur d'échouer à cet examen.

Stresseur principal que je reconnais pour moi	Moyens que je peux prendre pour contrôler le stresseur
Je n'ai jamais le temps de terminer un examen.	
Si j'échoue à l'examen, mes études seront retardées d'une session ou d'une année.	
Je n'arrive pas à étudier efficacement tellement la perspective de l'échec m'angoisse.	
Que penseront mes amis et ma famille si j'échoue?	
Un échec prouvera que je ne suis pas à ma place.	
Ce prof est extrêmement sévère.	
Autres:	

2. Ma première journée de stage approche et je crains que ce soit très difficile.

Stresseur principal que je reconnais pour moi	Moyens que je peux prendre pour contrôler le stresseur
Même si je me suis exercée au laboratoire, je ne me sens pas prête.	
Je suis tombée sur un prof qui a la réputation de faire échouer plusieurs étudiantes.	
J'ai peur de faire mal au client.	
Il me semble que je ne sais plus rien, que j'ai oublié tout ce que j'ai appris.	
Je ne sais vraiment pas comment ça va se passer.	
Je vais dans un hôpital que je ne connais pas et je ne sais pas comment m'y rendre.	
Autres :	

3. Depuis ma première session d'études en soins infirmiers, on me parle de l'examen de l'OIIQ, dernière condition à remplir pour pouvoir exercer la profession infirmière. Il paraît que le taux d'échec est assez élevé. Comment est-ce que ça va se passer ?

Stresseur principal que je reconnais pour moi	Moyens que je peux prendre pour contrôler le stresseur
Je ne sais pas ce que je vais faire si je ne réussis pas cet examen.	
Ma vie sera finie si j'échoue.	
J'ai bien peur de perdre mon emploi à l'hôpital si je ne réussis pas au premier essai.	
C'est le volet pratique avec les ECOS qui m'énerve.	
Je sais que je serai observée dans les ECOS et je n'aime pas ça.	
Si l'observatrice était un prof que je connais, que penserait-elle de moi ?	
Comment m'en sortir si j'ai des trous de mémoire ?	
Est-ce que j'aurai assez de temps pour répondre à toutes les questions et faire les tâches demandées dans les ECOS ?	
Je ne me sens pas prête à passer un examen si important pour ma carrière.	
Autres :	

CHAPITRE

22 | Mesurer et évaluer les signes vitaux

▶ Le solutionnaire des activités proposées est présenté à l'adresse suivante : www.cheneliere.ca/potter

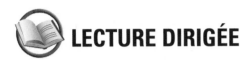

LECTURE DIRIGÉE

CONSIGNE: Pour répondre aux questions suivantes, consultez votre manuel à l'endroit indiqué entre parenthèses.

Température corporelle

1. Dans les situations suivantes, déterminez le mécanisme en cause dans la perte de chaleur corporelle. (*Perte de chaleur*, p. 483)

   a) Annabelle, 8 ans, n'est pas allée à l'école aujourd'hui. Comme elle a de la fièvre, elle reste couchée. Elle transpire tellement qu'elle a dû changer de chemise de nuit.

   _____

   b) Monsieur Justin Archer, 55 ans, est si fiévreux que lorsqu'on s'approche de lui, on sent la chaleur qui se dégage de son corps.

   _____

   c) Brigitte, 51 ans, est en pleine ménopause. Lorsqu'elle a des bouffées de chaleur, ce qui lui arrive souvent, elle cherche les endroits frais ou se tient dans un courant d'air.

   _____

2. Quels facteurs ont un impact évident sur la température corporelle dans les scénarios suivants? (*Facteurs influant sur la température corporelle*, p. 483)

   a) Madame Rita Alvaro, 85 ans, vit seule dans son appartement. Comme elle est plutôt frileuse, elle a tendance à surchauffer les pièces où elle vit le plus en hiver (deux facteurs).

   _____

   b) Francesco, 21 ans, est très sportif. Il fait de la course, du vélo de montagne et du tennis. Il a constaté que s'il se réveille la nuit, vers 1 h 30, il sent le besoin de se couvrir un peu plus (deux facteurs).

   _____

   c) Heather, 39 ans, est dans sa période d'ovulation. Elle surveille son cycle menstruel de très près, car elle veut vraiment avoir un enfant. Elle dit que cette situation l'angoisse énormément et que l'attente des résultats aux tests de grossesse qu'elle fait tous les mois lui cause une vive inquiétude chaque fois (deux facteurs).

   _____

3. Une grippe carabinée oblige Irène, 28 ans, à s'absenter de son travail et à rester à la maison. Elle a de la fièvre, mais pas de frissons, et sa peau est chaude et rouge. Nommez deux autres manifestations de la fièvre qu'Irène pourrait présenter. (*Dans une deuxième phase...*, p. 485, jusqu'à *Hyperthermie*)

4. Irène prend des comprimés d'acétaminophène pour tenter de faire baisser sa température. Elle demande à une amie infirmière si d'autres moyens pourraient l'aider. Trouvez-en trois qui sont applicables à Irène. (Encadré 22.7 *Soins donnés à un client présentant de la fièvre d'origine inconnue*, p. 499)

5. Madame Carmen Joyce, 49 ans, a été retrouvée inerte dans le lac près de son chalet. On a réussi à la réanimer, mais elle était en hypothermie quand on l'a conduite à l'urgence. Elle est toujours inconsciente. En tenant compte de cette dernière information, trouvez deux autres signes cliniques de l'hypothermie qui seraient vérifiables chez cette cliente. (Tableau 22.1 *Classification de l'hypothermie*, p. 487)

6. Marc-André, 27 ans, est dans le coma à la suite d'une tentative de suicide par intoxication médicamenteuse. Jeannie, étudiante de première année en soins infirmiers, veut prendre la température rectale du client. At-elle raison de choisir cette voie? Justifiez votre réponse. (Tableau 22.6 *Avantages et désavantages des différents types de prise de température*, p. 497)

Pulsation

1. Monsieur Raoul Beaugrand, 57 ans, souffre de problèmes circulatoires à la jambe droite. L'infirmière doit prendre les pouls périphériques pour évaluer la circulation artérielle. Déterminez les quatre régions qu'elle devrait choisir. (Tableau 22.2 *Sites de prise du pouls*, p. 488)

2. Que doit faire l'infirmière pour vérifier la symétrie des pouls périphériques aux membres inférieurs de monsieur Beaugrand? (*Symétrie*, p. 501)

3. Associez chacune des valeurs de la pulsation radiale de monsieur Beaugrand au paramètre correspondant. (Section 22.2.3 *Évaluation du pouls*, p. 499)

Irrégulier   Fréquence

Bondissant   Rythme

62   Amplitude

4. Diriez-vous que la pulsation radiale de monsieur Beaugrand est normale? Justifiez votre réponse. (Tableau 22.7 *Valeurs normales de la fréquence cardiaque et de la fréquence respiratoire selon l'âge*, p. 500)

_____

_____

_____

_____

_____

Respiration et saturation en oxygène

1. Madame France Delage, 48 ans, a été opérée hier pour une résection d'une partie de l'intestin grêle. Elle est extrêmement souffrante. En attendant que la mépéridine administrée produise son effet analgésique, elle a tendance à adopter une position fœtale pour faire diminuer la douleur. Nommez les trois facteurs présents chez cette cliente dont l'infirmière doit tenir compte lorsqu'elle évalue sa respiration. (Encadré 22.2 *Facteurs qui influent sur la qualité de la respiration*, p. 489)

_____

_____

_____

_____

2. L'infirmière a obtenu les valeurs suivantes en évaluant la respiration de madame Delage. Associez chacune d'elles au paramètre correspondant. (Tableau 22.9 *Caractéristiques des paramètres de la respiration*, p. 501)

9   Rythme

Régulier   Amplitude

Superficielle   Fréquence

3. Quel terme qualifie la respiration de madame Delage? (Tableau 22.10 *Altérations du mode respiratoire*, p. 502)

_____

4. Pour évaluer la respiration de madame Delage, l'infirmière pose le bras droit de la cliente sur son thorax et lui dit qu'elle prend son pouls. Est-ce une bonne façon de procéder pour calculer la fréquence respiratoire? Expliquez votre réponse. (Section 22.2.4 *Évaluation de la respiration* jusqu'à *Ventilation*, p. 501)

_____

_____

_____

_____

5. En plus d'évaluer sa respiration, l'infirmière vérifie la SpO_2 de madame Delage. Même si le saturomètre indique que la cliente a une pulsation de 92, l'infirmière juge préférable de faire une vérification manuelle en palpant le pouls radial. Pourquoi a-t-elle raison de prendre cette précaution? (*Alerte clinique*, p. 503)

_____

_____

_____

_____

_____

6. La SpO_2 de madame Delage est à 95 %. Est-ce normal ? (*Diffusion et perfusion* jusqu'à *Saturation en oxygène*, p. 502)

_____

_____

_____

_____

_____

7. Parmi les types de respiration ci-dessous, lesquels font référence à la fréquence (F), à l'amplitude (A) et au rythme (R) de la respiration ? Il peut y avoir plus d'une réponse pour un même mot. (Tableau 22.10 *Altérations du mode respiratoire*, p. 502)

a) Hyperpnée

_____

b) Respiration de Kussmaul

_____

c) Respiration de Biot

_____

d) Tachypnée

_____

Pression artérielle

1. Monsieur Mauricio Marco, 47 ans, est en phase terminale d'un cancer du poumon droit. Il reçoit de la morphine régulièrement pour soulager sa douleur. Quand il s'est levé ce matin, il était si faible et étourdi qu'il a eu peur de perdre connaissance. L'infirmière soupçonne qu'il présente de l'hypotension orthostatique. Nommez trois autres données qu'elle devrait recueillir pour confirmer son soupçon. (*Hypotension*, p. 494)

_____

_____

_____

_____

_____

_____

2. Josée, étudiante de première année en soins infirmiers, rend visite à monsieur Marco pour vérifier sa pression artérielle. Le client est couché depuis au moins une heure et, pour le moment, ne se plaint pas de douleur. Il sourit, dit qu'il se sent très calme et qu'il fait confiance à Josée malgré sa courte expérience. Dans ce contexte, y a-t-il des facteurs qui pourraient élever anormalement sa pression artérielle ? Justifiez votre réponse. (*Auscultation* jusqu'à *La valeur indiquée...*, p. 504)

_____

_____

_____

_____

_____

_____

3. Josée mesure la pression artérielle de monsieur Marco avec un sphygmomanomètre anéroïde. Elle a tendance à ouvrir la valve un peu trop vite, ce qui fait dégonfler trop rapidement le brassard. Quelle conséquence cela peut-il avoir sur les valeurs de la pression artérielle ? (Tableau 22.11 *Erreurs courantes de mesure de la pression artérielle*, p. 505)

_____

_____

_____

4. Comme Josée n'est pas tout à fait certaine des résultats qu'elle a obtenus, elle reprend la mesure trois fois pour se rassurer. Pourquoi Josée ne devrait-elle pas procéder ainsi? (Tableau 22.11 *Erreurs courantes de mesure de la pression artérielle*, p. 505)

_____

_____

_____

5. La pression artérielle de monsieur Marco est de 118/92. (Section 22.1.4 *Pression artérielle* jusqu'à *Physiologie de la pression artérielle*, p. 490)

Quelle est:

a) sa pression diastolique?

_____

b) sa pression différentielle?

_____

c) sa pression systolique?

_____

6. Commentez les valeurs de pression artérielle obtenues. (Encadré 22.3 *Signes vitaux: valeurs normales chez l'adulte*, p. 494, et tableau 22.5 *Classification de la pression artérielle chez les adultes*, p. 493)

_____

_____

_____

_____

_____

7. Josée mesure à nouveau la pression artérielle du client en après-midi. Comme elle perçoit faiblement les bruits de Korotkoff, elle décide d'appliquer la méthode palpatoire. Quelle valeur doit-elle s'attendre à trouver en procédant ainsi? (*Méthode palpatoire*, p. 505)

_____

_____

_____

_____

_____

_____

_____

8. Expliquez pourquoi l'âge de monsieur Marco n'influence pas les valeurs de sa pression artérielle. (*Élasticité des artères*, p. 491, et *Âge*, p. 492)

_____

_____

_____

_____

9. D'après les données cliniques relevées chez ce client, laquelle peut abaisser la pression artérielle? (*Médicaments*, p. 492)

_____

_____

_____

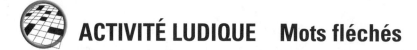

ACTIVITÉ LUDIQUE   Mots fléchés

DIRECTIVES : À partir des définitions fournies, trouvez des mots ayant trait aux signes vitaux. Les mots (sans accents) doivent être placés dans les cases correspondant au numéro de leur définition en suivant le sens des flèches.

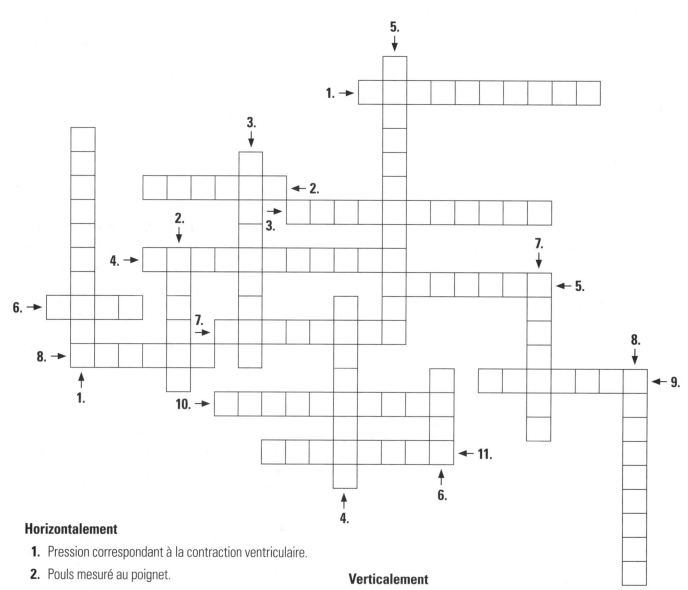

Horizontalement

1. Pression correspondant à la contraction ventriculaire.
2. Pouls mesuré au poignet.
3. Pouls < 60/min.
4. Fréquence cardiaque > 100/min.
5. Pouls mesuré à la face dorsale du pied.
6. Unité de mesure pour la P.A.
7. Pulsation perceptible à l'aine.
8. Pouls perceptible derrière la malléole.
9. Se dit d'une personne fiévreuse.
10. Transfert de chaleur par contact direct.
11. Se dit d'une personne dont la T° est normale.

Verticalement

1. Voie de prise de T° par l'oreille.
2. Pouls mesuré avec un stéthoscope.
3. Respiration > 24/min.
4. Pouls perceptible au pli du coude.
5. Synonyme de fièvre.
6. Endroit où l'on prend le pouls fémoral.
7. Pouls mesuré derrière le genou.
8. Cardiaque ou respiratoire, elle est toujours exprimée en chiffres.

CHAPITRE

23

Procéder à l'évaluation de la santé et à l'examen physique

▶ Le solutionnaire des activités proposées est présenté à l'adresse suivante : www.cheneliere.ca/potter

 LECTURE DIRIGÉE

CONSIGNE : Pour répondre aux questions suivantes, consultez votre manuel à l'endroit indiqué entre parenthèses.

1. Monsieur Côme Blondin vient tout juste d'être admis au centre d'hébergement. À 88 ans, il habitait encore seul dans un petit logement, mais ses enfants ont jugé qu'il était temps pour lui d'habiter en résidence pour qu'il soit pris en charge, car il ne peut plus effectuer ses AVQ sans aide. Quels éléments d'évaluation renseigneront l'infirmière qui accueille monsieur Blondin sur son hygiène ? (Tableau 23.7 *Aspects et comportements généraux du client à documenter au cours de l'examen clinique*, p. 529)

2. Monsieur Mordecai Abramovitch, 61 ans, a tendance à tourner la tête vers la gauche lorsqu'on lui parle. Devrait-on lui recommander de passer un examen de l'ouïe ? Justifiez votre réponse. (Tableau 23.6 *Examens de dépistage chez l'adulte*, p. 526)

3. Le père de monsieur Abramovitch a déjà été traité chirurgicalement pour une hypertrophie maligne de la prostate. Serait-il approprié de faire un dosage de l'antigène prostatique spécifique (APS) de monsieur Abramovitch ? Justifiez votre réponse. (Tableau 23.6 *Examens de dépistage chez l'adulte*, p. 526)

4. La petite Amélie, 5 ans, se gratte souvent au niveau de la vulve. Lorsqu'elle joue avec sa poupée, elle lui écarte les jambes avec agressivité en serrant les dents. Que pourrait signifier cette attitude ? (Tableau 23.8 *Indices cliniques de mauvais traitements*, p. 531)

5. L'infirmière visite monsieur Alberto Morales pour un suivi d'HTA et un contrôle de la glycémie. Le client a 68 ans, il est diabétique et présente un surplus de poids. Nommez trois

recommandations que l'infirmière doit faire à monsieur Morales à propos de la pesée quotidienne. (Section 23.5.3 *Taille, poids et périmètre crânien*, p. 532)

_____

_____

_____

_____

6. Rébecca adorait s'étendre au soleil jusqu'à ce qu'elle remarque, à 41 ans, une tache rubis d'environ 1 mm de diamètre sur son épaule gauche. Lorsqu'elle a consulté son médecin deux mois plus tard, la tache avait toujours un contour net et sa taille n'avait pas augmenté. Ces indications peuvent-elles laisser croire à un mélanome? (Encadré 23.7 *Examen et soins de la peau*, p. 535, et *Lésion*, p. 540)

_____

_____

_____

_____

_____

_____

7. En donnant la main à Régine à son arrivée, l'infirmière a remarqué qu'elle avait la peau sèche. La cliente a 33 ans et elle s'est présentée au CSSS pour demander la pilule du lendemain. L'infirmière a également observé que Régine présentait de l'érythème sur les joues. Trouvez deux exemples de questions que l'infirmière devrait poser à Régine en lien avec la sécheresse de la peau et l'érythème. (Tableau 23.10 *Données à recueillir au cours de l'examen de la peau*, p. 536)

_____

_____

8. Boris a 24 ans. Il est hospitalisé pour une hépatite. Quelle coloration de la peau doit-on s'attendre à observer chez lui? (Tableau 23.11 *Variations de couleur de la peau*, p. 538)

_____

9. Marek, un adolescent de 16 ans de type caucasien, a été retrouvé inconscient après une bataille entre gangs de rue. À son arrivée à l'urgence, l'infirmière au triage a noté qu'il avait la peau très rouge et sèche. Qu'est-ce que cela peut signifier? (Tableau 23.12 *Observations physiques de la peau révélant des indices de toxicomanie*, p. 539)

_____

_____

10. Ginette, 40 ans, est atteinte de psoriasis depuis plus de 30 ans. Par moments, de fines croûtes blanchâtres se détachent des plaques de psoriasis. Comment appelle-t-on ces croûtes? (*Humidité*, p. 539)

_____

11. La mère du petit Alex, 11 mois, l'a conduit à l'urgence, car il vomit beaucoup et a des selles diarrhéiques. Quel test aurait un résultat positif si Alex était en état de déshydratation? (*Élasticité*, p. 540)

_____

_____

_____

12. Monsieur Wilfrid Gagné, 77 ans, présente de l'insuffisance cardiaque gauche. Ses jambes sont enflées des orteils jusqu'au milieu des mollets, et une pression du doigt laisse sur la peau une marque de 2 mm de profondeur. Comment s'appelle ce type d'enflure? (*Œdème*, p. 543)

_____

13. Malika, 18 ans, est mannequin. Pour cette raison, elle doit laver ses cheveux tous les jours, les sécher au séchoir et les friser avec un fer. Quel impact cela peut-il avoir sur la qualité de ses cheveux ? (Tableau 23.13 *Données à recueillir au cours de l'examen des cheveux et du cuir chevelu*, p. 545)

_____

_____

_____

_____

14. Farid, 22 ans, a obtenu 20/30 à l'échelle de Snellen. Qu'est-ce que cela signifie ? (*L'échelle de Snellen... jusqu'à La vision de près...*, p. 553)

_____

_____

_____

_____

_____

15. Que doit faire l'infirmière pour évaluer le champ visuel de Farid ? (*Champ de vision*, p. 554)

_____

_____

_____

_____

_____

_____

_____

_____

16. Arnaud, 8 ans, s'est infligé une légère commotion cérébrale en tombant dans l'escalier. Ses parents l'ont conduit à l'urgence, et l'infirmière au triage a procédé à une première évaluation neurologique. Elle inscrit PERRLA dans ses notes d'évolution. Qu'est-ce que cela signifie ? (*Le réflexe pupillaire...* jusqu'à *Structures internes de l'œil*, p. 557)

_____

_____

_____

_____

17. Jocelyne est étudiante en soins infirmiers. Avec Marie, une collègue qui porte des lentilles cornéennes, elle s'exerce à faire un examen du fond de l'œil à l'aide d'un ophtalmoscope. Elle procède à l'examen dans une pièce éclairée en ayant pris soin de tirer le rideau de la fenêtre pour assurer l'intimité de Marie. Jocelyne se place à la même hauteur qu'elle et regarde le fond de son œil. Quelle erreur Jocelyne a-t-elle commise ? (*Structures internes de l'œil*, p. 557, jusqu'à *Elle devrait alors voir...*)

_____

_____

_____

18. Gino est infirmier en santé et sécurité au travail. Il consulte les données recueillies sur le niveau de bruit dans une usine d'appareils ménagers et remarque que le nombre de décibels est élevé. Quel impact cela pourrait-il avoir sur la santé des travailleurs ? (Tableau 23.18 *Données à recueillir au cours de l'examen des oreilles*, p. 560)

_____

_____

_____

_____

19. Le petit Colin, 13 mois, est à la clinique pédiatrique avec sa mère. Celle-ci informe l'infirmière que le petit pleure constamment et qu'il est fiévreux. L'examen otoscopique révèle que la membrane tympanique est blanche. Que doit suspecter l'infirmière? (*La lumière de l'otoscope...* jusqu'à *Acuité auditive*, p. 562)

_____

_____

_____

20. Monsieur Gustave Lemelin, 75 ans, a l'impression que son audition est moins bonne depuis quelque temps. À l'épreuve de Weber, il dit qu'il entend le son du diapason également dans les deux oreilles. Comment l'infirmière peut-elle interpréter cette réaction? (Tableau 23.19 *Épreuves du diapason*, p. 564)

_____

_____

21. Madame Lucienne Vaillancourt, 60 ans, est en phase terminale d'un cancer du pancréas. Le médecin croit qu'il ne lui reste que quelques jours à vivre. L'infirmière constate que la langue de madame Vaillancourt est rouge vif et sèche, et qu'elle comporte des sillons marqués sur le dessus. Quelles sont les caractéristiques normales de la langue? (*Langue et plancher buccal*, p. 569)

_____

_____

_____

22. Hugo, 17 ans, est plongeur. L'infirmière de la clinique en santé sportive désire évaluer les fonctions des muscles sternocléidomastoïdien et trapèze du jeune athlète. Comment doit-elle procéder? (*Muscles du cou*, p. 571)

_____

_____

_____

_____

_____

_____

_____

23. Madame Antonine Saint-Preux, 58 ans, présente de l'hyperthyroïdie. Quelle méthode d'examen physique sera utilisée pour évaluer sa glande thyroïde? (*Glande thyroïde*, p. 573)

_____

24. Monsieur Mano Ngandou, 70 ans, a subi une chirurgie vasculaire à la jambe droite. Quel bruit l'infirmière devrait-elle entendre avec un stéthoscope à ultrasons (doppler) si la circulation artérielle se fait normalement dans la jambe de monsieur Ngandou? (*Stéthoscope à ultrasons*, p. 596)

_____

_____

_____

25. Madame Marie-Lourdes Sam, 63 ans, procède à un autoexamen des seins mensuel depuis plusieurs années. Si madame Sam fait son autoexamen correctement, que devrait-elle répondre à l'infirmière lorsque celle-ci lui demande à quel moment il faut le faire? (Encadré 23.22 *Autoexamen des seins*, p. 600)

_____

_____

_____

26. L'infirmière palpe les ganglions lymphatiques aux aisselles de madame Sam. Elle commence par le bord du muscle grand pectoral (lignes antérieure et postérieure) et palpe ensuite la paroi thoracique dans la région médio-axillaire. Quelle partie a-t-elle omis de palper ? (*L'infirmière palpe…*, p. 602)

_____

27. Mylène, 26 ans, s'est découvert récemment des éruptions douteuses à la vulve. Elle se rend à la clinique médicale où une infirmière examine ses organes génitaux externes. Quelle est la meilleure position pour procéder à un tel examen ? (Section 23.13.1 *Préparation de la cliente,* p. 614)

_____

28. L'infirmière enseigne à Andy, 16 ans, à procéder à l'autoexamen des testicules. Que doit-il chercher en faisant cet examen ? (Encadré 23.28 *Autoexamen génital de l'homme,* p. 619)

_____

_____

_____

_____

_____

29. Lorsque Suzelle, 20 ans, est arrivée à l'urgence à la suite d'un accident de motocyclette, on a constaté qu'elle avait subi un grave traumatisme crânien et que son score à l'échelle de Glasgow était de 4 sur 15. Comment doit-on interpréter ce score ? (Tableau 23.40 *Échelle de coma de Glasgow,* p. 632)

_____

_____

_____

30. Monsieur Ibrahim NDoye, 70 ans, est atteint de la maladie de Parkinson. Indiquez le test qui permettrait d'évaluer

a) son équilibre (*Équilibre,* p. 639) :

_____

b) la coordination des mains (*Coordination,* p. 638) :

_____

_____

_____

_____

_____

_____

31. Malina, 15 ans, présente des manifestations laissant croire à une méningite. Quels signes indiqueraient plus précisément une irritation méningée ? (Section 23.18 *Signes d'irritation méningée,* p. 640)

_____

_____

_____

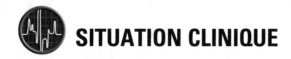

SITUATION CLINIQUE

▶ **Cliente :** madame Mariko Futaka

Madame Mariko Futaka a 51 ans. Elle est d'origine japonaise et parle très peu le français, ayant immigré au Québec il n'y a que quatre mois. Elle est actuellement à l'urgence, car une voiture qui brûlait un feu rouge l'a renversée. Selon les ambulanciers, elle aurait perdu connaissance sur les lieux de l'accident. Elle est maintenant consciente et se plaint de douleur au côté gauche du bassin et d'engourdissements dans la jambe gauche.

1. L'infirmière qui reçoit madame Futaka commence l'examen clinique. Quel est le but de ce premier examen ? (Section 23.1 *Connaissances scientifiques de base à propos de l'évaluation de la santé et de l'examen physique*, p. 514)

2. Madame Futaka se plaint de douleur à la hanche gauche, mais l'infirmière veut s'assurer qu'elle n'en ressent pas à la région lombaire et à toute la jambe gauche. Comme madame Futaka parle peu le français, quelle technique d'évaluation serait la plus appropriée ? (Tableau 23.1 *Techniques d'examen physique*, p. 516)

3. L'infirmière évalue certaines caractéristiques de la jambe gauche de madame Futaka : sa peau est tiède et douce, elle ne grimace pas au toucher et le pli cutané ne persiste pas. Déterminez les deux caractéristiques de la peau que l'infirmière n'a pas évaluées. (Tableau 23.2 *Exemples de caractéristiques évaluées par la palpation*, p. 519)

4. La SpO$_2$ de madame Futaka est à 85 %. Sur quelles parties du corps l'infirmière vérifiera-t-elle facilement la présence de cyanose ? (*L'infirmière inspecte…* jusqu'à *Un changement localisé*, p. 538)

5. La fille de madame Futaka avise l'infirmière que sa mère traite une anémie chronique avec du fer. Quelle caractéristique l'infirmière doit-elle s'attendre à observer aux ongles de la cliente ? (Encadré 23.12 *Anomalies du lit unguéal*, p. 549)

6. Comment l'infirmière doit-elle procéder pour vérifier le retour capillaire dans les ongles de madame Futaka ? (*Palpation*, p. 548)

_____

_____

_____

7. L'infirmière décèle un pouls irrégulier chez madame Futaka. Elle vérifie alors le pouls apical et entend bien les bruits B₁ et B₂. Qu'est-ce que cela signifie ? (*En début de systole…*, p. 585)

_____

_____

_____

_____

_____

_____

_____

_____

_____

_____

_____

_____

_____

_____

_____

_____

_____

_____

_____

8. L'infirmière note une différence de fréquences entre les pouls apical et radial, le premier étant pris avant l'autre. Comment s'appelle ce phénomène ? (*L'infirmière ausculte la fréquence…*, p. 587, jusqu'à *L'infirmière apprend également…*)

_____

9. Comment l'infirmière pourrait-elle reconnaître un souffle systolique chez madame Futaka ? (*La dernière partie de l'examen…*, p. 587, jusqu'à *Chaque site d'auscultation…*)

_____

_____

_____

10. Nommez quatre signes et symptômes qui indiqueraient à l'infirmière que madame Futaka présente un trouble vasculaire aux jambes (Tableau 23.27 *Données à recueillir au cours de l'examen du système vasculaire*, p. 589) :

_____

_____

_____

_____

_____

_____

_____

_____

_____

Monsieur Garry Walsh a été opéré il y a trois jours ; il a subi une lobectomie partielle du poumon gauche, au cours de laquelle on lui a enlevé une tumeur maligne au lobe supérieur. Il a commencé à fumer à l'âge de 17 ans et a arrêté il y a trois mois, à 53 ans.

.....

1. L'infirmière a utilisé la percussion pour détecter des signes d'atélectasie chez monsieur Walsh. Quel type de son percevra-t-elle s'il y a indice d'atélectasie ? (*Percussion*, p. 578, et tableau 39.14 *Complications postopératoires par système physiologique*, p. 1217)

2. Monsieur Walsh n'a pas eu de selles depuis sa chirurgie. Quelle technique d'examen physique permettrait de vérifier s'il a des mouvements péristaltiques intestinaux ? (Tableau 23.1 *Techniques d'examen physique*, p. 516)

3. Idéalement, quelle position monsieur Walsh devrait-il prendre pour que l'infirmière procède à la vérification des bruits intestinaux ? (*Position*, p. 522, et tableau 23.5 *Positions pour l'examen physique*, p. 523)

4. L'infirmière n'entend aucun bruit intestinal. Pendant combien de temps devrait-elle ausculter monsieur Walsh pour s'assurer qu'il n'y a vraiment aucun bruit ? (*Motilité intestinale*, p. 609)

5. Monsieur Walsh arrive à expectorer abondamment des sécrétions pulmonaires. Expliquez comment l'infirmière pourrait suspecter une infection de l'arbre bronchique en utilisant son sens de l'odorat. (Tableau 23.4 *Évaluation des odeurs caractéristiques*, p. 521)

6. L'infirmière observe que monsieur Walsh a du sang rouge clair à l'œil gauche, mais la conjonctive environnante est d'apparence normale. Qu'est-ce qui pourrait expliquer la présence de sang dans son œil ? (*Conjonctive et sclérotique*, p. 556)

7. Monsieur Walsh avise l'infirmière qu'une de ses narines est bouchée. Comment peut-elle vérifier s'il y a ou non perméabilité nasale ? (*Nez*, p. 565, jusqu'à *En éclairant l'intérieur…*)

8. Outre l'inspection, de quelle façon l'infirmière peut-elle vérifier l'amplitude respiratoire de monsieur Walsh ? (*Pour mesurer l'amplitude respiratoire…* et figure 23.47, p. 578)

_____

11. Cinq jours après sa chirurgie, monsieur Walsh n'a toujours pas eu de selles et il ressent des crampes abdominales. Comme il est couché, l'infirmière en profite pour procéder à un examen de l'abdomen. Monsieur Walsh a les bras sous la tête, alors l'infirmière lui demande de les placer le long du corps. Pour quelle raison lui fait-elle cette demande ? (p. 607)

_____

9. L'infirmière entend des ronchi lorsqu'elle ausculte les poumons de monsieur Walsh. Comment a-t-elle pu reconnaître ces bruits adventices ? (Tableau 23.25 _Bruits respiratoires adventices (anormaux)_, p. 581)

_____

12. Dans quel ordre l'infirmière doit-elle appliquer les techniques d'examen de l'abdomen ? (p. 607)

_____

13. Quel est le meilleur moment pour procéder à un examen de l'abdomen ? (_Motilité intestinale_, p. 609)

_____

10. Monsieur Walsh a la jambe droite rouge et enflée, et la peau est tendue et cireuse. Le médecin soupçonne une thrombophlébite, car le signe de Homans est positif. Comment l'infirmière vérifie-t-elle ce signe ? (_L'œdème déclive aux pieds..._, p. 598)

_____

ACTIVITÉ LUDIQUE   Sens dessus dessous

DIRECTIVES : Le vocabulaire pour nommer les données objectives et subjectives recueillies au moment de l'examen clinique est riche. Trouvez les termes correspondant aux définitions présentées ci-dessous et insérez-les dans les cases prévues à cet effet. Une lettre de chaque terme occupe déjà la bonne case.

1. Perte de petites lamelles de l'épiderme, ressemblant à des écailles de poisson.
2. Bruit intestinal sous forme de gargouillement.
3. Chute des cheveux.
4. Tache rouge de moins de 1 cm sur la peau.
5. Saillie dure dans la peau de moins de 0,5 cm.
6. Élévation circonscrite de la peau, remplie de liquide séreux.
7. Développement chez la femme d'une pilosité excessive.
8. Étranglement à la base du gland lorsque le prépuce n'est pas remonté sur ce dernier.
9. Test utilisé pour évaluer s'il y a oblitération artérielle de l'artère radiale ou de l'artère cubitale.
10. Perte partielle ou totale de l'odorat.
11. Rétroversion des paupières.
12. Perte superficielle de la peau.
13. Clarté des sons perçus à l'auscultation lorsque les poumons sont comprimés par du liquide et apparaissant lorsque les vibrations de la voix sont transmises à la paroi thoracique.
14. Déformation en baguettes de tambour des doigts et des ongles.
15. Protubérance des globes oculaires.
16. Prolapsus d'une partie de la paroi vaginale.
17. Élévation circonscrite de la peau remplie de pus.
18. Descente d'un organe.

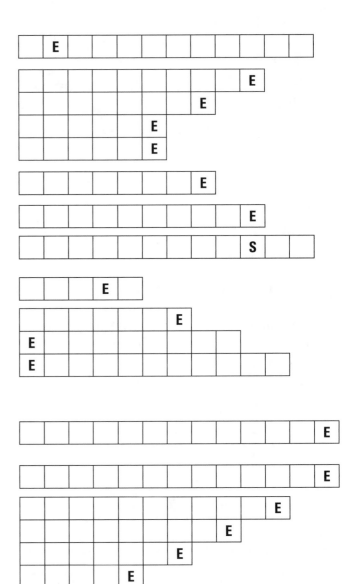

CHAPITRE

24 Agir pour la prévention et le contrôle des infections

▶ Le solutionnaire des activités proposées est présenté à l'adresse suivante : www.cheneliere.ca/potter

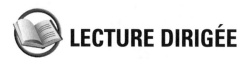

LECTURE DIRIGÉE

CONSIGNE : Pour répondre aux questions suivantes, consultez votre manuel à l'endroit indiqué entre parenthèses.

1. Jasmine, 38 ans, revient d'une mission humanitaire en Afrique. Elle s'occupait d'enfants aux prises avec des problèmes gastro-intestinaux caractérisés par de la diarrhée et des vomissements. Elle a été en contact avec le virus de l'hépatite A, sans que les signes et symptômes propres à ce virus se manifestent. Elle ne prenait pas toujours le temps de se laver les mains après avoir donné les soins d'hygiène à un enfant ou après avoir repoussé ses cheveux qui se retrouvaient parfois devant sa bouche. (Tableau 24.1 *Agents pathogènes communs responsables de certaines infections*, p. 651, tableau 24.3 *Modes de transmission*, p. 654, et *Agents infectieux*, p. 651, jusqu'à *Susceptibilité de l'hôte*, p. 655)

   a) Dans cette situation, nommez

      • l'hôte réceptif :

      _____

      • le réservoir :

      _____

      _____

   • l'agent infectieux :

   _____

   • la porte de sortie :

   _____

   _____

   • la porte d'entrée :

   _____

   • le mode de transmission :

   _____

   _____

   b) Même si elle ne présente aucun signe ni symptôme de l'hépatite A, Jasmine est porteuse du virus ; elle pourrait donc transmettre la maladie à un hôte réceptif affaibli de son entourage. Comment appelle-t-on ce phénomène ? (Section 24.1 *Connaissances scientifiques de base à propos des infections* jusqu'à la section 24.1.1 *Chaîne de l'infection*, p. 650)

   _____

2. Précisez le mode de transmission d'un micro-organisme dans les exemples suivants. (Tableau 24.3 *Modes de transmission*, p. 654)

   a) Les insectes pullulent auprès d'une étendue d'eau stagnante. Ils peuvent facilement transmettre le virus du Nil si l'eau est contaminée.

   _____

b) On craint que la petite Marlène, 4 ans, soit atteinte de coqueluche, car elle tousse beaucoup. Ses parents ne l'ont donc pas conduite à la garderie.

_____

c) Philippe, 19 ans, vit dans la rue et consomme des drogues dures par voie intraveineuse. Il a contracté l'hépatite B en utilisant les seringues contaminées d'un ami.

_____

d) Ayant eu des relations sexuelles non protégées avec plusieurs partenaires, Annie, 21 ans, a été contaminée par le VIH.

_____

3. Le petit Sébastien, 5 ans, a attrapé la varicelle à la garderie, environ 12 jours après que son ami Lucas l'ait attrapée lui aussi. Comment appelle-t-on l'intervalle de temps qui sépare l'introduction d'un agent infectieux dans l'organisme et l'apparition des premiers signes et symptômes de la maladie? (Encadré 24.1 *Stades d'évolution de l'infection*, p. 655)

_____

4. À quel mécanisme de défense naturel correspond chacun des scénarios suivants? (*Défense contre l'infection* jusqu'à *Inflammation*, p. 656)

a) Monsieur Pierre Joachim est un ébéniste de 43 ans. La coupure qu'il s'est faite hier au pouce avec sa scie n'est pas profonde, mais il constate aujourd'hui que les bords de la plaie sont rouges, sensibles et chauds au toucher. Il dit qu'il ressent un peu de douleur quand il bouge son pouce, qui est un peu raide d'ailleurs.

_____

b) Madame Nicole Jérôme, 51 ans, revient d'une croisière aux Caraïbes. Comme elle a présenté des selles plutôt liquides à deux reprises, elle s'est empressée de manger du yogourt quand ce problème a cessé.

_____

5. Dans les scénarios ci-dessous, nommez le type d'infection que chaque situation représente. (*Infection nosocomiale*, p. 658)

a) Madame Olga Korakova, 61 ans, est hospitalisée en raison d'une grave infection urinaire pour laquelle elle reçoit des antibiotiques I.V. Elle a malheureusement contracté la bactérie *Clostridium difficile*.

_____

b) On a fait une arthroplastie du genou droit à monsieur Paul Laurier, âgé de 72 ans. Malgré les précautions prises au moment des changements de pansement, sa plaie opératoire s'est infectée.

_____

6. Quel facteur de risque d'infection reconnaissez-vous dans les situations décrites ci-après? (*Susceptibilité du client*, p. 660, jusqu'à *Traitement médical*)

a) Madame Winnie Chen mange très peu depuis qu'elle a subi un accident vasculaire cérébral il y a un mois. Elle a donc perdu beaucoup de poids.

_____

b) Gilles, 11 ans, est atteint de leucémie. Son taux de globules blancs est anormalement bas.

_____

c) La petite Héloïse est née prématurément à 31 semaines de grossesse. Sa condition s'améliore petit à petit, et le médecin prévoit qu'elle pourra retrouver ses parents dans un mois.

_____

7. Dans ces deux situations, nommez le type d'infection en cause et citez trois signes et symptômes caractéristiques que l'infirmière devrait vérifier. (*Manifestations cliniques*, p. 662, et tableau 24.6 *Manifestations cliniques d'une infection*, p. 663)

a) Le médecin a diagnostiqué une pyélonéphrite aiguë chez monsieur Yvon Bertrand, âgé de 67 ans.

Type d'infection:

_____

Signes et symptômes:

_____

_____

b) Madame Joanne Félicien, 43 ans, s'est présentée à l'urgence pour un drainage d'abcès périanal.

Type d'infection:

_____

Signes et symptômes:

_____

_____

8. Emmanuelle est stagiaire en soins infirmiers. Elle doit prendre les signes vitaux d'un client et donner des médicaments à un autre. Ensuite, elle enlève la sonde vésicale d'une cliente et va aider une collègue à changer la position d'un client en isolement pour infection à la bactérie *Clostridium difficile*. À quels moments Emmanuelle devrait-elle se laver les mains? (*Hygiène des mains*, p. 667, et tableau 24.8 *Lignes directrices relatives à la prévention de la transmission des infections*, p. 666)

_____

_____

_____

_____

_____

9. Pour chacun des prochains scénarios, répondez aux questions et justifiez vos réponses. (Tableau 24.8 *Lignes directrices relatives à la prévention de la transmission des infections*, p. 666)

a) Louis est infirmier et il donne des soins à monsieur Gilles Miranda, 58 ans. Ce client a été placé en isolement, car il est porteur du SARM. Louis doit-il porter un masque quand il est avec ce client?

_____

_____

_____

b) Marlène est externe en soins infirmiers et s'occupe de monsieur Kurt Zenfack, 71 ans, atteint de tuberculose. Marlène devrait-elle porter des lunettes protectrices?

_____

_____

_____

c) Jeanne est candidate à l'exercice de la profession infirmière. Elle travaille en pédiatrie, dans l'unité des maladies contagieuses. Elle prend soin de la petite Mireille, 3 ans, atteinte de varicelle. Jeanne devrait-elle porter une blouse à manches longues pour donner des soins à Mireille même si elle a déjà eu cette maladie étant petite?

_____

_____

_____

10. Monsieur Fred Bouba, 43 ans, a dû être placé en isolement, car il est atteint de pneumonie et d'hépatite C, en plus d'être porteur du VIH. Nommez deux réactions psychologiques que monsieur Bouba est susceptible de présenter en raison de l'isolement qu'on lui impose. (*Isolement et précautions additionnelles*, p. 672, jusqu'à *Déplacement du client*)

_____

_____

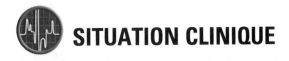

SITUATION CLINIQUE

CONSIGNE: Référez-vous à la mise en contexte au début du chapitre (p. 649) pour comprendre l'évolution de madame Tremblay et être en mesure de répondre aux questions suivantes.

1. Votre collègue Lysanne s'occupe aussi de madame Tremblay. Au moment de changer son pansement, Lysanne enlève le pansement souillé avec ses gants et les garde pour mettre le nouveau pansement stérile. Pour nettoyer la plaie opératoire de madame Tremblay, elle prend la première bouteille de NaCl qui lui tombe sous la main. Or, cette bouteille était mal fermée et se trouvait sur le bord de la fenêtre, au-dessus du calorifère. Elle a ensuite enlevé ses gants et aidé la cliente à changer de position.

   a) Dans cette courte situation, relevez les erreurs que Lysanne a commises et qui contribueraient à la propagation des infections.

   b) Précisez ce que Lysanne aurait dû faire.

2. Au cours du changement de pansement, Lysanne estime que la plaie chirurgicale est infectée parce qu'il y a un exsudat purulent. En consultant le dossier de madame Tremblay, elle constate qu'une culture d'exsudat de la plaie a déjà été faite; elle vérifie alors les résultats de la formule sanguine. Nommez deux modifications que Lysanne devrait s'attendre à trouver dans les valeurs de la formule sanguine.

3. Maurice est l'infirmier de madame Tremblay pour le service de soirée. Il s'aperçoit que les enfants de la cliente sont entrés dans la chambre de leur mère en portant la blouse de protection et les gants, mais pas le masque. De plus, il est présent lorsque Marie entre dans la salle de bain de la chambre de sa mère. Que devrait faire Maurice dans ces deux situations?

4. Sur quel autre point Maurice devrait-il insister pour éviter que les enfants de la cliente propagent une infection autour d'eux?

_____

_____

_____

_____

5. À 18 h, pendant que Maurice lui administre un antibiotique I.V., madame Tremblay lui dit: «Mes enfants ne sont pas venus me voir depuis deux jours». Que pourrait signifier cette remarque?

_____

_____

6. Quand vient le temps de changer les draps de la cliente, les membres du personnel infirmier voient à les enrouler, à les tenir éloignés de leur corps et à les déposer dans un sac spécial indiquant que ce matériel est contaminé. Est-ce la bonne façon de procéder? Justifiez votre réponse.

_____

_____

_____

_____

_____

_____

_____

_____

CONSIGNE: En vous basant sur les données de la situation suivante, répondez aux questions et complétez la carte conceptuelle qui illustrerait des éléments du chapitre portant sur la lutte aux infections applicables à madame Jeanne Maxwell.

▶**Cliente:** madame Jeanne Maxwell

Madame Jeanne Maxwell, âgée de 77 ans, a dû être placée en isolement parce qu'on a découvert qu'elle était porteuse du SARM dans les narines, bien qu'elle demeure asymptomatique. Elle a été hospitalisée à la suite d'une infection urinaire qui s'est développée au centre d'hébergement où elle réside. Elle reçoit des antibiotiques I.V. et porte une sonde vésicale à demeure.

Madame Maxwell est en isolement depuis trois jours. Elle tient des propos confus et elle est désorientée dans l'espace, croyant qu'elle se trouve dans sa chambre au centre d'hébergement. Elle présente de légers troubles cognitifs, mais son discours est habituellement cohérent, et elle reconnaît son fils et ses petits-enfants.

Comme aucune chambre privée n'était libre, la cliente en partage une avec madame Ruth Black, elle aussi porteuse du SARM dans une plaie abdominale.

Lorsqu'il vient visiter sa mère, le fils de madame Maxwell porte toujours un masque, en plus des autres mesures de protection. L'infirmière a constaté qu'il ne se lavait pas toujours les mains après avoir enlevé blouse, gants et masque.

Madame Maxwell subit des examens chaque semaine pour qu'on puisse suivre l'évolution de la présence du SARM, même si elle ne présente pas de symptômes d'infection à ce microorganisme.

1. Pourquoi la cliente est-elle en isolement ?
2. Nommez une réaction psychologique de madame Maxwell possiblement attribuable à l'isolement.
3. Comment peut-on qualifier le statut infectieux de la cliente du fait qu'elle est porteuse du SARM sans présenter de symptômes ?
4. Énoncez les quatre facteurs qui rendent madame Maxwell à risque de contracter une infection.
5. Comment le SARM se transmet-il ?
6. Quelles sont les trois mesures de protection applicables à cette cliente ?
7. De quelle façon peut-on confirmer la présence du SARM chez madame Maxwell et en suivre l'évolution ?
8. Quels sont les deux points sur lesquels l'infirmière doit insister dans son enseignement à la famille de la cliente ?

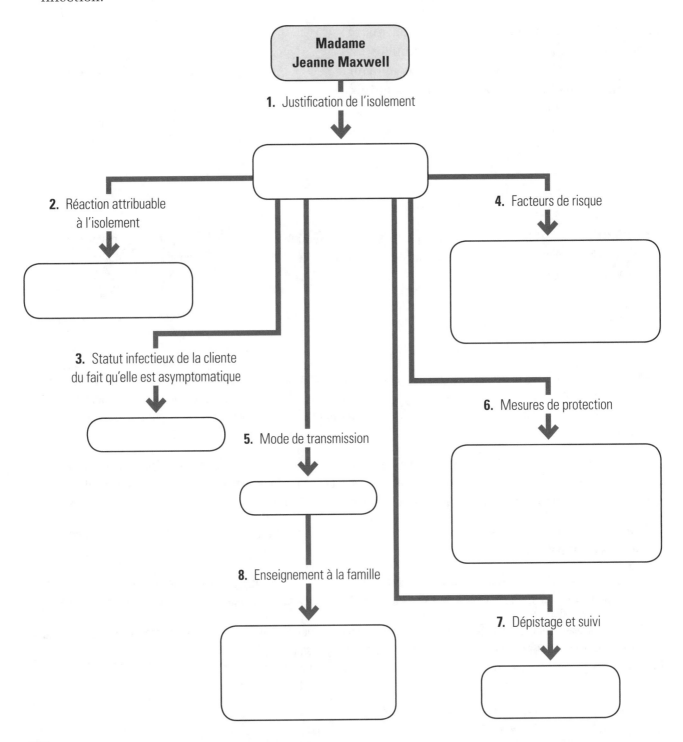

ACTIVITÉ LUDIQUE   Mots croisés

	1	2	3	4	5	6	7	8	9	10	11	12	13	14	15	16	17	18	19	20	21
1																					
2																					
3																					
4																					
5																					
6																					
7																					
8																					
9																					
10																					
11																					
12																					
13																					
14																					
15																					
16																					
17																					
18																					
19																					
20																					
21																					

Horizontalement

1. Degré de résistance personnelle à une infection.

3. Connus comme Centers for Disease Control, ils déterminent les lignes directrices en matière de prévention et de contrôle des infections. ■ Endroit où un agent pathogène peut survivre, qu'il se reproduise ou non.

5. Qualité d'une personne porteuse d'un agent pathogène sans qu'elle ne présente le moindre signe ou symptôme d'infection.

6. Sigle signifiant *prévention et contrôle des infections*.

7. Elle constitue un réservoir pour certains agents infectieux.

9. Se dit d'une bactérie n'ayant pas besoin d'oxygène pour survivre. ■ Ce genre de contamination se produit lors du transfert d'un agent infectieux provenant d'un objet contaminé.

11. Sigle signifiant *entérocoque résistant à la vancomycine*.

12. État résultant de la pénétration et de la prolifération d'un microorganisme infectieux dans les tissus d'un hôte réceptif.

13. Infection causée par la prestation des soins dans les établissements de santé.

16. Voie de transmission d'agents infectieux en suspension dans l'air. ■ Un des facteurs prédisposant aux infections.

18. Acronyme signifiant *syndrome respiratoire aigu sévère*.

19. Elle est menacée en cas d'infection.

20. Se dit des bactéries ayant besoin d'oxygène pour survivre.

21. Leur nombre augmente en cas d'infection suppurée.

Verticalement

1. Façon d'éliminer complètement ou de détruire tous les microorganismes, y compris les bactéries sporulées.

4. Procédé qui élimine un grand nombre ou la totalité des microorganismes présents sur les objets, à l'exception des spores bactériennes. ■ Acronyme pour Staphylococcus aureus *résistant à la méthicilline.*

6. Maillon de la chaîne d'infection désignant la personne susceptible de développer une infection. ■ Sigle signifiant *virus de l'hépatite B.*

7. Sigle signifiant *équipement de protection personnelle.* ■ Elles sont très souvent en cause dans la transmission des infections.

8. Sigle signifiant *infections transmises sexuellement.*

9. Parties du corps où logent beaucoup de microorganismes. ■ Elles constituent l'une des principales causes d'infection.

11. Absence de microorganismes pathogènes. ■ Elle est un élément de l'équipement visant la protection de base pour éviter la propagation des infections.

13. Capacité des microorganismes à provoquer une maladie.

15. Réservoir de plusieurs microorganismes. ■ Terme désignant les microorganismes qui résident normalement dans le corps et qui n'entraînent pas de maladies. ■ Sigle signifiant *virus de l'hépatite C.*

16. Certaines infections graves peuvent la mettre en danger.

17. Il caractérise le contact physique entre une source et un hôte réceptif. ■ Ils constituent une mesure de protection de base contre les infections même lorsque le client n'est pas en isolement.

19. Mode de pensée acquis par l'infirmière menant à l'exercice de son jugement clinique.

21. Réaction vasculaire et cellulaire naturelle qui protège des microorganismes infectieux. ■ Se dit d'un individu qui héberge un agent infectieux qu'il peut transmettre.

Administrer les médicaments de manière sécuritaire

▶ Le solutionnaire des activités proposées est présenté à l'adresse suivante : www.cheneliere.ca/potter

 LECTURE DIRIGÉE

CONSIGNE: Pour répondre aux questions suivantes, consultez votre manuel à l'endroit indiqué entre parenthèses.

Pour vous aider à répondre aux questions où des noms de médicaments sont mentionnés, vous pouvez consulter un ouvrage de pharmacologie.

1. Le médecin a prescrit de l'oxazépam 15 à 30 mg h.s. à monsieur Carol Johnson, 63 ans, hospitalisé pour une BPCO. Le client a beaucoup de difficulté à dormir, car il dit se sentir plus anxieux le soir venu en raison de son problème respiratoire. L'infirmière a-t-elle l'autorité de choisir de lui donner 15 ou 30 mg ? Justifiez votre réponse. (Encadré 8.1 *Extraits de la Loi sur les infirmières et les infirmiers et du Code des professions*, p. 133, et encadré 25.1 *Administration des médicaments : activités réservées aux infirmières*, p. 683)

2. Le petit Robin, 2 ans, a subi une chirurgie cardiaque en raison d'une malformation congénitale. Il pèse 11 kg. Le médecin a prescrit des doses de morphine de 2 mg/kg. L'infirmière doute de la justesse de cette dose et vérifie auprès du médecin si sa prescription est correcte. Il insiste et exige qu'on exécute cette ordonnance telle qu'inscrite au dossier. Pourtant, les références en pharmacologie précisent que la dose de morphine doit être de 0,2 mg/kg. L'infirmière est-elle tenue de respecter l'ordonnance du médecin dans ce cas-ci ? Justifiez votre réponse. (Section 8.2.7 *Interactions entre infirmières, médecins et clients*, p. 145, et article 45 du Code de déontologie des infirmières et infirmiers)

_____

_____

_____

_____

_____

_____

_____

_____

3. Une infirmière prépare une injection de 75 mg de mépéridine (Demerol^MD) pour un client, à partir d'une ampoule de 100 mg/ml. Pourquoi doit-elle jeter les 25 mg non utilisés en présence d'une autre infirmière? (Encadré 25.3 *Recommandations pour le contrôle des narcotiques*, p. 684)

_____

_____

_____

_____

_____

4. Monsieur Lucien Nérée, 60 ans, présente de l'arythmie cardiaque que l'on traite avec des doses de 200 mg 1 co. die d'amiodarone (Cordarone^MD), au déjeuner. (*Noms des médicaments*, p. 685, *Présentation des médicaments*, p. 686, et tableau 25.1 *Formes pharmaceutiques des médicaments*, p. 686)

Dans cette situation, donnez

a) le nom commercial de ce médicament:

_____

b) son type de présentation:

_____

c) son nom générique:

_____

5. Clothilde, 34 ans, présente une vaginite de type candidose. Le médecin lui a prescrit du miconazole (Monistat^MD) 400 mg. Le médicament se présente sous une forme solide qui se dissout au contact de la muqueuse vaginale pour y exercer une action locale. Comment s'appelle ce type de présentation? (Tableau 25.1 *Formes pharmaceutiques des médicaments*, p. 686)

_____

6. Barthélémie, 21 ans, a une infection à l'œil droit et doit y mettre une goutte de Polysporin^MD t.i.d. Quelle est la forme pharmaceutique d'un médicament habituellement liquide appliqué sur la conjonctive dans le traitement d'une infection oculaire? (Tableau 25.1 *Formes pharmaceutiques des médicaments*, p. 686)

_____

7. Jamal, 29 ans, reçoit de l'ampicilline 1 000 mg q.6 h I.V. pour traiter une pneumonie aiguë. Bien que ce médicament se présente également sous forme de capsule de 500 mg, pourquoi est-il préférable qu'il le reçoive par voie intraveineuse? (*Voie d'administration*, p. 688)

_____

_____

_____

_____

8. Rose, 30 ans, a consulté son médecin pour une infection de type candidose dans la bouche. Elle prend maintenant une suspension de nystatine (ratio-Nystatin^MD) 500 000 UI q.i.d., un médicament qui est aussi offert sous forme de comprimés de 500 000 UI. Pourquoi est-ce mieux pour Rose qu'elle le prenne en suspension plutôt qu'en comprimés? (*Solubilité du médicament*, p. 689)

_____

_____

9. Marcelline, 12 ans, vient tout juste de revenir de la salle d'opération ; elle a subi une appendicectomie sous anesthésie générale avec du thiopental (PentothalMD). En tenant compte de cet anesthésique général uniquement, pourquoi est-il important de faire faire des exercices de spirométrie à Marcelline en période postopératoire ? (*Élimination*, p. 690)

_____

_____

_____

_____

_____

_____

10. Voici la courbe d'action de l'insuline lispro (HumalogMD) que reçoit monsieur Belouchi, qui fait l'objet de la mise en contexte du chapitre 11 (p. 217). (Figure 25.5 *Évolution d'une dose unique*, p. 691, et tableau 25.4 *Expressions relatives au temps d'action des médicaments et à leur concentration*, p. 692)

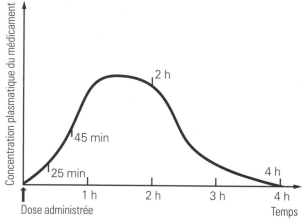

Selon cette courbe,

a) après combien de temps l'insuline commence-t-elle à agir ?

_____

b) combien de temps dure son pic d'action ?

_____

c) quelle est sa durée d'action totale ?

_____

d) à quel moment monsieur Belouchi risque-t-il de présenter des signes d'hypoglycémie s'il ne mange pas ?

_____

_____

_____

_____

11. Chloé, 17 ans, a été conduite à l'urgence parce qu'elle a tenté de mettre fin à ses jours en avalant un contenant de 200 comprimés d'acétaminophène (TylenolMD). Actuellement, elle est consciente mais très somnolente, elle se plaint de fortes douleurs abdominales, ses urines sont foncées et elle fait de l'hyperthermie. Que devriez-vous soupçonner d'après ces données cliniques ? (*Effets toxiques*, p. 694)

_____

_____

_____

12. Monsieur Rosario Cormoran, 64 ans, a fait une embolie pulmonaire. Il prend maintenant de la warfarine (CoumadinMD) pour éviter la formation de caillots sanguins. Quand il a mal à la tête, il dit prendre de l'acide acétylsalicylique (AspirinMD), médicament qui prévient également la formation de caillots. Pourquoi la combinaison de ces deux médicaments n'est-elle pas souhaitable ? (Encadré 25.4 *Interactions médicamenteuses*, p. 688)

_____

_____

_____

_____

_____

13. Par quelle voie sont administrés les médicaments aux personnes suivantes ? (Tableau 25.8 *Facteurs qui influencent le choix de la voie d'administration*, p. 710, et section 25.2.6 *Administration des médicaments*, p. 709)

a) Madame Anna Cordoba, 61 ans, prend du salbutamol (pompe de Ventolin^MD) chaque fois qu'elle fait une crise d'asthme.

_____

b) Milka, 18 ans, applique du calcipotriol (Dovonex^MD) sur ses squames de psoriasis.

_____

c) Quand monsieur Richard Lalande, 59 ans, ressent un serrement douloureux dans la poitrine lors d'un effort, il vaporise de la nitroglycérine (Nitrostat^MD) sous sa langue.

_____

14. Le médecin a rédigé l'ordonnance suivante pour monsieur Michel Jean, 44 ans, qui doit effectuer une mission humanitaire dans un pays tropical :

28 février 2010 Loperamide per os après chaque selle liquide (max. 4 co./jour). Ne pas renouveler.

Dr Amadou Diop 984123

Que manque-t-il à cette ordonnance pour qu'elle soit valide ? (Encadré 25.10 *Éléments d'une ordonnance valide*, p. 698)

_____
_____
_____
_____
_____
_____

15. Setula vient de commencer à travailler comme infirmière. Dans le dossier d'un client, elle relève les ordonnances médicales, mais elle n'arrive pas à les comprendre parce que l'écriture du médecin est illisible. Que doit-elle faire ? (Tableau 25.7 *Moyens d'éviter les erreurs d'administration des médicaments*, p. 701)

_____
_____
_____
_____
_____
_____
_____

16. Mariola est étudiante infirmière en stage de pédiatrie. Elle a préparé de l'acétaminophène (Tempra^MD) en sirop pour diminuer la fièvre du petit Jarek, 15 mois. Elle applique la règle des « 5 à 7 bons ». Comment devrait-elle s'assurer de l'identité de l'enfant si les parents ne sont pas auprès de leur fils ? (*Bon client*, p. 704)

_____
_____
_____
_____
_____
_____
_____

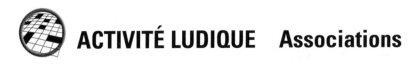

ACTIVITÉ LUDIQUE **Associations**

Plusieurs abréviations sont utilisées en pharmacologie. Pour démontrer votre compréhension de leur signification, associez chacune des abréviations de la colonne de gauche à sa signification dans la colonne de droite.

1. h.s.		**A.**	À volonté
2. a.c.		**B.**	Immédiatement
3. PA		**C.**	Toutes les deux heures
4. g		**D.**	Voie sous-cutanée
5. XL		**E.**	Au besoin
6. I.D.		**F.**	Au coucher
7. ad lib.		**G.**	Voie sublinguale
8. q.i.d.		**H.**	Avant les repas
9. p.r.n.		**I.**	Action très prolongée
10. S.C.		**J.**	Gramme
11. S.L.		**K.**	Action prolongée
12. q.		**L.**	Quatre fois par jour
13. p.c.		**M.**	Voie intradermique
14. stat.		**N.**	Libération contrôlée
15. LA		**O.**	Après les repas
16. N.P.O.		**P.**	Chaque
17. CD		**Q.**	Rien par la bouche
18. q.2 h		**R.**	Longue action

1. _____   10. _____
2. _____   11. _____
3. _____   12. _____
4. _____   13. _____
5. _____   14. _____
6. _____   15. _____
7. _____   16. _____
8. _____   17. _____
9. _____   18. _____

Considérer les approches complémentaires et parallèles en santé

▶ Le solutionnaire des activités proposées est présenté à l'adresse suivante :
www.cheneliere.ca/potter

 LECTURE DIRIGÉE

CONSIGNE : Pour répondre aux questions suivantes, consultez votre manuel à l'endroit indiqué entre parenthèses. Note : Vous trouverez les réponses aux questions 1 à 5 dans le tableau 26.1 *Approches complémentaires et parallèles en santé*, p. 725, dans la section indiquée.

1. Nommez le système de traitement complémentaire décrit dans les scénarios suivants. (*Systèmes médicaux parallèles – Fondés sur des systèmes de théorie et de pratique*)

   a) Ina, 40 ans, a de fortes douleurs menstruelles, mais elle ne prend aucun médicament. Elle préfère avoir recours à la médecine basée sur l'utilisation des plantes et à des moyens de détente comme les massages. De plus, elle s'adonne régulièrement à des activités physiques douces comme la marche. Elle croit fermement que son corps a un pouvoir d'autoguérison.

   b) Geneviève est une mère monoparentale de 35 ans. Quand son fils de 7 ans a des poussées d'eczéma, elle préfère le soigner avec une combinaison de plantes et d'huiles médicinales.

2. La cholestérolémie de monsieur Sven Sodal, 50 ans, est élevée. Pour la ramener à un taux normal, il a augmenté sa consommation d'agrumes et de carottes. Quel type de thérapie a-t-il choisi pour traiter son hypercholestérolémie ? (*Approches fondées sur la biologie – Basées sur l'utilisation de substances présentes dans la nature, comme les plantes, les aliments et les vitamines*)

3. Monsieur Boucar Tougouré, 61 ans, souffre d'arthrose. Pour atténuer la douleur qu'il ressent constamment aux genoux, il a adopté une mauvaise façon de marcher. Il a donc décidé de suivre des traitements qui l'amèneront à prendre conscience de ses mouvements incorrects et à les corriger. (*Méthodes de manipulation corporelle – Fondées sur la manipulation ou le mouvement d'une ou de plusieurs parties du corps*)

4. Isabelle a 41 ans. Son travail de représentante l'amène à voyager beaucoup, elle qui a une peur bleue de l'avion. Pour arriver à maîtriser sa peur, elle écoute une cassette qui attire son attention sur des images positives. (*Approches corps-âme-esprit – Fondées sur l'application de différentes techniques visant à accroître la capacité de l'esprit à agir sur le fonctionnement et les symptômes physiques*)

5. Marie-Cécile est infirmière. Elle a suivi une formation spéciale sur le soulagement de certains types de douleurs par l'imposition des mains sur la partie du corps douloureuse. (*Thérapies énergétiques – Fondées sur l'utilisation de différentes formes d'énergie*)

6. Dans la mise en contexte du chapitre (p. 723), Anne-Marie craint que la chirurgie la rende stérile et qu'elle ne puisse pas avoir un autre enfant. Elle ajoute qu'elle sent parfois son cœur battre à une vitesse folle, ce qui augmente sa tension musculaire. L'infirmière lui suggère de faire des exercices de relaxation. Quels en seraient les effets bénéfiques sur les malaises exprimés par Anne-Marie ? (*Applications cliniques de la thérapie de relaxation*, p. 731)

7. Donald n'a que 36 ans et il est en phase terminale d'un cancer du pancréas. Le médecin et l'infirmière en soins palliatifs croient qu'il n'en a que pour cinq ou six jours à vivre. Donald est conscient et lucide, et il reconnaît ses enfants et sa conjointe. Il sait très bien ce qui l'attend et avoue que l'idée de mourir l'empêche de se détendre. Quelles techniques de relaxation seraient appropriées dans son cas ? (*Limites de la thérapie de relaxation*, p. 731)

8. La veille d'un examen, Marjolaine fait de l'insomnie. Est-ce que la méditation pourrait lui être utile ? (*Applications cliniques de la méditation*, p. 732)

9. Larissa est étudiante en soins infirmiers et demain est la toute première journée de son stage. Elle est extrêmement nerveuse, car elle a peur d'oublier tout ce qu'elle sait, d'être rejetée par les clients et surtout de leur faire mal. Quelles images Larissa devrait-elle visualiser pour diminuer son appréhension ? (*Visualisation*, p. 733, et encadré 26.3 *Quatre étapes fondamentales de la visualisation créatrice*, p. 734)

10. Madame Germaine Bélanger, 69 ans, souffre d'arthrite rhumatoïde depuis plus de 20 ans. Les anti-inflammatoires et les analgésiques ne semblent pas suffire à la soulager. La chiropratique pourrait-elle y parvenir ? (*Limites de la chiropratique*, p. 737)

11. Depuis plusieurs années, Jacinthe, 37 ans, souffre régulièrement de violentes migraines. Elle envisage d'essayer l'acupuncture, les autres traitements ayant échoué. Est-ce une bonne idée ? (*Applications cliniques de l'acupuncture*, p. 738)

12. Isaac, 24 ans, est de nature plutôt sereine. Quand il a un rhume ou une grippe, il se soigne par la phytothérapie. «C'est naturel et aucunement dangereux», dit-il. A-t-il raison? Justifiez votre réponse. (*Phytothérapie*, p. 738)

_____

_____

_____

_____

_____

_____

_____

_____

_____

_____

_____

_____

_____

13. Dany, 46 ans, est séropositif et traité par trithérapie. Comme il est hypertendu, un ami lui a suggéré de prendre de l'extrait d'ail pour abaisser sa pression artérielle. Dany devrait-il suivre ce conseil? (Tableau 26.2 *Plantes médicinales sûres ou efficaces selon des organismes de réglementation non américains*, p. 741)

_____

_____

_____

_____

_____

_____

_____

CHAPITRE
27
Encourager l'exercice et réduire les risques liés à la mobilité restreinte

▶ Le solutionnaire des activités proposées est présenté à l'adresse suivante : www.cheneliere.ca/potter

LECTURE DIRIGÉE

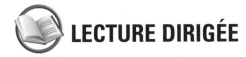

CONSIGNE: Pour répondre aux questions suivantes, consultez votre manuel à l'endroit indiqué entre parenthèses.

1. Carl, un infirmier, veut aider madame Juliette Déry, 70 ans, à se lever du fauteuil. D'abord, il écarte les pieds et fléchit les genoux, puis il glisse ses mains sous les aisselles de madame Déry pour aller les placer sur ses omoplates. De cette façon, il se rapproche d'elle. En quoi la méthode utilisée par Carl lui rend-elle la tâche plus facile ? (Tableau 27.1 *Principes biomécaniques utiles au personnel soignant,* p. 753)

_____

_____

_____

_____

_____

_____

_____

_____

2. a) Dans cette figure, pointez d'une flèche les éléments mentionnés ci-dessous. (Section 27.1.2 *Alignement corporel et équilibre,* p. 753)

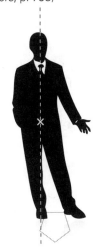

Le polygone de sustentation

La ligne de gravité

Le centre de gravité

b) Expliquez pourquoi la personne illustrée n'est pas en équilibre. (Section 27.1.3 *Coordination du mouvement du corps,* p. 754)

_____

_____

_____

3. Justine est infirmière en pédiatrie. Elle prend soin de Cristina, 13 ans, hospitalisée pour de multiples fractures aux jambes à la suite d'un accident de voiture. Cristina porte un plâtre aux deux jambes, du bout des orteils jusqu'au haut des cuisses. Justine lui enseigne des exercices de contraction des quadriceps. (Tableau 27.4 *Catégories d'exercices,* p. 757)

a) De quelle catégorie d'exercices s'agit-il ?

_____

b) Pourquoi sont-ils appropriés à Cristina ?

_____

_____

_____

_____

_____

_____

_____

4. Monica et Élie, stagiaires en soins infirmiers, veulent remonter monsieur David Lemieux, 50 ans, dans son lit. Ils se placent face à face, de part et d'autre du lit, écartent les jambes, plient les genoux et déplacent le client en le soulevant. (Encadré 27.1 *Principes de biomécanique applicables aux déplacements sécuritaires des clients*, p. 752)

a) Quels sont les deux principes de biomécanique respectés par Monica et Élie lors de ce déplacement ?

_____

_____

_____

_____

_____

b) Quel principe n'ont-ils pas appliqué ?

_____

_____

_____

_____

_____

_____

5. On a installé un trapèze au-dessus du lit de Marion, 22 ans, alitée à la suite de fractures multiples au bassin et aux jambes. Elle peut donc soulever ses fesses en s'y accrochant ou en poussant sur le matelas avec ses mains, comme on le lui a déjà appris. Donnez deux explications qui justifient l'utilisation du trapèze et cette autre façon de se soulever avec les bras. (Tableau 27.8 *Accessoires de positionnement utilisés pour maintenir un bon alignement corporel*, p. 779)

_____

_____

_____

_____

_____

6. Cette figure montre une mauvaise façon de soulever un objet lourd. Pourtant, certains principes de biomécanique sont respectés. Nommez ceux qui ne le sont pas et précisez ce qu'il serait préférable de faire. (Encadré 27.1 *Principes de biomécanique applicables aux déplacements sécuritaires des clients*, p. 752)

_____

_____

_____

_____

_____

_____

_____

_____

_____

_____

_____

_____

_____

_____

_____

_____

_____

7. Laquelle de ces figures montre : (Tableau 27.2 *Anomalies posturales*, p. 755)

a) une cyphose ?

_____

b) une lordose ?

_____

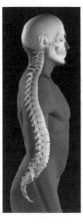 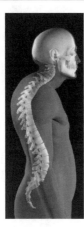

A.   B.

8. Quelle complication chacune de ces personnes présente-t-elle en raison de son immobilité ?

a) Martina, 14 ans, a été opérée à la colonne vertébrale en raison d'une déviation congénitale (scoliose). Elle est couchée sur un lit spécial, sans bouger, depuis 16 jours. Comme le péristaltisme intestinal est ralenti, ses selles sont plutôt dures, sèches et peu fréquentes. (*Changements dans le processus d'élimination intestinale*, p. 769)

_____

b) Valérien, 24 ans, est en phase terminale du sida. Trop faible pour qu'on le conduise au fauteuil, il est constamment alité, en position de décubitus, ce qui l'empêche de vider sa vessie complètement. (*Changements dans le processus d'élimination urinaire*, p. 768)

_____

c) Gaétane, 34 ans, est à un stade avancé de sclérose en plaques et elle est alitée. Son urine est trouble parce qu'elle stagne trop longtemps dans la vessie, et l'analyse de laboratoire montre un pH de 9,4. De plus, sa température est de 39 °C. (*Changements dans le processus d'élimination urinaire*, p. 768)

_____

d) Maryse, 44 ans, est comateuse depuis plusieurs semaines à la suite d'une tentative de suicide : elle s'est jetée par la fenêtre d'un immeuble de quatre étages. Des radiographies osseuses montrent une déminéralisation et des os spongieux. (*Effets sur le squelette*, p. 768)

_____

e) De nombreuses fractures aux jambes et au bassin gardent immobilisé monsieur Jean-Louis Marleau, 54 ans. Pour cette raison, la circulation dans ses jambes est ralentie et son sang a tendance à coaguler beaucoup plus rapidement. (*Changements cardiovasculaires*, p. 766)

_____

f) Madame Margot Ravary, 64 ans, est hémiplégique du côté droit. Les doigts de sa main sont repliés vers la paume et on peut difficilement les déplier. (*Effets sur le squelette*, p. 768)

_____

g) Monsieur Antonio Berti, 74 ans, a fait une grave hémorragie cérébrale et il est hospitalisé aux soins intensifs depuis plusieurs jours. Il n'absorbe aucun autre liquide que les solutés intraveineux. Sa respiration est plutôt superficielle. En raison de sa mauvaise condition, il ne peut évidemment pas tousser. (*Changements respiratoires*, p. 766)

_____

_____

_____

_____

h) Madame Joséphine Marcoux, 84 ans, est à un stade très avancé de la maladie d'Alzheimer. Elle est immobile dans son lit, puisqu'elle est totalement incapable de s'alimenter et de marcher. Une radiographie pulmonaire récente a montré une accumulation importante de sécrétions. De plus, madame Marcoux fait de l'hyperthermie. (*Changements respiratoires*, p. 766)

_____

i) Monsieur Manuelo Cortez, 94 ans, souffre de la maladie de Parkinson et il est alité. Sa dernière analyse d'urine montre une forte calciurie et un pH de 9,2. Hier, monsieur Cortez avait une grande douleur à la région lombaire et de l'hématurie. (*Changements dans le processus d'élimination urinaire*, p. 768)

_____

j) Madame Martha Laurendeau a 104 ans! Elle a plusieurs problèmes de santé en raison de son âge, c'est pourquoi elle est alitée en permanence. Elle est maigre et sa peau est flasque. Même si on la change de position régulièrement, on remarque des rougeurs qui persistent aux proéminences osseuses. (*Changements tégumentaires*, p. 770)

_____

9. Paolo, 30 ans, est alité et porte une sonde vésicale à demeure. Il est devenu quadriplégique à la suite d'une fracture des vertèbres cervicales en plongeant dans une piscine. Expliquez pourquoi chacune des interventions suivantes est appropriée dans l'évaluation des problèmes liés à l'immobilité de Paolo.

a) Inspecter la peau. (*Système tégumentaire*, p. 777)

_____

_____

b) Mesurer la circonférence du mollet. (*Pour déceler tout signe...* jusqu'à *Système locomoteur*, p. 762)

_____

_____

_____

c) Évaluer les pouls périphériques. (*L'infirmière peut prendre...* jusqu'à *Un œdème peut indiquer...*, p. 762)

_____

_____

_____

_____

d) Inspecter l'urine. (*Systèmes urinaire et digestif*, p. 777)

_____

_____

e) Vérifier les changements d'humeur. (*Évaluation de l'état psychosocial*, p. 763)

_____

_____

_____

_____

10. Alexandre, 19 ans, dort très peu, car il étudie une grande partie de la nuit pour réussir ses examens de fin de session. Il travaille également comme vendeur et accumule les heures supplémentaires pour arriver à payer ses frais de scolarité. Sa réussite scolaire et

sa condition matérielle le préoccupent beaucoup. Quels sont les facteurs qui influencent la tolérance à l'activité d'Alexandre ? (Encadré 27.3 *Facteurs influençant la tolérance à l'activité*, p. 759)

11. Madame Giusepina Torino, 79 ans, a été opérée pour une fracture à la hanche gauche. Quand elle est couchée en décubitus dorsal, on garde ses jambes écartées à l'aide d'un large coussin. Pourquoi ? (Tableau 27.8 *Accessoires de positionnement utilisés pour maintenir un bon alignement corporel*, p. 779)

12. On vient d'enlever le plâtre que Djeffal, 18 ans, portait à la jambe droite depuis deux mois. On constate que cette jambe est un peu plus maigre que la gauche. Comment s'appelle ce phénomène ? (Section 27.2.3 *Problèmes associés à l'immobilité*, p. 764)

13. Monsieur John Marshall, 59 ans, a fait une crise cardiaque récemment. Le médecin lui a fortement recommandé de marcher le plus possible pour améliorer sa santé cardiovasculaire. Nommez deux bénéfices que le client peut retirer de cette activité. (Encadré 27.2 *Bienfaits de l'activité physique sur le corps humain*, p. 757)

14. Madame Annette Riendeau a 76 ans. Hémiplégique du côté gauche, elle recommence à marcher en utilisant une canne quadripode. De quel côté doit-elle placer sa canne lorsqu'elle se déplace ? (*Canne*, p. 789)

15. Jean-Marc, 32 ans, s'est fracturé la cheville gauche. Il ne peut faire de mise en charge de ce côté, même s'il peut se déplacer avec des béquilles. Quelle démarche est la plus appropriée dans son cas ? (*Béquilles*, p. 789)

16. Monsieur Winston MacAllister, 45 ans, est couché en décubitus ventral. Que peut faire l'infirmière pour éviter que cette position occasionne une trop grande pression sur ses orteils ? (Tableau 27.8 *Accessoires de positionnement utilisés pour maintenir un bon alignement corporel*, p. 779)

17. En se préparant à donner le bain à sa cliente, Fabienne, étudiante de première année en soins infirmiers, veut la rapprocher d'elle. Nommez deux méthodes qu'elle doit utiliser pour faciliter le déplacement de la cliente. (Encadré 27.9 *Lignes directrices pour une méthode de transfert sécuritaire*, p. 781)

1. Dans chacune de ces situations, indiquez la position à privilégier. (Tableau 27.9 *Différentes positions pour un client dans son lit*, p. 780)

a) Monsieur Jean-Jacques Garnier, 55 ans, présente une BPCO. Il dit avoir un peu de difficulté à respirer.

_____

b) Angela, 18 ans, a été retrouvée inconsciente sur les lieux d'un accident. Le secouriste a constaté qu'elle avait des sécrétions dans la bouche.

_____

c) Félicie, 34 ans, est quadriplégique. On l'installe de manière à réduire la pression sur le sacrum (deux positions possibles).

_____

d) Micheline, 40 ans, a de fortes douleurs lombaires dues à une hernie discale au niveau L4-L5. Quelle position favoriserait son repos et son sommeil sans faire augmenter ses douleurs ?

_____

2. Associez une figure à chaque type de mouvement articulaire décrit dans les situations cliniques de la page suivante et nommez le type de mouvement concerné. (Tableau 27.10 *Exercices d'amplitude articulaire*, p. 782)

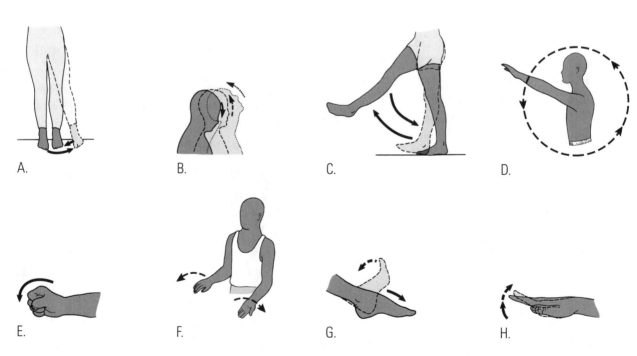

A.

B.

C.

D.

E.

F.

G.

H.

a) Monsieur Ludovic Alfred, 79 ans, a le bras droit paralysé. Pour éviter que ses doigts soient constamment repliés, on les ouvre et on les garde étendus sur un oreiller.

_____

b) Annick, 41 ans, a subi l'ablation du sein gauche. Pour qu'elle retrouve plus rapidement une bonne amplitude articulaire au bras gauche, on lui demande de tourner une corde fixée à une poignée de porte, et d'élargir graduellement les cercles qu'elle fait en tournant la corde.

_____

c) Raphaëlla, 14 ans, s'est fracturé l'avant-bras droit. Le plâtre qu'elle porte laisse ses doigts libres. Cependant, elle présente de l'œdème à la main et l'infirmière lui rappelle de plier et déplier ses doigts chaque fois qu'elle y pense afin de diminuer l'enflure (deux mouvements possibles).

_____

_____

d) Monsieur Phil Roberts, 62 ans, est atteint de la maladie de Parkinson. Pour vérifier la coordination de ses membres supérieurs, l'infirmier lui demande de frapper ses cuisses alternativement avec la paume puis avec le dos des mains (deux mouvements possibles).

_____

e) Mathys, 5 ans, saigne souvent du nez. Sa mère lui renverse la tête vers l'arrière, croyant pouvoir ainsi arrêter le saignement.

_____

f) Monsieur Sylvain Robitaille, 57 ans, a subi une méniscectomie au genou droit. Pour retrouver plus d'amplitude au genou, il le plie et le déplie en respectant le degré de douleur qu'il peut tolérer (deux mouvements possibles).

_____

g) L'infirmière a enseigné à madame Guylaine Bouchard, 63 ans, des mouvements de balayage avec sa jambe gauche, de l'extérieur vers l'intérieur et vice versa. La cliente souffre d'arthrite à la hanche gauche (deux mouvements possibles).

_____

h) Pour éviter que monsieur Cesare Kierzek, 73 ans, développe un pied gauche tombant, on lui fait faire des mouvements passifs où on ramène son pied vers la partie supérieure du corps, puis on lui fait faire le mouvement inverse. Le client a fait un AVC droit (deux mouvements possibles).

_____

_____

Veiller à la sécurité

▶ Le solutionnaire des activités proposées est présenté à l'adresse suivante : www.cheneliere.ca/potter

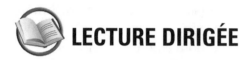 **LECTURE DIRIGÉE**

CONSIGNE : Pour répondre aux questions suivantes, consultez votre manuel à l'endroit indiqué entre parenthèses.

1. À quelle cause de blessures les personnes suivantes sont-elles le plus exposées ? (Section 28.1.1 *Principales causes de blessures accidentelles*, p. 798)

   a) Pascaline, 16 ans, se sent rejetée par son groupe d'amies.

   _____

   b) Madame Laurence Mercier, 90 ans, habite avec sa fille aînée. Elle se déplace difficilement et fait de l'ostéoporose.

   _____

   c) Le petit Martin n'a que deux mois. Ses parents ne voulaient pas d'enfants, de peur que cela nuise à leur carrière internationale.

   _____

2. Monsieur Oscar Lazare, 77 ans, n'est pas incontinent mais il a de la difficulté à se retenir quand il a envie d'uriner. Si cela se produit la nuit, il se lève rapidement et échappe parfois de l'urine sur le plancher. Il lui arrive de perdre l'équilibre en marchant, car il a d'importantes déformations osseuses aux pieds. Quels facteurs intrinsèques (4) et extrinsèque (1) le rendent plus à risque de chute ? (*Évaluation du risque de chute*, p. 799, et tableau 28.1 *Matrice de Haddon appliquée aux facteurs de risque de chute*, p. 800)

   a) Facteurs intrinsèques :

   _____
   _____
   _____
   _____
   _____

   b) Facteur extrinsèque :

   _____

3. Monsieur Julius Morrison, 71 ans, prend de la colchicine pour son arthrite. Il est également traité avec de la propafénone (Rythmol^MD) pour son arythmie cardiaque et prend de la pravastatine (Pravachol^MD) pour traiter l'hypercholestérolémie. Deux de ces médicaments entraînent des effets secondaires qui risquent

de le faire tomber. Nommez-les et expliquez pourquoi ils constituent un risque de chute. (*L'infirmière doit également reconnaître...*, p. 801, encadré 28.1 *Facteurs de risque de chute liés à la médication*, p. 801, et tout ouvrage de pharmacologie)

_____

_____

_____

_____

_____

_____

_____

_____

4. Madame Denise Bourgault, 72 ans, habite seule dans le haut d'un duplex. Elle a tendance à faire de l'hypotension orthostatique. Pourtant, elle boit suffisamment, s'occupe à des activités calmes n'exigeant pas de rester debout, elle reste assise si elle ressent des étourdissements et bouge ses pieds pour activer la circulation dans ses jambes. Trouvez deux autres moyens que madame Bourgault pourrait prendre pour éviter les chutes causées par de l'hypotension orthostatique. (Encadré 28.2 *Conseils pour prévenir l'hypotension orthostatique*, p. 802)

_____

_____

_____

_____

_____

_____

_____

_____

_____

_____

5. Firmin n'a que 13 mois et il marche avec suffisamment d'assurance pour explorer les différents recoins de la maison. Nommez deux précautions que ses parents devraient prendre pour éviter que leur enfant s'empoisonne avec des substances toxiques. (*Empoisonnement*, p. 807)

_____

_____

_____

_____

6. Jean-Denis part en mission humanitaire en Inde comme infirmier. De quel problème de santé doit-il se protéger en raison de la contamination possible de l'eau et des aliments? (*Risques liés à l'alimentation*, p. 813, jusqu'à *Dans le but de protéger...*)

_____

7. Monique et Hubert forment une famille reconstituée. Monique est enceinte pour la première fois, alors qu'Hubert est père d'une adolescente de 14 ans. Qui est le plus à risque de contracter une intoxication alimentaire à la listériose? (*Risques liés à l'alimentation*, p. 813, jusqu'à *D'autres maladies d'origine alimentaire...*)

_____

8. Monsieur Yves Lambert, 49 ans, a été hospitalisé en psychiatrie pour comportements agressifs. Après s'être fait refuser une sortie de fin de semaine, il a renversé les meubles de sa chambre, cassé une vitre et même frappé un infirmier qui tentait de le calmer en lui parlant doucement. À partir de ces données, sur quels principes (2) peut-on se baser pour recourir à des mesures de contrôle? (Encadré 28.9 *Principes directeurs encadrant l'utilisation des mesures de contrôle*, p. 819)

_____

_____

_____

_____

_____

_____

_____

_____

_____

_____

10. Monsieur Moïse Desrochers, 81 ans, vient d'être admis en centre d'hébergement. Il est lucide et marche avec équilibre. Cependant, il se lève quelques fois la nuit pour uriner. Serait-il justifié de monter les côtés de lit dans son cas? Expliquez votre décision. (*L'utilisation de barres transversales...*, p. 821)

_____

_____

_____

_____

_____

_____

_____

_____

9. Monsieur Christian Radu, 47 ans, est hospitalisé aux soins intensifs et son état est très grave. Il est agité et tente d'arracher tous les tubes qui pénètrent son corps. Il ne réalise pas qu'il pourrait s'infliger de sérieuses blessures. L'infirmière peut-elle décider par elle-même de recourir à des contentions aux poignets pour protéger monsieur Radu? (Encadré 8.1 *Extraits de la Loi sur les infirmières et les infirmiers et du Code des professions*, p. 133)

_____

_____

_____

_____

_____

_____

_____

_____

_____

11. En vous basant sur la grille IREDA, faites l'évaluation des éléments de sécurité de votre propre domicile. (Figure 28.2 *Grille IREDA – Environnement domiciliaire*, p. 803)

_____

_____

_____

_____

_____

_____

_____

SITUATION CLINIQUE

Réflexion

La sécurité est une préoccupation constante pour l'ensemble du personnel infirmier. Il est impératif d'acquérir des habitudes réflexes afin que les clients ne subissent aucun accident pendant leur séjour en milieu hospitalier.

CONSIGNE : Remplissez la grille présentée ci-dessous en vous référant à ce que vous observez et appliquez lors de vos stages.

Situations comportant des risques pour les clients	Ce que j'observe dans mon milieu de stage	Ce que j'applique comme mesure de sécurité	Ce que je compte appliquer dorénavant
Administration des médicaments			
Transmission des infections			
Chutes			
Maintien de l'environnement du client			
Comportements rendant le client à risque d'accident			
Utilisation du matériel			

ACTIVITÉ LUDIQUE   Des lettres et des chiffres

DIRECTIVES : Trouvez le terme correspondant à chacun des énoncés suivants ; pour chaque terme trouvé, suivez les indications fournies dans la troisième colonne et reconstituez ainsi un numéro de téléphone à 11 chiffres qu'il est important de connaître. (Tableau 28.2 *Facteurs de risque de traumatisme aux divers stades de développement*, p. 809)

Énoncé	Terme		Chiffre
1. Ce risque est présent chez tous les groupes d'âge.		La première lettre du mot occupe ce rang dans l'alphabet.	
2. Elles sont malheureusement fréquentes chez les personnes âgées.		La deuxième lettre du mot occupe ce rang dans l'alphabet.	
3. Cette activité est source d'accidents chez l'enfant d'âge scolaire.		La troisième lettre du mot ressemble à ce chiffre.	
4. On en observe trop souvent chez les couples d'adultes.		La troisième lettre du premier mot et la deuxième du deuxième mot ressemblent à ce chiffre.	
5. Ce risque est associé aux activités aquatiques des adolescents.		L'avant-dernière lettre du mot occupe ce rang dans l'alphabet.	
6. C'est la première cause de traumatisme chez le nourrisson et le trottineur.		Les troisième et quatrième lettres du mot occupent ce rang dans l'alphabet.	
7. Le Québec détient ce triste record en ce qui concerne les adolescents.		La quatrième lettre du mot occupe ce rang dans l'alphabet.	
8. Le bas des armoires de cuisine et les pharmacies de salles de bain sont des endroits qui comportent ce risque pour le trottineur.		La première lettre du mot occupe ce rang dans l'alphabet.	
9. Les adolescents peuvent en provoquer par leur témérité au volant d'une automobile.		La deuxième lettre du dernier mot ressemble à ce chiffre.	
10. On retrouve ce même risque chez le nourrisson, le trottineur, l'enfant d'âge préscolaire et la personne âgée.		Les troisième et quatrième lettres du mot occupent ce rang dans l'alphabet.	
11. Elle est présente chez tous les groupes d'âge.		La troisième lettre du mot ressemble à ce chiffre.	
Numéro de téléphone			

CHAPITRE

29

Donner les soins d'hygiène

▶ Le solutionnaire des activités proposées est présenté à l'adresse suivante : www.cheneliere.ca/potter

LECTURE DIRIGÉE

CONSIGNE : Pour répondre aux questions suivantes, consultez votre manuel à l'endroit indiqué entre parenthèses, sauf pour la première, car vous trouverez des pistes de solutions pour y répondre tout au long du chapitre.

1. Pour l'infirmière, le moment des soins d'hygiène est idéal pour procéder à une évaluation clinique de certaines fonctions biologiques et des besoins personnels du client. En demandant au client de faire certains gestes simples, vous pouvez recueillir des données pertinentes sur son état de santé général.

Rappelez-vous l'histoire de monsieur Bélanger dans la mise en contexte du chapitre (p. 829). Il a séjourné à l'unité des soins intensifs avant d'être transféré à l'unité de chirurgie. Indiquez les éléments que l'infirmière a pu évaluer chez lui pendant qu'elle aidait le préposé aux bénéficiaires à lui donner des soins d'hygiène.

a) Quand vient le temps de laver le dos de monsieur Bélanger au moment du bain au lit, l'infirmière l'aide à se tourner sur le côté et lui demande de tenir la ridelle. Elle peut ainsi évaluer deux éléments en particulier. Lesquels ?

_____

_____

b) L'infirmière inspecte les proéminences osseuses de la partie du corps qu'elle lave. Que peut-elle ainsi vérifier ?

_____

_____

_____

_____

_____

c) Monsieur Bélanger accepte de se laver le visage et de se peigner les cheveux, mais il préfère que l'infirmière nettoie ses prothèses dentaires. Ces activités simples peuvent renseigner l'infirmière sur l'une des capacités du client. Laquelle ?

_____

_____

_____

_____

d) Pour laver les aisselles du client, l'infirmière lui lève les bras. Pour laver ses pieds, elle lui plie les genoux. Quelle donnée recueille-t-elle en faisant ainsi bouger les membres ?

_____

_____

_____

_____

e) L'infirmière pose des questions à monsieur Bélanger pendant qu'elle lui prodigue des soins d'hygiène. Puisqu'il ne peut parler, elle le questionne de façon qu'il puisse répondre par des signes de tête (p. ex. : Avez-vous mal au cou ? Avez-vous envie d'uriner ? Est-ce que vos enfants sont venus vous visiter ?). Que peut conclure l'infirmière lorsque les réponses du client sont cohérentes ?

_____

_____

_____

_____

_____

_____

f) Monsieur Bélanger est toujours couché. En aidant le préposé aux bénéficiaires à changer les draps, l'infirmière prête une attention particulière à repérer des taches de sang ou d'un autre liquide. Que cherche-t-elle à vérifier par cette observation ?

_____

_____

_____

_____

_____

2. Les soins d'hygiène contribuent à maintenir l'intégrité de la peau. Quelles fonctions de la peau l'infirmière cherche-t-elle à préserver en prenant les précautions suivantes pendant la toilette de monsieur Bélanger ? (Tableau 29.1 *Fonctions de la peau et conséquences pour les soins*, p. 832)

a) L'infirmière couvre le client d'un drap pendant le bain au lit, ne découvrant que la partie du corps à laver.

_____

_____

b) Après avoir refait le lit du client, l'infirmière et le préposé aux bénéficiaires s'assurent qu'il ne reste aucun pli dans les draps.

_____

_____

3. Dans le chapitre 23 du manuel, vous avez appris que les techniques utilisées pour procéder à l'examen physique du client sont la palpation, l'inspection, la percussion et l'auscultation. Lorsqu'elle prodigue des soins d'hygiène, l'infirmière a recours à certaines de ces techniques pour évaluer la condition du client. Répondez aux trois prochaines questions en nommant les éléments précis que l'infirmière peut évaluer en appliquant ces techniques.

a) Tout au long du bain au lit, l'infirmière touche la peau de monsieur Bélanger. Elle peut ainsi obtenir des données sur les caractéristiques de sa peau. Citez-en au moins quatre. (*Peau* jusqu'à *Certaines situations exposent…*, p. 837)

_____

_____

_____

_____

_____

b) Comme il ne peut ni boire ni manger, l'infirmière prête une attention particulière à l'hygiène buccale de monsieur Bélanger. Quel problème cherche-t-elle à détecter en inspectant soigneusement la muqueuse buccale ? (*Clients ayant des besoins particuliers*, p. 841)

_____

_____

_____

c) L'infirmière palpe et inspecte les doigts et les ongles de monsieur Bélanger quand elle lui lave les mains. Nommez deux éléments d'évaluation des ongles auxquels elle devrait prêter attention lors de son inspection. (*L'infirmière inspecte l'état...* jusqu'à *Soins des pieds*, p. 842)

_____

_____

_____

 ACTIVITÉ LUDIQUE **L'étoile à six branches**

DIRECTIVES : Complétez cette étoile à six branches en trouvant six mots se terminant par la lettre « e ». Chacun représente un problème pouvant être détecté par l'infirmière lorsqu'elle prodigue des soins d'hygiène à un client. Vous trouverez ces mots en caractères gras dans le texte ou dans la marge, entre les pages 837 et 842 de votre manuel. Les flèches indiquent le sens dans lequel les mots doivent être écrits.

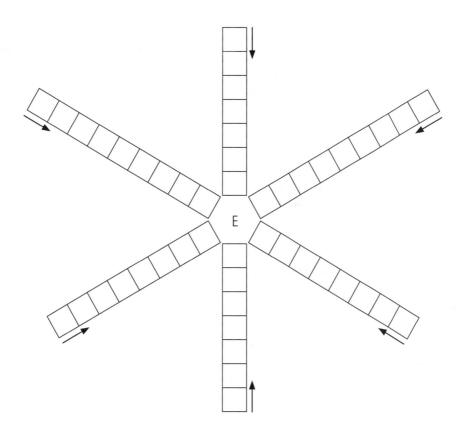

Promouvoir et maintenir une oxygénation adéquate

▶ Le solutionnaire des activités proposées est présenté à l'adresse suivante : www.cheneliere.ca/potter

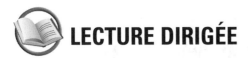 **LECTURE DIRIGÉE**

CONSIGNE: Pour répondre aux questions suivantes, consultez votre manuel à l'endroit indiqué entre parenthèses.

1. Monsieur Laurent Bélair, 52 ans, a quitté la France pour venir s'installer au Québec. Il habite un quartier industriel où le degré de pollution est relativement élevé, surtout en été, et il travaille dans une usine de produits chimiques depuis plus de 20 ans. Actuellement hospitalisé pour troubles respiratoires sévères liés à de l'emphysème pulmonaire, il est secoué par une toux qui génère beaucoup de sécrétions dans sa gorge. Quand il ne les avale pas, il arrive parfois à rejeter ces expectorations jaunâtres et épaisses, mais qui ne contiennent pas de sang. Monsieur Bélair présente également de la dyspnée.

Parce que sa maladie et son avenir l'inquiètent beaucoup, il fume encore plus que d'habitude, même si on lui a fortement recommandé d'arrêter. Il aimait bien faire de la bicyclette à l'occasion, mais il a dû cesser cette activité en raison de sa dyspnée et, malheureusement, il ne fait aucune autre activité physique.

La nuit, surtout lorsqu'il est couché, il lui arrive d'avoir si peur d'étouffer que sa respiration devient très rapide et superficielle, et peut atteindre 38 R/min. Il dort avec plusieurs oreillers : « Je respire mieux ainsi », dit-il.

a) Comment peut-on qualifier le type de toux de monsieur Bélair ? (*Toux*, p. 870)

_____

b) Comme monsieur Bélair a parfois de la difficulté à expectorer ses sécrétions, quelle technique de toux serait la plus appropriée pour dégager ses voies respiratoires ? (Tableau 30.6 *Techniques de toux*, p. 877)

_____

c) L'infirmière aurait-elle raison d'aspirer les sécrétions de monsieur Bélair ? Justifiez votre réponse. (*Aspiration des sécrétions*, p. 878)

_____

_____

_____

_____

_____

d) En auscultant les poumons de monsieur Bélair, l'infirmière entend des ronchi au lobe supérieur gauche postérieur. Quelle position devrait-elle lui faire prendre pour favoriser un bon drainage des sécrétions logées dans cette partie du poumon? (Tableau 30.7 *Positions pour le drainage postural*, p. 878)

_____

_____

_____

_____

e) Quel mot peut décrire la fréquence respiratoire du client? (Tableau 30.5 *Types de respirations*, p. 873)

_____

f) Comment s'appelle la difficulté à respirer normalement qui oblige monsieur Bélair à dormir avec plusieurs oreillers? (*Dyspnée*, p. 870)

_____

g) Pourquoi est-ce important de demander au client de préciser le nombre d'oreillers qu'il utilise pour dormir? (*Dyspnée*, p. 870)

_____

_____

_____

h) Trois facteurs comportementaux influencent la respiration de monsieur Bélair. Nommez-les et justifiez votre réponse à l'aide d'éléments contenus dans le texte d'introduction à la page 134. (Section 30.2.2 *Facteurs comportementaux*, p. 866)

_____

_____

_____

_____

_____

_____

_____

_____

i) Deux autres facteurs peuvent avoir un impact sur la respiration de ce client. Lesquels? (Section 30.2.3 *Facteurs environnementaux*, p. 868)

_____

_____

_____

_____

_____

_____

_____

j) Trois caractéristiques des expectorations de monsieur Bélair n'ont pas été révélées, mais l'infirmière ne doit pas oublier pour autant de les vérifier. Quelles sont-elles? (Encadré 30.7 *Caractéristiques des expectorations*, p. 871)

_____

_____

_____

2. Monsieur Bélair a passé un test de spirométrie pour évaluer sa fonction respiratoire. (Encadré 30.1 *Mesures des volumes et des capacités pulmonaires*, p. 861) Les résultats sont les suivants:

- Quantité d'air inspirée au cours d'une respiration normale: 400 ml

- Quantité d'air expirée qui demeure dans les poumons après une expiration forcée: 1 100 ml

- Quantité d'air inspirée en plus du volume courant au cours d'une inspiration forcée : 2 900 ml

- Quantité d'air expirée en plus du volume courant au cours d'une expiration forcée : 1 000 ml

À la lumière de ces résultats, répondez aux questions suivantes :

a) Quel est le volume courant de monsieur Bélair ?

b) Quel est son volume de réserve expiratoire ?

c) Quel est sa capacité pulmonaire totale ?

3. Lorsqu'elle évalue la respiration du client, l'infirmière remarque qu'il soulève les épaules en inspirant. Trois muscles respiratoires sont impliqués dans ce mouvement inspiratoire. Lesquels ? (Tableau 30.1 *Principales structures anatomiques du thorax et leurs fonctions*, p. 859)

4. En tenant compte de l'amplitude et de la fréquence respiratoires de monsieur Bélair, à quel phénomène anormal l'infirmière doit-elle s'attendre lorsqu'il a peur d'étouffer ? (*Hyperventilation, Hypoventilation*, et tableau 30.3 *Différences entre l'hyperventilation et l'hypoventilation alvéolaires*, p. 864)

5. La SpO$_2$ de monsieur Bélair est actuellement à 88 %. Comment devez-vous interpréter ce résultat ? (Section 30.1.4 *Altérations de la fonction respiratoire*, p. 862, jusqu'à *Hyperventilation*, et *Saturométrie*, p. 874)

6. L'infirmière juge pertinent de vérifier si le client présente de la cyanose. Nommez trois parties du corps où elle peut faire cette vérification. (Tableau 30.4 *Évaluation générale de l'état respiratoire*, p. 872)

7. Monsieur Bélair reçoit 2 L/min d'oxygène par lunette nasale. Quel est le but de l'oxygénothérapie dans son cas ? (*Objectif de l'oxygénothérapie*, p. 880)

8. Monsieur Bélair devient plus dyspnéique lorsqu'il est anxieux. L'infirmière l'installe alors en position semi-Fowler ou Fowler. Pourquoi a-t-elle raison de faire prendre cette position au client ? (*Positionnement*, p. 878)

SITUATION CLINIQUE

Ce chapitre contient certains mots qui se retrouvent également dans le chapitre 23, *Procéder à l'évaluation de la santé et à l'examen physique*. En consultant les deux chapitres, trouvez le terme médical qui est décrit dans chacune des situations suivantes et qui s'applique à l'évaluation de la fonction respiratoire d'un client.

1. Monsieur Samson Joachin, 69 ans, est atteint d'une maladie cardiaque chronique, accompagnée de difficultés respiratoires sévères. En raison de sa condition, on voit que ses doigts ont la forme de baguettes de tambour.

_____

2. La petite Hermione, 10 ans, est asthmatique. Lorsqu'elle est en crise, le bruit de sa respiration ressemble à un sifflement aigu.

_____

3. Gertie, 41 ans, est en phase terminale d'un cancer du sein. On croit qu'il ne lui reste que quelques jours à vivre. Elle présente une respiration d'amplitude superficielle, devenant de plus en plus profonde, qui redevient graduellement superficielle et qui est suivie d'une période d'apnée. Ce cycle respiratoire se répète.

_____

4. Leonardo, 32 ans, est hospitalisé à l'unité des grands brûlés. Une embolie graisseuse est venue compliquer sa condition. L'infirmière remarque la présence de minuscules taches rouges sur les conjonctives du client.

_____

5. Pamela, 30 ans, a accouché prématurément à 28 semaines. Son bébé est en détresse respiratoire. L'infirmière constate que ses narines bougent chaque fois qu'il respire.

_____

6. La radiographie pulmonaire de monsieur Yogesh Desa, 41 ans, confirme la présence d'air dans la cavité pleurale du poumon droit.

_____

7. Benetto, 38 ans, est hospitalisé pour une pneumonie. Ses nombreuses sécrétions bronchiques muqueuses ont maintenant la consistance de l'eau.

_____

ACTIVITÉ LUDIQUE   Savez-vous former des mots ?

DIRECTIVES : Choisissez un préfixe et un suffixe parmi les suivants et regroupez-les pour former un terme médical faisant partie de la terminologie de la fonction respiratoire. Donnez ensuite la définition du mot trouvé.

Préfixe				Suffixe		
a	broncho	hémo	ox	centèse	ose	scopie
amiant	eu	hyper	thora	émèse	pnée	xie
brady	hémat	hypo		émie	ptysie	

Mot formé	Définition

CHAPITRE
31

Contribuer au maintien des équilibres hydroélectrolytique et acidobasique

▶ Le solutionnaire des activités proposées est présenté à l'adresse suivante : www.cheneliere.ca/potter

 LECTURE DIRIGÉE

CONSIGNE: Pour répondre aux questions suivantes, consultez votre manuel à l'endroit indiqué entre parenthèses.

1. Les parents d'Iris, qui n'a que trois semaines, l'ont amenée à l'urgence parce qu'elle vomit et qu'elle a la diarrhée. Pourquoi la petite est-elle plus à risque de déshydratation qu'une adolescente ? (Tableau 31.1 *Pourcentage d'eau par rapport au poids (selon l'âge)*, p. 890, et *Âge*, p. 907)

_____
_____
_____
_____
_____
_____
_____
_____
_____

2. Clenny, 21 ans, est comateuse ; elle porte une sonde urinaire à demeure, et un soluté lui est administré. Lorsqu'elle effectue le dosage des liquides ingérés et excrétés, l'infirmière se rend compte que l'excrétion urinaire est de 1 300 ml pour 24 heures. Est-ce normal ? (Tableau 31.3 *Apport et élimination quotidiens moyens de liquide chez un adulte*, p. 896)

_____
_____
_____
_____
_____
_____

3. Monsieur Romano Marconi, 60 ans, est à l'unité des soins coronariens après avoir fait un infarctus du myocarde pendant la nuit. L'infirmière vérifie dans les rapports de laboratoire si la kaliémie est normale. Pourquoi doit-elle faire cette vérification ? (*Régulation du potassium*, p. 896, et *Déséquilibres du potassium*, p. 900)

_____
_____
_____
_____
_____
_____
_____

4. Madame Margaret James, 68 ans, est hypertendue et présente de l'insuffisance cardiaque. Elle prend du furosémide (Lasix^MD), du chlorure de potassium (K-Dur^MD), de la digoxine (Lanoxin^MD) et du bisoprolol (Monocor^MD). Les derniers résultats du dosage des électrolytes sont les suivants : Na^+ 136 mmol/L, K^+ 3,3 mmol/L, Ca^++ 2,09 mmol/L.

a) Analysez ces résultats en tenant compte des médicaments que prend madame James. Vous pouvez vous aider d'un ouvrage de pharmacologie. (*Déséquilibres du sodium, Déséquilibres du potassium*, p. 900, et *Déséquilibres du calcium*, p. 902)

_____

_____

_____

_____

_____

_____

_____

_____

b) Nommez trois données subjectives que l'infirmière doit vérifier chez madame James concernant la kaliémie. (Tableau 31.5 *Déséquilibres électrolytiques*, p. 902)

_____

_____

_____

_____

c) Selon le résultat de calcémie de madame James, quels sont les deux principaux signes objectifs que l'infirmière doit rechercher au moment de l'examen physique? (Tableau 31.5 *Déséquilibres électrolytiques*, p. 902)

_____

_____

d) Quel pourrait être l'impact de la kaliémie et de la calcémie de madame James sur la magnésémie? (*Déséquilibres du magnésium*, p. 902)

_____

_____

_____

5. Alors qu'elle jouait avec des allumettes à l'insu de ses parents, Aïssatou, 5 ans, a été brûlée sur 50 % de sa surface corporelle. Expliquez pourquoi elle pourrait présenter un déséquilibre hydrique. (Tableau 31.6 *Déséquilibres hydriques*, p. 906, et *Brûlures*, p. 908)

_____

_____

_____

_____

6. Madame Lisette Clément, 58 ans, a subi hier l'ablation du côlon descendant en raison d'un cancer. Elle a maintenant une colostomie. Comme elle ressent de fortes douleurs abdominales que les analgésiques ne soulagent pas vraiment, elle est incapable de tousser et sa respiration est d'amplitude plutôt superficielle. Quelle perturbation de l'équilibre acidobasique risque-t-elle de présenter? (*Chirurgie*, p. 908)

_____

_____

_____

_____

_____

_____

7. En laboratoire de biologie, Nadège, 18 ans, a fait de l'hyperventilation. Cela lui arrive souvent lorsqu'elle est très nerveuse et qu'elle craint de ne pas pouvoir terminer les expériences

demandées dans le délai requis. Qu'est-ce qui expliquerait la possibilité que Nadège présente de l'alcalose respiratoire? (*Troubles respiratoires*, p. 908)

_____

_____

_____

_____

_____

8. Monsieur Jean-Yves Sauriol, 62 ans, prend de l'ibuprofène (Motrin^MD) pour soulager les douleurs dues à sa polyarthrite rhumatoïde ainsi que de l'hydroxyde d'aluminium (lait de magnésie) pour soulager sa constipation. Lequel de ces médicaments risque d'entraîner chez lui un déséquilibre électrolytique? (Encadré 31.2 *Médicaments entraînant des perturbations hydroélectrolytiques et acidobasiques*, p. 911)

_____

_____

_____

_____

 ## SITUATION CLINIQUE

Plan thérapeutique infirmier

▶**Client:** monsieur Roméo St-Pierre

Monsieur Roméo St-Pierre, 67 ans, souffre d'insuffisance cardiaque et d'emphysème. Il présente aux deux chevilles de l'œdème à godet s'étendant jusqu'au milieu des mollets. À cause de son problème cardiaque, sa consommation quotidienne de liquide est limitée à 1 500 ml, mais il en boit jusqu'à 2 200 ml par jour. Aujourd'hui, il pèse 82,3 kg, alors qu'il y a deux jours, son poids était de 82 kg.

1. Quel constat d'évaluation pouvez-vous ajouter au PTI de monsieur St-Pierre? Justifiez-le à partir des seules données que vous connaissez de la situation du client. (Encadré 31.3 *Détermination de l'apport liquidien suffisant chez les personnes âgées*, p. 911)

2. Formulez deux directives infirmières en lien avec ce nouveau constat d'évaluation. Complétez correctement le PTI en inscrivant la date, l'heure, votre signature et vos initiales, ainsi que le programme ou le service auquel vous êtes assignée.

CONSTATS DE L'ÉVALUATION					RÉSOLU / SATISFAIT			Professionnels /
Date	Heure	N°	Problème ou besoin prioritaire	Initiales	Date	Heure	Initiales	Services concernés

SUIVI CLINIQUE					CESSÉE / RÉALISÉE		
Date	Heure	N°	Directive infirmière	Initiales	Date	Heure	Initiales

Données justifiant le constat :

_____

_____

_____

3. Analysez les données de chacun de ces schémas et dites s'il s'agit d'acidose ou d'alcalose, et si elle est respiratoire ou métabolique. (Encadré 31.4 *Valeurs de laboratoire propres aux déséquilibres hydroélectrolytiques et acidobasiques*, p. 912)

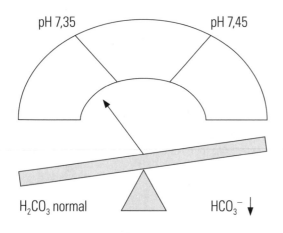

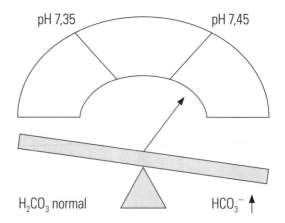

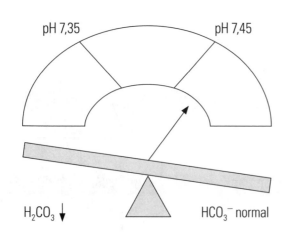

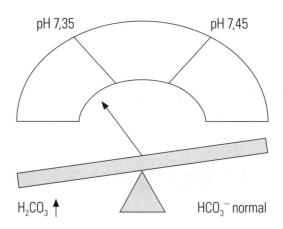

CHAPITRE

32

Favoriser le repos et le sommeil

▶ Le solutionnaire des activités proposées est présenté à l'adresse suivante : www.cheneliere.ca/potter

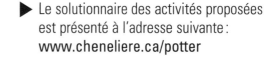

LECTURE DIRIGÉE

CONSIGNE : Pour répondre aux questions suivantes, consultez votre manuel à l'endroit indiqué entre parenthèses.

1. À quel stade du cycle de sommeil correspondent les caractéristiques des personnes suivantes ? (Encadré 32.1 *Stades du cycle de sommeil*, p. 930)

   a) Pascal a 6 ans. Il présente de l'énurésie, mais il ne se réveille pas au moment où il mouille son lit.

   _____

   b) Éric, 10 ans, s'endort souvent dans l'autobus en se rendant à l'école, mais les rires de ses amis le réveillent facilement.

   _____

2. Qu'est-ce qui pourrait influencer le sommeil des personnes suivantes ? (*Besoin normal de sommeil*, p. 931)

   a) Loïc a 15 ans. C'est un plongeur chevronné qui ne manque aucune de ses nombreuses pratiques hebdomadaires. Il a souvent des baisses d'énergie durant la journée et dort un peu moins de sept heures par nuit.

   _____

   b) Myranda, 53 ans, dort de moins en moins la nuit parce qu'elle est souvent réveillée par des bouffées de chaleur. Lorsque celles-ci s'estompent, elle a froid et met du temps à se rendormir. Bien sûr, elle se sent fatiguée au réveil.

   _____

   c) Ricardo, 23 ans, vient d'obtenir son premier emploi comme ingénieur et il est soucieux de faire bonne figure pour montrer à son employeur qu'il a fait le bon choix. Il n'hésite pas à faire des heures supplémentaires, au détriment de la qualité de son sommeil.

   _____

3. Monsieur Dirk Muller, 76 ans, dit moins bien dormir depuis environ deux mois. Il a l'habitude de faire une sieste d'une heure en fin d'après-midi, et il aime bien prendre un petit scotch après le souper. Il prend du métoprolol (Lopresor^MD) pour traiter son hypertension artérielle, et de la cimétidine pour soigner ses ulcères gastriques. (Encadré 32.2 *Recommandations utiles pour la clientèle âgée ayant des troubles du sommeil*, p. 933)

a) Que pourriez-vous lui suggérer de faire pour diminuer ses problèmes de sommeil ?

b) Que devrait-il savoir à propos de l'impact de ses médicaments sur son sommeil ?

4. Paule, une femme d'affaires prospère de 42 ans, souffre d'hypothyroïdisme. Depuis quelques semaines, elle se réveille plusieurs fois la nuit et se plaint de fatigue au lever. Croyez-vous que l'hypothyroïdisme puisse affecter son sommeil ? (Tableau 32.1 *Maladies physiques et symptômes associés à la qualité du sommeil*, p. 934)

5. Monsieur Léonce Beaumarchais, 60 ans, prend les médicaments suivants : de l'indapamide (Lozide^MD) 2,5 mg le matin au déjeuner, du fénofibrate (Lipidil Supra^MD) 200 mg q.d. au dîner, de l'amitriptyline 50 mg h.s., et du docusate de Na (Colace^MD) 100 mg die. Parmi ces médicaments, lesquels peuvent influencer son sommeil ? (Encadré 32.4 *Effets de certaines substances sur le sommeil*, p. 936)

6. Maude vient tout juste d'obtenir son droit de pratique comme infirmière. Comme, bien malgré elle, elle travaille souvent de nuit, elle boit un café avant d'entamer son quart de travail pour se maintenir alerte. Ensuite, elle retrouve la quiétude de son appartement, son conjoint n'étant pas là pendant la journée. Malheureusement, elle vit des tensions conjugales qui mèneront probablement à une séparation qui s'annonce pénible. Quel facteur pourrait contribuer à favoriser le sommeil de Maude ? (Section 32.1.3 *Facteurs agissant sur le sommeil*, p. 935)

7. Lors d'une discussion entre amis, Patrice, 27 ans, dit qu'il s'endort assez facilement après s'être couché, mais qu'il se réveille à l'occasion pour se rendormir peu de temps après. Sans être fatigué, il ajoute que ses nuits sont un peu trop courtes à son goût puisqu'il ne dort qu'environ six heures.

a) Diriez-vous que Patrice est insomniaque? Justifiez votre réponse. (*Insomnie*, p. 939)

_____

_____

_____

_____

_____

_____

_____

_____

b) Posez deux questions à Patrice pour vous aider à déterminer s'il est insomniaque ou non. (Tableau 32.2 *Collecte des données sur le sommeil*, p. 943)

_____

_____

_____

_____

8. Monsieur Valois Renaud, 51 ans, est informaticien. Depuis un certain temps, il remarque qu'il a tendance à s'endormir au travail et il se plaint souvent de céphalée. Selon sa conjointe, il ronfle la nuit parce qu'il a un surplus de poids. Quel est le problème de sommeil de monsieur Renaud, selon vous? (*Apnée du sommeil*, p. 939, jusqu'à *L'apnée centrale du sommeil...*)

_____

_____

_____

_____

9. Tarik Chouchane, 37 ans, est hospitalisé à l'unité des soins intensifs à la suite d'une chirurgie pour exérèse de tumeur cérébrale. Le va-et-vient et le bruit des appareils de monitorage sont constants. Comme il est conscient, Tarik a été témoin des manœuvres de réanimation sur un autre client. En plus, les infirmières vérifient ses signes neurologiques toutes les heures. Dans de telles conditions, quel problème de sommeil Tarik risque-t-il de développer? (*Privation de sommeil*, p. 941)

_____

10. Mélanie, 39 ans, est enceinte de son premier bébé par insémination artificielle. Elle en est très heureuse même si elle a un peu peur de l'élever seule. Mélanie croit que c'est pour cette raison que ses habitudes de sommeil sont perturbées. Elle songe même à demander à son gynécologue une prescription de lorazépam (Ativan^MD). Est-ce une bonne idée selon vous? Justifiez votre réponse. (*Approches pharmacologiques*, p. 944)

_____

_____

_____

_____

_____

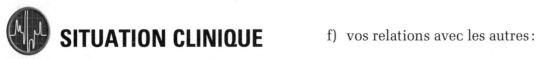

SITUATION CLINIQUE

Réflexion

De façon générale, le sommeil contribuerait vraisemblablement à la récupération physique et psychologique. Savez-vous reconnaître les répercussions néfastes quand VOS habitudes de sommeil sont perturbées? Analysez les conséquences de cette perturbation sur

a) votre mémoire:

_____
_____
_____

b) votre capacité de concentration:

_____
_____
_____

c) votre énergie:

_____
_____
_____

d) votre motivation générale:

_____
_____
_____

e) votre humeur:

_____
_____
_____

f) vos relations avec les autres:

_____
_____
_____

g) votre alimentation:

_____
_____
_____

Test

Dans le site Internet www.meilleursommeil.ca, cliquez sur l'onglet «Questionnaires» et remplissez ceux intitulés «Sensibilisation sur le sommeil» et «Test sur le sommeil». Ces deux questionnaires vous permettront d'en savoir un peu plus sur le sommeil et de vérifier si le vôtre est perturbé.

Discussion

Nous vous invitons à consulter le site Internet www.passeportsante.net/fr/Actualites/Dossiers/ArticleComplementaire.aspx?doc=sommeil_pratico_do.

Avec une collègue ou en groupe d'étude, discutez de la phrase que ce site nous a inspirée:

Une étudiante bien reposée restera vigilante, même dans un petit local surchauffé où plusieurs étudiants sont entassés, en écoutant un cours inintéressant donné par un professeur ennuyant.

Soulager la douleur

▶ Le solutionnaire des activités proposées est présenté à l'adresse suivante : www.cheneliere.ca/potter

 LECTURE DIRIGÉE

CONSIGNE : Pour répondre aux questions suivantes, consultez votre manuel à l'endroit indiqué entre parenthèses.

1. À quel type de douleur correspondent les plaintes de ces deux clients ? (Tableau 33.1 *Classification de la douleur d'après son origine*, p. 955)

a) Dans le chapitre 10, monsieur Louis Bernier se plaint d'une douleur intense à l'hypocondre droit qu'il évalue à 10 sur 10 et qui irradie à l'omoplate droite. Il dit que lorsqu'il ressent cette douleur, c'est comme si on lui écrasait l'estomac.

_____

b) À la suite d'un accident de travail, Sami, 32 ans, a dû se faire amputer la jambe gauche. Il ne porte pas encore de prothèse, mais il est surpris de ressentir de la douleur au pied amputé : « Je ne peux pas avoir mal au pied, on me l'a coupé ! »

_____

_____

2. Allan, 18 ans, a subi une grave commotion cérébrale en tombant de bicyclette. Il est de plus en plus somnolent. Actuellement, sa température rectale est de 38,9 °C, il présente

de la tachypnée irrégulière et ses pupilles sont en myosis. Compte tenu de son état de conscience, il est difficile de vérifier s'il ressent de la douleur. Quels signes peuvent laisser suspecter qu'il est souffrant ? (Tableau 33.2 *Réactions physiologiques à la douleur aiguë*, p. 962)

_____

_____

_____

_____

_____

3. Dans les scénarios suivants, déterminez s'il s'agit d'une douleur aiguë ou chronique. (Section 33.1.3 *Types de douleur*, p. 963, jusqu'à *Douleur induite par un processus pathologique*)

a) Claire, 34 ans, souffre de migraines depuis plus de 5 ans. Elle continue ses activités autant que possible, mais, trois ou quatre fois par mois, elle ne peut pas se rendre au travail.

_____

b) En faisant des travaux dans son sous-sol, monsieur Jerry Pentland, 56 ans, a ressenti une vive douleur dans la poitrine qui s'étendait aux deux bras et à la nuque.

_____

4. Madame Marie-Ange Surprenant, 71 ans, a subi des brûlures au troisième degré à la suite de traitements de radiothérapie pour un cancer du sein. Elle éprouve de grandes douleurs qui sont constantes, mais elle refuse les analgésiques. Très croyante, elle dit offrir ses souffrances à Dieu. De plus, elle n'ose pas déranger le personnel, préférant demeurer seule dans sa chambre. Quels obstacles (2) peuvent rendre difficile le soulagement de la douleur de madame Surprenant? (Encadré 33.4 *Obstacles à une prise en charge efficace de la douleur*, p. 967)

_____

_____

_____

_____

_____

_____

_____

_____

_____

5. Stéphanie est infirmière depuis quelques mois seulement. Aujourd'hui, elle prend soin de René, 21 ans, un client en phase terminale du sida. René reçoit des injections de morphine aux trois heures, avec des entredoses si la douleur n'est pas soulagée. Stéphanie hésite à lui donner une entredose, car elle a peur d'accélérer son décès. Qu'est-ce qui justifie l'attitude de Stéphanie et quelles en sont les conséquences pour René? (Encadré 33.4 *Obstacles à une prise en charge efficace de la douleur*, p. 967)

_____

_____

_____

6. Le petit Abraham n'a que huit jours. Comme ses parents sont de confession juive, il doit être circoncis. Qu'est-ce qui pourrait porter l'infirmière à conclure qu'Abraham ressent de la douleur pendant cette chirurgie?

(Tableau 33.3 *Préjugés au sujet de la douleur chez les nourrissons*, p. 969)

_____

_____

_____

_____

_____

_____

_____

7. Madame Clarence McGuinty, 81 ans, est alitée parce qu'elle est atteinte de la maladie d'Alzheimer à un stade avancé. Elle gémit presque constamment et sursaute dès qu'on la touche. Les infirmières sont réticentes à lui administrer des analgésiques, car elles croient que la cliente, qui n'est pas en mesure de confirmer verbalement qu'elle souffre, ne peut pas vraiment ressentir de douleur. Ont-elles raison? Justifiez votre réponse. (Tableau 33.4 *Préjugés associés à la gestion de la douleur chez la personne âgée*, p. 970)

_____

_____

_____

_____

8. Monsieur Jonathan O'Leary, 67 ans et d'origine irlandaise, est arrivé au Québec en 1960. Il a subi une colectomie totale en raison d'un cancer envahissant. L'infirmière doit tenir compte de certaines particularités lorsqu'elle évalue la douleur d'un client: lesquelles s'appliquent à monsieur O'Leary? (*Sexe*, p. 968, et encadré 33.6 *Évaluation de la douleur chez les clientèles issues de diverses communautés culturelles*, p. 972)

_____

_____

_____

_____

_____

_____

_____

9. Madame Clarisse Barnabé, 54 ans, sera opérée pour une hystérectomie demain. Elle a très peur de souffrir. L'attente de la chirurgie a été longue et la fatigue s'est installée, car elle appréhendait ce moment. Toutefois, elle se dit prête pour l'opération en ajoutant qu'elle sait qu'elle peut compter sur les siens pour passer ce « mauvais quart d'heure ». Deux éléments indiquent que sa perception de la douleur sera sans doute élevée. Lesquels ?
(_Anxiété_, p. 972, et _Fatigue_, p. 973)

_____

_____

10. Ghyslaine, 30 ans, est hospitalisée pour une tumeur au cerveau. Elle s'est réveillée il y a une trentaine de minutes avec une douleur derrière la tête. Elle en avise l'infirmière en précisant que sa douleur, qu'elle évalue à 7 sur 10, se situe juste au-dessus du cou (occiput) et s'étend jusqu'au haut du dos. Elle a l'impression que son cœur bat dans sa tête et elle se sent étourdie. Selon elle, c'est dû à la position de sa tête lorsqu'elle dort. Habituellement, elle a moins mal quand elle change de position et enlève son oreiller. « Ma condition doit s'aggraver si j'ai si mal à la tête », ajoute-t-elle.

Dans cette description, déterminez les éléments d'évaluation qui correspondent à la méthode PQRSTU. (Encadré 33.7 _Exemples de questions pour l'évaluation de la douleur à l'aide de la méthode PQRSTU_, p. 974)

MÉTHODE PQRSTU		
P	Provoquer	
	Pallier	
Q	Qualité	
	Quantité	
R	Région	
	Irradiation	
S	Symptômes associés	
	Signes associés	
T	Temps (ou durée)	
U	Compréhension (_understanding_)	

11. Tristan, 4 ans et 3 mois, est à l'urgence avec ses parents. Il s'est réveillé en pleine nuit en pleurant et en se plaignant de douleur au ventre. Quelle échelle serait la plus utile pour évaluer la douleur de Tristan? (Tableau 33.5 *Échelles mesurant l'intensité de la douleur,* p. 976)

_____

_____

12. Lynda, 42 ans, a subi il y a deux jours une ablation de fibromes utérins. Elle peut maintenant se rendre seule aux toilettes. En passant devant sa chambre, l'infirmière remarque que Lynda marche penchée en se tenant l'abdomen et en le frottant avec ses mains. Elle grimace et se mord les lèvres. Que pourraient signifier ces observations? (Encadré 33.9 *Indicateurs comportementaux de la douleur,* p. 978)

_____

_____

_____

_____

_____

_____

_____

13. Bien qu'il n'ait que 20 ans, Luc souffre fréquemment de migraines, surtout au cours de périodes exigeantes comme les fins de session. « Quand la migraine s'installe, je me sens au bord de la panique », explique-t-il. Quel principal bénéfice Luc pourrait-il retirer de la relaxation lorsque la migraine s'installe? (Tableau 33.7 *Méthodes non pharmacologiques pour soulager la douleur,* p. 980)

_____

_____

_____

14. Monsieur Gérald Bérubé, 57 ans, est en phase terminale d'un cancer du rein avec métastases osseuses. Lorsqu'il est très souffrant, il a tendance à se recroqueviller. Ses draps sont froissés, et la tête de son lit est relevée à 15°. La sonde draine ses urines normalement, et un pansement sec recouvre la face antérieure de sa cuisse gauche. Nommez deux interventions qui contribueraient sans doute à apaiser la douleur de monsieur Bérubé. (Encadré 33.10 *Mesures de gestion des stimuli douloureux dans l'environnement du client,* p. 981)

_____

_____

_____

_____

_____

_____

_____

_____

_____

_____

_____

_____

_____

_____

15. Monsieur Léo St-Gelais, 61 ans, a été opéré pour une prothèse du genou droit il y a deux jours. Aujourd'hui, il se plaint d'une douleur de 8 sur 10 au genou, de raideur articulaire et il sent un gonflement derrière la rotule. De plus, il retient son souffle lorsqu'il bouge la jambe. On lui a prescrit les analgésiques suivants : acétaminophène (Tylenol^MD) 325 mg 1 ou 2 co. P.O. q.4 h p.r.n. ; ibuprofène (Motrin^MD) 400 mg 1 co. P.O. q.4-6 h p.r.n. ; chlorhydrate d'hydromorphone (Dilaudid^MD) 2 mg P.O. q.4-6 h p.r.n.

a) En ce moment, quel analgésique serait le plus approprié pour soulager la douleur de monsieur St-Gelais? (Tableau 33.10 *Principaux analgésiques et indications des traitements*, p. 985, et encadré 33.12 *Principes des soins infirmiers concernant l'administration des analgésiques opioïdes*, p. 984)

_____

_____

_____

_____

_____

_____

_____

_____

b) Si monsieur St-Gelais avait quantifié sa douleur à 3 sur 10 et l'avait qualifiée de tolérable, aurait-il été préférable d'attendre qu'elle augmente à au moins 5 sur 10 pour lui adminis-

trer un analgésique? Justifiez votre réponse. (Encadré 33.12 *Principes des soins infirmiers concernant l'administration des analgésiques opioïdes*, p. 984)

_____

_____

16. Selon la mise en contexte du chapitre (p. 953), madame Aubertin fait-elle partie des clientèles à risque de présenter de la dépression respiratoire devant faire l'objet d'une surveillance? (Encadré 33.13 *Clientèles à risque de développer une dépression respiratoire*, p. 986)

_____

_____

_____

_____

_____

_____

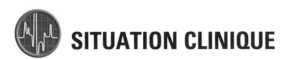

SITUATION CLINIQUE

Plan thérapeutique infirmier

Référez-vous à la mise en contexte au début du chapitre (p. 953) pour comprendre l'évolution de madame Aubertin et être en mesure d'exécuter la consigne.

▶**Cliente :** madame Louise Aubertin

Cette cliente de 41 ans a subi une mastectomie gauche en raison d'un cancer du sein. Elle recevait de la morphine par pompe ACP, traitement qu'on a interrompu après 48 heures. Comme le péristaltisme intestinal est revenu, madame Aubertin reçoit maintenant de la gabapentine (Neurontin^MD) 300 mg P.O. b.i.d. et du Tramacet^MD (325 mg d'acétaminophène et 37,5 mg de tramadol) 2 co. P.O. q.4 h., depuis 24 heures. Elle se plaint d'une sensation de brûlure lancinante au site opératoire et irradiant vers le bras gauche. L'intensité de la douleur varie de 2 à 3 sur 10 au repos et augmente à 4 sur 10 à la mobilisation. Cependant, ce n'est que vers 9 h 30 qu'elle avise l'infirmière que le soulagement ne dure qu'environ trois heures. Cette dernière tient à être avisée le plus vite possible de la prochaine durée du soulagement et croit devoir informer le médecin sans attendre si la durée du soulagement de la douleur diminue encore.

CONSTATS DE L'ÉVALUATION

Date	Heure	N°	Problème ou besoin prioritaire	Initiales	RÉSOLU / SATISFAIT			Professionnels / Services concernés
					Date	Heure	Initiales	
2010-05-02	15:00	1	Mastectomie totale gauche	K.N.				
2010-05-03	09:00	2	Douleur aiguë de modérée à intense	J.B.				

SUIVI CLINIQUE

Date	Heure	N°	Directive infirmière	Initiales	CESSÉE / RÉALISÉE		
					Date	Heure	Initiales
2010-05-02	15:00	1	Appliquer plan de cheminement clinique mastectomie totale.	K.N.			
2010-05-03	09:00	2	Assurer la surveillance relative aux opioïdes (douleur, degré de sédation,				
			état de conscience, respiration, ronflements).				
			Aviser M.D. par inf. si douleur à 4 sur 10 ou plus malgré l'usage de morphine.	J.B.			

Date, heure et n°   **Vos initiales**

Signature de l'infirmière	Initiales	Programme / Service	Signature de l'infirmière	Initiales	Programme / Service
Kim Nguyen	K.N.	Unité de chirurgie			
Josée Beaulieu	J.B.	Unité de chirurgie			
		Unité de chirurgie			

Votre signature   **Vos initiales**   **Votre programme ou service**

© OIIQ

Justification des deux nouvelles directives infirmières :

_____

_____

_____

_____

_____

_____

_____

_____

_____

CHAPITRE

34

Promouvoir une alimentation adéquate

▶ Le solutionnaire des activités proposées est présenté à l'adresse suivante : www.cheneliere.ca/potter

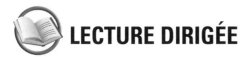

LECTURE DIRIGÉE

CONSIGNE : Pour répondre aux questions suivantes, consultez votre manuel à l'endroit indiqué entre parenthèses.

1. Avant de partir pour l'école, Judith, 16 ans, prend un petit déjeuner comprenant un yogourt aux fruits, un bol de céréales en flocons givrés, une rôtie de pain blanc tartinée de beurre d'arachide. Parmi ces aliments, quels sont ceux qui fournissent à Judith la plus grande quantité de glucides ? (Tableau 34.1 *Valeur nutritive de divers aliments*, p. 1002)

_____

_____

2. De son côté, Évelyne, 16 ans également, déjeune en prenant 125 ml de jus de pomme, des céréales de son, un verre de lait 2 % et du yogourt nature. Quel aliment parmi ceux-ci est riche en fibres ? (Tableau 34.1 *Valeur nutritive de divers aliments*, p. 1002)

_____

_____

3. Hao, 28 ans, est d'origine vietnamienne. Il est enseignant au primaire et apporte son repas du midi, qui est très souvent constitué de riz ou de nouilles, d'un fruit et d'une boisson de soya. (*Les glucides proviennent...* jusqu'à *Fibres alimentaires*, p. 1004)

Dans ce repas, qu'est-ce qui contient

a) des glucides simples ?

_____

b) des glucides complexes ?

_____

4. Aïda, 41 ans, tient un restaurant spécialisé dans la cuisine de son pays, le Liban. Elle adore la purée de pois chiches, la salade de persil, les plats de poulet et les desserts aux pistaches. Parmi ses préférences, qu'est-ce qui représente une bonne source de protéines complètes ? (*La digestion permet de briser...*, p. 1004, jusqu'à *Chez l'adulte en santé...*)

_____

_____

5. Madame Blandine Carmin, 88 ans, a une petite plaie de 1 cm de diamètre à la malléole externe gauche. Elle pèse 75 kg. De quelle quantité de protéines a-t-elle besoin pour favoriser la cicatrisation de sa plaie ? (*Chez l'adulte en santé...* jusqu'à *Lipides*, p. 1005)

_____

_____

_____

_____

_____

6. François, 26 ans, partage un appartement avec un copain de travail. Il cuisine beaucoup avec de la margarine hydrogénée. Pourquoi ce type de matière grasse n'est-il pas un bon choix ? (*Lipides*, p. 1005)

_____

_____

_____

_____

_____

_____

_____

7. Nancy est une jeune femme active de 30 ans. Elle boit 1,5 L d'eau et mange de sept à huit portions de fruits et légumes frais par jour. Nancy comble-t-elle ses besoins quotidiens en eau ? (*Eau*, p. 1006)

_____

_____

_____

_____

8. Yann, 22 ans, a adopté le végétarisme strict depuis cinq mois. À quelles sources alimentaires doit-il puiser l'apport recommandé en vitamine B_{12} ? (Tableau 34.2 *Recommandations d'apports et sources alimentaires de vitamines*, p. 1007)

_____

_____

_____

_____

9. Nadine, 31 ans, est anémique. En plus de prendre des suppléments de fer, elle doit manger beaucoup d'aliments qui en fournissent des quantités appréciables. Quels aliments lui recommanderiez-vous de prendre ? (Tableau 34.3 *Recommandations d'apports et sources alimentaires de minéraux*, p. 1009)

_____

_____

_____

_____

_____

_____

_____

10. En tenant compte de votre âge, de votre taille et de votre niveau d'activité, trouvez le nombre de portions de chaque groupe alimentaire que vous devez consommer quotidiennement selon le *Guide alimentaire canadien*. (Tableau 34.4 *Résumé de* Bien manger avec le Guide alimentaire canadien, p. 1015)

_____

_____

11. Sarah a 17 ans et elle souffre énormément des conflits et discussions orageuses qu'elle vit régulièrement avec ses parents. Dans ces situations où elle se sent dévalorisée, Sarah peut manger de façon effrénée, allant même jusqu'à engloutir un gâteau ou un pain au complet. Il lui arrive de se cacher pour vomir et elle se rend à pied à l'école située à 10 km de chez elle. Quel trouble alimentaire est-on en mesure de suspecter chez Sarah ? (Encadré 34.3 *Manifestations liées aux troubles alimentaires*, p. 1019)

_____

_____

12. Benjamin a 12 ans et son jeune frère Nathan en a 6. Pourquoi Benjamin a-t-il besoin de plus de portions de produits laitiers que Nathan ? (Tableau 34.4 *Résumé de* Bien manger avec le Guide alimentaire canadien, p. 1015, et *Adolescent* jusqu'à *De nombreux facteurs…*, p. 1018)

_____

_____

_____

_____

13. Emma est enceinte pour la première fois à 28 ans. Elle sait qu'elle doit veiller à avoir une bonne alimentation. Pourquoi doit-elle augmenter sa consommation d'aliments riches en fer? (p. 1023, jusqu'à *Allaitement*)

_____
_____
_____
_____
_____
_____

14. Farah est un infirmier attitré au service de maintien à domicile du CSSS. Il visite le couple Dutka-Fernandez pour un suivi d'HTA (monsieur Fernandez, 76 ans) et de diabète (madame Dutka, 74 ans). Sans tenir compte de leur problème de santé respectif, on peut dire qu'ils sont autonomes et parfaitement lucides. Cependant, madame Dutka trouve que son mari a moins d'appétit depuis quelques semaines. Qu'est-ce que Farah devrait vérifier auprès de monsieur Fernandez qui pourrait expliquer en partie son manque d'appétit? (Encadré 34.4 *Facteurs modifiant l'état nutritionnel*, p. 1024)

_____
_____
_____
_____

15. Calculez et interprétez votre indice de masse corporelle. (*Indice de masse corporelle*, p. 1025, et figure 34.10 *Nomogramme de l'indice de masse corporelle*, p. 1027)

_____
_____
_____

16. Moishe, 44 ans, est de confession juive et respecte les restrictions alimentaires que lui impose sa religion. Il ne boit qu'une tasse de café au déjeuner, il n'aime ni le thé ni les boissons chocolatées, et il ne boit jamais d'alcool. Il considère qu'il est en bonne santé, même s'il se plaint fréquemment de brûlures d'estomac, et il ne prend aucun médicament. Quelle suggestion l'infirmier peut-il faire à Moishe pour faire diminuer ses brûlures d'estomac? (Tableau 34.7 *Coutumes et restrictions alimentaires selon diverses religions*, p. 1031, et *Maladies gastro-intestinales*, p. 1033, jusqu'à *Les maladies inflammatoires…*)

_____
_____
_____
_____

17. Abdul, 35 ans, est friand d'omelettes. Il a l'occasion d'en manger régulièrement, car l'un de ses bons amis est propriétaire d'un restaurant spécialisé dans les petits déjeuners. Quel type d'intoxication alimentaire peut être lié à ce genre de mets? (Tableau 34.8 *Intoxications alimentaires*, p. 1035)

_____

18. Monsieur Rodrigo Martinez a fait un AVC à 79 ans. Le préposé aux bénéficiaires qui le fait manger a remarqué qu'il faisait des mouvements avec sa langue, comme s'il voulait rejeter les aliments hors de sa bouche, qu'il régurgitait parfois et qu'il avait la voix enrouée après avoir avalé. Le préposé ajoute qu'il doit mettre au moins 40 minutes pour le faire manger. Trouvez trois autres indices qui confirmeraient que monsieur Martinez souffre de dysphagie. (Encadré 34.9 *Signes de dysphagie*, p. 1037)

_____
_____
_____
_____

SITUATION CLINIQUE

Plan thérapeutique infirmier

Après avoir appliqué les directives du PTI de monsieur Samer, l'infirmière a recueilli ces nouvelles données : non seulement le client ne respecte-t-il pas le traitement nutritionnel qu'on lui a prescrit, mais il ne connaît pas les aliments sources de glucides complexes. Il est même surpris d'apprendre qu'il existe plusieurs types de glucides. Il dit qu'il a oublié quels aliments il lui faut éviter et ceux qu'il devrait privilégier pour équilibrer son diabète.

1. À la lumière des données récentes obtenues, ajoutez un quatrième constat d'évaluation au PTI de monsieur Samer (Encadré 34.11 *Diagnostics infirmiers relatifs à la nutrition, validés par la NANDA-I*, p. 1038)

2. Formulez une directive infirmière en lien avec le nouveau constat, qui viendrait appuyer les directives déjà rédigées. Complétez correctement le PTI en inscrivant la date, l'heure, votre signature et vos initiales, ainsi que le programme ou le service auquel vous êtes assignée.

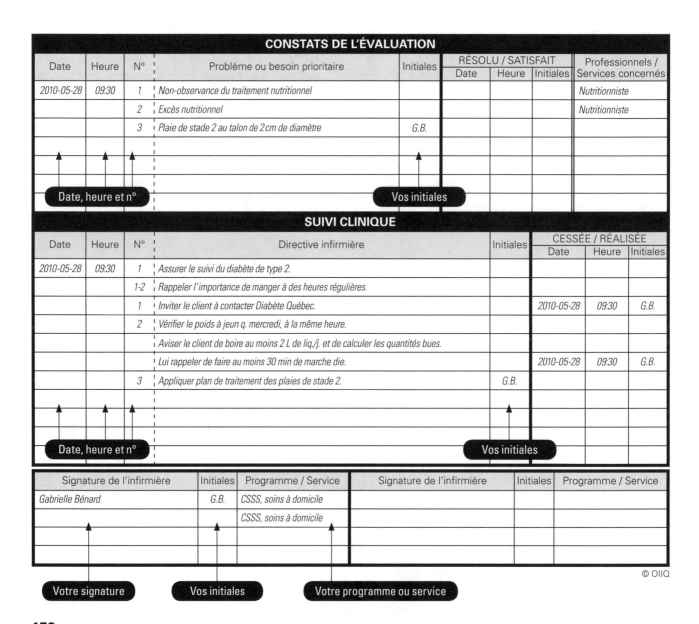

© OIIQ

ACTIVITÉ LUDIQUE   Phrases en anagrammes

Certaines observations concernant l'alimentation amènent la population à réfléchir davantage à l'importance d'acquérir de bonnes habitudes. En effet, les comportements alimentaires inadéquats contribuent à l'apparition de nombreux problèmes de santé ; l'infirmière doit connaître ces comportements afin de promouvoir une alimentation adéquate auprès des clients.

> **DIRECTIVES :** Placez les mots des anagrammes suivantes dans le bon ordre pour reconstituer des phrases clés relatives à l'alimentation.

1.   durant   prédispose   adulte   l'excès   à l'obésité   à l'âge   pondéral   l'enfance

_____

2.   trans   nuisibles   santé   effets   sur la   acides   cardiovasculaire   gras   ont des   les

_____

3.   régulière   fait plus   le risque   un excès   sucrées   que doubler   de présenter   la   de poids   de boissons   consommation

_____

_____

4.   l'alimentation   par de   aux besoins   associés   nombreux   de l'adolescent   qui ne sont pas   est influencée   facteurs   nutritionnels

_____

_____

5.   ou mal   contribue   et à l'obésité   des repas   aux carences   sauter   s'alimenter   alimentaires

_____

Traiter les problèmes d'élimination urinaire

▶ Le solutionnaire des activités proposées est présenté à l'adresse suivante : www.cheneliere.ca/potter

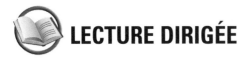

LECTURE DIRIGÉE

CONSIGNE : Pour répondre aux questions suivantes, consultez votre manuel à l'endroit indiqué entre parenthèses.

1. Bertin, 30 ans, a été renversé par une voiture. Il est hospitalisé à l'unité des soins intensifs en raison d'un grave traumatisme crânien et il est inconscient. En calculant la diurèse horaire de Bertin et en observant le sac collecteur, l'infirmière constate que le client n'a éliminé que 25 ml d'urine durant la dernière heure. Devrait-elle s'en inquiéter ? Justifiez votre réponse. (*Alerte clinique*, p. 1055)

_____

_____

_____

_____

2. Monsieur Rafik Bourguiba, 47 ans, a subi une gastrectomie en après-midi. Comme il n'a pas uriné depuis plus de 12 heures et qu'il n'y arrive pas par lui-même, l'infirmier a dû pratiquer un cathétérisme pour vider sa vessie. Il en a retiré 850 ml d'urine. Est-ce acceptable ? Justifiez votre réponse. (Section 35.1.3 *Vessie*, p. 1050)

_____

_____

3. Alina a deux ans et demi et elle ne maîtrise pas encore son sphincter vésical pendant la journée. Est-ce normal ? (*Croissance et développement* jusqu'à *Les nourrissons et les jeunes enfants...*, p. 1051)

_____

_____

_____

_____

_____

_____

_____

_____

4. Luciano, 41 ans, hésite toujours à utiliser les toilettes publiques où il n'y a que des urinoirs, car dès qu'il y a quelqu'un à côté de lui, il est totalement incapable d'uriner. Qu'est-ce qui peut expliquer cette difficulté ? (*Facteurs psychosociaux*, p. 1052)

_____

_____

_____

_____

_____

5. Monsieur Jean-Daniel Bernard, 55 ans, a subi une méniscectomie sous anesthésie rachidienne en chirurgie d'un jour. Pour pouvoir quitter l'hôpital, il doit avoir retrouvé la sensibilité de ses jambes et avoir uriné, ce qu'il n'arrive pas à faire même si on le conduit aux toilettes. À quoi peut être due sa rétention urinaire ? (*Interventions chirurgicales*, p. 1052)

_____

_____

_____

_____

_____

_____

6. Au moment de la collecte des données, monsieur Benoît Lamirande dit à l'infirmière que son urine a une forte odeur et qu'elle est de couleur jaune orangé. Âgé de 62 ans, monsieur Lamirande a été admis à l'unité de médecine pour une pyélonéphrite. Que devrait vérifier l'infirmière en recevant cette information ? (*Médicaments*, p. 1053)

_____

_____

_____

7. Laurianne, 39 ans, est atteinte d'un cancer du rein. Le chirurgien urologue a dû procéder à une urétérostomie gauche. Lorsqu'elle change le sac collecteur d'urine, que doit observer l'infirmière en plus des caractéristiques de l'urine ? (*Maintien de l'intégrité de la peau*, p. 1071)

_____

_____

_____

_____

8. Quel type d'incontinence urinaire les personnes suivantes présentent-elles ? (Tableau 35.2 *Types d'incontinence urinaire*, p. 1059)

a) Sharon, 27 ans, est enceinte de son premier enfant ; elle en est à son huitième mois de grossesse. Elle dit, en riant timidement, qu'elle a des fuites d'urine lorsqu'elle éternue ou qu'elle se penche pour ramasser un objet.

_____

b) Madame Angélique Beauregard, 91 ans, est en centre d'hébergement depuis que son autonomie fonctionnelle a grandement diminué. Elle est continente, mais quand elle ressent une grande envie d'uriner, elle n'a pas le temps de se rendre aux toilettes.

_____

c) Monsieur Gaspar Loranger, 78 ans, est atteint de la maladie d'Alzheimer à un stade avancé. Il ne porte pas de sonde vésicale. Chaque fois qu'on le change de position la nuit, on constate que sa culotte d'incontinence est mouillée.

_____

9. Que pourrait enseigner l'infirmière à Sharon, mentionnée au numéro 8, pour régler son problème d'incontinence lié à sa grossesse ? (Tableau 35.5 *Traitements de l'incontinence urinaire*, p. 1067, et *Renforcement des muscles périnéaux*, p. 1071)

_____

_____

10. L'infirmière avise le préposé aux bénéficiaires qui s'occupe de monsieur Noël Bellemare, 68 ans, de toujours s'assurer que la sonde urinaire et le tube du sac collecteur sont bien étendus et ne forment pas de coudes. Quelle complication urinaire l'infirmière cherche-t-elle à prévenir ? (*Prévention de l'infection*, p. 1069)

_____

11. Comme monsieur Bellemare porte une sonde vésicale, pour quelle raison doit-on prendre chacune des précautions suivantes ? (Encadré 35.9 *Conseils pour prévenir l'infection chez le client porteur d'une sonde*, p. 1070)

a) Éviter de monter le sac de drainage plus haut que la vessie.

_____

_____

b) Fixer la sonde à la cuisse du client.

_____

_____

c) S'assurer que monsieur Bellemare dispose de son propre contenant de mesure de l'urine.

_____

12. Déterminez le problème que présentent les personnes suivantes. (Tableau 35.1 *Signes et symptômes fréquents d'altération de la fonction urinaire*, p. 1056)

a) Vassil, 29 ans, se lève au moins trois fois la nuit pour uriner.

_____

b) Le petit Gustavio, 6 ans, mouille encore son lit la nuit.

_____

c) Monsieur Anselmo Caprivi, 67 ans, urine très souvent et en petites quantités à la fois.

_____

d) Il est très difficile pour Fabrice, 28 ans, d'amorcer la miction. Malgré une envie d'uriner évidente, il doit « pousser » pour que l'urine commence à sortir, ce qui est douloureux.

_____

e) Le besoin d'uriner de Monsieur Octave Sansfaçon, 71 ans, est toujours urgent. « Ça presse, dit-il souvent, je n'ai pas le temps d'attendre. »

_____

13. Madame Barbara Grandcoeur, 77 ans, est revenue de la salle d'opération à 13 h 30 après avoir subi une chirurgie de remplacement de la tête fémorale à cause d'une fracture. Il est maintenant 21 h et elle n'a toujours pas uriné. L'infirmière observe la présence d'un globe vésical. Par quel moyen pourrait-elle confirmer son observation ? (Section 35.1.3 *Vessie*, p. 1050, et *Rétention urinaire*, p. 1055, jusqu'à *La présence d'un globe…*)

_____

_____

_____

_____

_____

_____

_____

14. Parce que l'urologue soupçonne la présence d'une tumeur vésicale, il demande que madame Antonia Ikonomova, 52 ans, passe un examen consistant à observer la vessie à l'aide d'un instrument à fibres optiques. Comment s'appelle cet examen ? (Tableau 35.4 *Examens diagnostiques radiologiques*, p. 1065)

_____

15. Voici le résultat de l'analyse d'urine de madame Ikonomova : couleur jaune foncé, aspect trouble, odeur d'ammoniac, densité de 1,022, absence de glucose et de corps cétoniques, pH de 8,1. Parmi ces caractéristiques, déterminez celles qui sont normales et celles qui ne le sont pas. (*Caractéristiques de l'urine*, p. 1061, et tableau 35.3 *Analyses courantes d'urine*, p. 1063)

Caractéristiques normales	Caractéristiques anormales

SITUATION CLINIQUE

▶**Client :** monsieur Milos Zoubris

Monsieur Milos Zoubris, 52 ans, porte une sonde vésicale à demeure depuis 12 jours. Lorsque Marie-Thérèse, une étudiante, est venue changer son pansement abdominal, vers 9 h 15, elle a vu que monsieur Zoubris était couché sur la tubulure de drainage et que celle-ci était pliée.

Après avoir changé son pansement, Marie-Thérèse propose à monsieur Zoubris de s'asseoir au fauteuil. Elle dépose le sac collecteur sur le lit en ayant pris soin de clamper la tubulure avec une pince. Elle constate alors que l'urine est trouble, qu'elle contient des dépôts brunâtres et qu'il n'y en a que 50 ml dans le sac collecteur. Elle voit également des sécrétions séchées autour de la sonde, dans la région du méat urinaire. (Encadré 35.9, *Soins au client porteur d'une sonde vésicale*, p. 1070)

1. En plus des obstacles à l'écoulement de l'urine que Marie-Thérèse a remarqués, citez deux éléments qu'elle devrait vérifier pour assurer la perméabilité du système de drainage.

_____

_____

_____

_____

_____

_____

2. Qu'est-ce qui peut expliquer que le sac collecteur ne contienne qu'une petite quantité d'urine ?

_____

_____

_____

_____

_____

_____

3. Quel diagnostic infirmier Marie-Thérèse peut-elle poser après avoir analysé les caractéristiques de l'urine de monsieur Zoubris ?

_____

_____

4. Que pourrait faire Marie-Thérèse pour que les caractéristiques de l'urine de monsieur Zoubris redeviennent normales ?

_____

_____

_____

_____

_____

_____

_____

_____

5. Expliquez pourquoi Marie-Thérèse devrait enlever les sécrétions séchées autour de la sonde.

_____

_____

_____

_____

_____

_____

6. Marie-Thérèse a-t-elle raison de déposer le sac collecteur sur le lit ? Justifiez votre réponse.

_____

_____

_____

_____

_____

7. Après qu'on lui a retiré la sonde vésicale, monsieur Zoubris présente de l'incontinence pendant plus de 48 heures. Selon vous, quels seraient les deux premiers éléments dont Marie-Thérèse devrait tenir compte si elle voulait lui proposer un programme de rééducation vésicale ?

_____

_____

_____

_____

_____

_____

_____

_____

_____

_____

ACTIVITÉ LUDIQUE   Dominos

DIRECTIVES : À partir de termes présentés en gras dans le texte ou définis en marge dans le chapitre du manuel, remplissez la partie gauche de chacun de ces huit dominos pour former, avec la partie de droite, des termes qui constituent des signes et symptômes d'un trouble de la fonction urinaire.

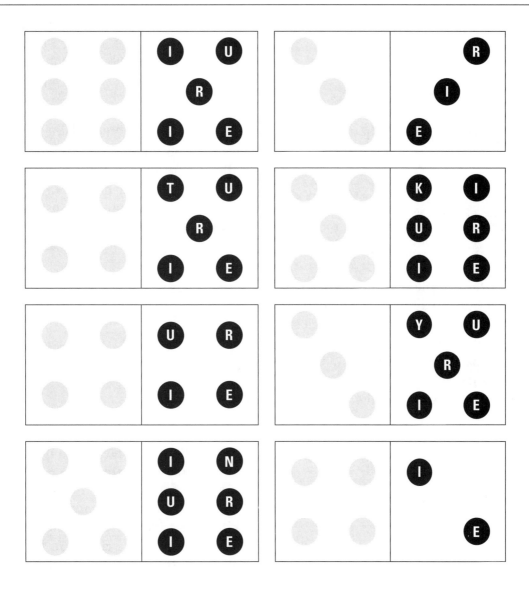

CHAPITRE 36 | Favoriser une bonne élimination intestinale

▶ Le solutionnaire des activités proposées est présenté à l'adresse suivante : www.cheneliere.ca/potter

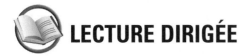 **LECTURE DIRIGÉE**

CONSIGNE: Pour répondre aux questions suivantes, consultez votre manuel à l'endroit indiqué entre parenthèses.

1. Monsieur Brian Wesley, 48 ans, est atteint d'un trouble intestinal de type « maladie de Crohn ». Ses selles sont brunes et liquides, et il a observé qu'elles contiennent parfois du sang ou des particules d'aliments non digérés. Indiquez les caractéristiques normales et anormales des selles de ce client. (Figure 36.5 *Échelle de Bristol de la forme des selles*, p. 1088, et tableau 36.5 *Caractéristiques des selles*, p. 1095)

   a) Caractéristiques normales :

   _____

   _____

   _____

   _____

   b) Caractéristiques anormales :

   _____

   _____

   _____

2. Madame Fu Man Xian, d'origine chinoise et âgée de 88 ans, ne comprend pas pourquoi elle souffre de constipation. Quelles raisons (2) l'infirmière pourrait-elle invoquer pour lui expliquer que ce problème est fréquent chez les personnes âgées ? (*Âge*, p. 1083, et tableau 36.1 *Changements normaux du tractus gastro-intestinal liés au vieillissement*, p. 1084)

   _____

   _____

   _____

   _____

   _____

3. Yarek, 30 ans, a développé de l'anémie à la suite d'une appendicectomie qu'il a subie il y a sept semaines. Il dit qu'il est constipé depuis. Pourtant, il marche de deux à trois kilomètres chaque jour et mange régulièrement des aliments riches en fibres. Trouvez quatre autres facteurs qui pourraient expliquer le problème intestinal de Yarek. (Section 36.2.1 *Facteurs influant sur l'élimination intestinale*, p. 1083)

   _____

   _____

   _____

_____
_____
_____
_____
_____
_____

4. Monsieur Lorenzo Como, 51 ans, est comateux depuis neuf jours à la suite d'un grave accident de voiture. Lors du bain au lit, le préposé aux bénéficiaires remarque un écoulement brunâtre à l'anus et en informe l'infirmière. Que devrait alors soupçonner l'infirmière ? (_Fécalome_, p. 1088)

_____
_____

5. Louise-Ève, 31 ans, se plaint souvent de gaz. Elle mange beaucoup de carottes, de chou-fleur, de cerises, de raisins et d'oranges, et elle adore la pizza aux oignons bien épicée. Parmi ces aliments, lesquels peuvent provoquer son problème intestinal ? (_Habitudes alimentaires_, p. 1083)

_____
_____

6. Madame Bernadette Wilson, 94 ans, est en perte d'autonomie. Elle peut quand même se déplacer sur de courtes distances avec un déambulateur, à condition d'être accompagnée d'une préposée aux bénéficiaires. Qu'est-ce qui pourrait expliquer que madame Wilson n'arrive plus à contrôler son élimination intestinale ? (_Incontinence fécale_, p. 1090)

_____
_____
_____
_____
_____

7. Gisèle, une étudiante de 20 ans, est mal à l'aise de parler de son problème de diarrhée. Elle se présente à la clinique de médecine familiale et l'infirmière qui la rencontre lui demande la raison de sa visite. Elle apprend, entre autres, que Gisèle boit jusqu'à sept tasses de café et qu'elle élimine de huit à dix selles liquides par jour, en plus d'être très tendue, car des examens importants approchent.

a) À partir de ces données, trouvez au moins six autres questions que l'infirmière pourrait poser à Gisèle pour mieux connaître sa situation. (Encadré 36.4 _Exemples de questions pour l'évaluation des habitudes intestinales_, p. 1092)

_____
_____
_____
_____
_____
_____
_____
_____
_____
_____
_____
_____
_____
_____

b) Quelles suggestions (3) l'infirmière peut-elle faire à Gisèle, qui se demande ce qui peut lui causer ce « désagrément » et comment régler son problème ? (*Antidiarrhéiques*, p. 1097, et *Maintien d'un apport liquidien et alimentaire suffisant*, p. 1098)

_____

_____

_____

_____

_____

_____

_____

_____

_____

_____

_____

_____

_____

8. Daphnée, 23 ans, a souvent des crampes abdominales et des selles liquides. C'est pourquoi le médecin a demandé un test au gaïac et une coloscopie. Comme elle ne connaît pas ces examens, elle demande à une amie infirmière de lui expliquer en quoi ils consistent. Que doit lui répondre son amie ? (*Analyse des selles*, p. 1094, et encadré 36.5 *Examens diagnostiques*, p. 1093)

_____

_____

_____

_____

_____

_____

_____

_____

9. Monsieur Frédéric Thivierge, 50 ans, prend des laxatifs quotidiennement, car il trouve important d'aller à la selle chaque jour. Récemment, il a lu dans une revue sur l'alimentation que l'usage abusif de laxatifs pouvait causer des problèmes d'élimination intestinale. Que pourrait-on expliquer à monsieur Thivierge pour l'inciter à la prudence quant à la prise de laxatifs ? (*Alerte clinique*, p. 1097)

_____

_____

_____

_____

_____

_____

SITUATION CLINIQUE

Plan thérapeutique infirmier

Relisez la section 36.3.2 *Analyse et interprétation des données* (p. 1102) et consultez le PTI de madame Jeanne Trottier (p. 1104). L'une des priorités de soins envers cette cliente est de soulager sa douleur puisqu'elle ne bouge pas assez ; elle est souffrante et craint de l'être encore plus si elle marche jusqu'aux toilettes. Le médecin a prescrit des analgésiques per os (par la bouche) toutes les quatre heures si nécessaire. L'une des directives infirmières pour éliminer le problème de constipation de madame Trottier précise de conduire la cliente aux toilettes après les repas.

CONSIGNE : Ajoutez au PTI de madame Trottier une directive infirmière visant le soulagement de la douleur qui aiderait à appliquer la directive déjà indiquée. Complétez correctement le PTI en inscrivant la date, l'heure, votre signature et vos initiales, ainsi que le programme ou le service auquel vous êtes assignée.

CONSTATS DE L'ÉVALUATION

Date	Heure	N°	Problème ou besoin prioritaire	Initiales	RÉSOLU / SATISFAIT Date	Heure	Initiales	Professionnels / Services concernés
2010-02-08	14:15	1	Arthroplastie de la hanche droite	K.S.				
2010-02-12	09:00	2	Douleur postopératoire liée à la réticence à prendre des analgésiques.	I.B.	2010-02-14	10:00	T.M.	Physiothérapeute
	10:00	3	Constipation postopératoire	I.B.	2010-02-14	09:00	T.M.	Nutritionniste

SUIVI CLINIQUE

Date	Heure	N°	Directive infirmière	Initiales	CESSÉE / RÉALISÉE Date	Heure	Initiales
2010-02-08	14:15	1	Assurer suivi systématique pour arthroplastie de la hanche.	K.S.			
2010-02-12	09:00	2	Inciter à prendre les analgésiques prescrits.	I.B.	2010-02-14	10:00	T.M.
	10:00	3	Amener à la salle de toilette après le repas (+ dir. p. trav. PAB).		2010-02-14	10:00	T.M.
			Appliquer protocole de constipation pour 2 jours.		2010-02-14	10:00	T.M.
			Augmenter apport en liquide ad. 2 litres/24 h et fibres (+ dir. p. trav. PAB).	I.B.	2010-02-14	10:00	T.M.

Vos initiales

Signature de l'infirmière	Initiales	Programme / Service	Signature de l'infirmière	Initiales	Programme / Service
Karl Saindon	K.S.	Unité de chirurgie			
Isabelle Beaulieu	I.B.	Unité de chirurgie			
Thomas Morin	T.M.	Unité de chirurgie			
		Unité de chirurgie			

© OIIQ

Votre signature   **Vos initiales**   **Votre programme ou service**

La connaissance du vocabulaire spécifique à la fonction intestinale aide à préciser certaines données cliniques et à nommer les problèmes infirmiers qui y sont reliés.

DIRECTIVES : Trouvez 14 termes en gras dans le texte ou définis en marge dans le chapitre du manuel, et placez-les dans le labyrinthe (sans accents). Chaque terme comporte une lettre qui en commence ou en termine un autre (p. ex., dans le mot « œsophage », la lettre « s » commencerait le mot « sigmoïde », et le « e » de ce mot pourrait être la dernière lettre du mot « foie »). Parmi les 14 termes, 3 s'écrivent de bas en haut, et 2 s'écrivent de droite à gauche.

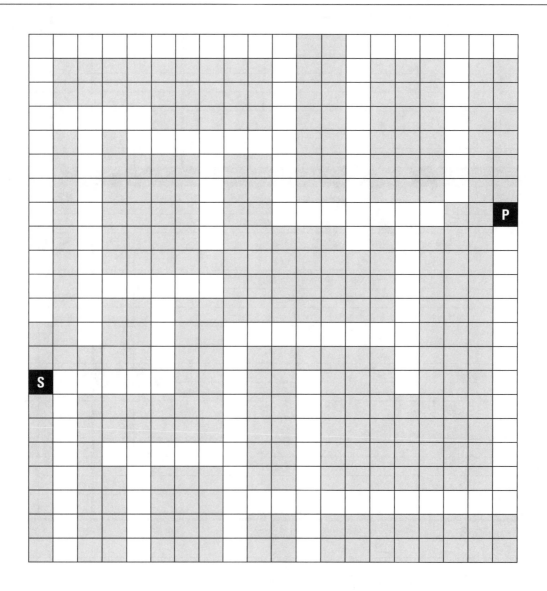

CHAPITRE

37 | # Préserver l'intégrité de la peau et soigner les plaies

► Le solutionnaire des activités proposées est présenté à l'adresse suivante : www.cheneliere.ca/potter

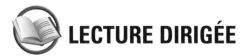

LECTURE DIRIGÉE

CONSIGNE : Pour répondre aux questions suivantes, consultez votre manuel à l'endroit indiqué entre parenthèses.

1. Monsieur Igor Kyriakov, 87 ans, vit dans un centre d'hébergement depuis six mois en raison d'une perte d'autonomie de plus en plus manifeste. Il prend un diurétique et un antihypertenseur pour stabiliser sa pression artérielle et il a bon appétit. Dernièrement, il a fait une chute dans sa chambre et s'est infligé une coupure au genou droit. La plaie n'est pas infectée, mais elle tarde à guérir. Qu'est-ce qui pourrait expliquer cette lente cicatrisation ? (Encadré 37.1 *Effets du vieillissement sur la peau*, p. 1112)

_____

_____

_____

2. Madame Célane Hypolite, 69 ans, présente de l'incontinence urinaire et fécale. Elle est atteinte de sclérose en plaques. Deux fois par jour, on l'assoit au fauteuil pendant une heure et, lorsqu'elle est couchée, on la change de position aux deux heures. Dans cette situation, quel serait le principal facteur de risque de formation d'une lésion de pression ? (*Facteurs de risque de formation d'une lésion de pression*, p. 1115, jusqu'à *Perturbation des stimuli sensoriels*)

_____

_____

_____

_____

_____

_____

_____

3. Marc est quadriplégique à la suite d'un mauvais plongeon où il s'est fracturé une vertèbre cervicale. Il a 27 ans et pèse près de 70 kg. Il a développé une lésion de pression superficielle de 3 cm de diamètre au sacrum. Le lit de la plaie est rouge, son pourtour est rosé, et il n'y a pas d'exsudat.

a) À quel stade cette plaie en est-elle ? (Tableau 37.1 *Stades de développement d'une lésion de pression*, p. 1118)

_____

_____

b) Par quel processus la plaie de Marc guérira-t-elle ? (Tableau 37.2 *Classification des plaies*, p. 1120, et *Cicatrisation par deuxième intention*, p. 1121)

_____

_____

c) Nommez deux signes qui permettraient à l'infirmière de savoir que la cicatrisation de la plaie de Marc en est à la phase de prolifération ou de régénération ? (*Phase de prolifération ou de régénération*, p. 1121, et figure 37.11 *Plaies classées selon l'évaluation de la couleur*, p. 1135)

_____

_____

_____

_____

d) D'après les quelques données connues de la situation de Marc, quel facteur pourrait nuire à la cicatrisation de sa plaie ? (Tableau 37.4 *Facteurs perturbant la cicatrisation des plaies*, p. 1123)

_____

4. L'orthopédiste a dû amputer la jambe droite de monsieur Nick Lindsay, 65 ans, à cause d'une gangrène diabétique. Cinq jours plus tard, l'infirmière soupçonne une infection de la plaie chirurgicale au moment où elle change le pansement, même si aucun écoulement ne provient de la plaie. Nommez au moins trois autres éléments que l'infirmière devrait vérifier. (*Une plaie contaminée…* jusqu'à *Biofilm*, p. 1127)

_____

_____

_____

_____

5. En circulant sur le trottoir, Fleur-Ange, 7 ans, est tombée de vélo, s'infligeant deux abrasions de 5 cm de diamètre, au genou et au coude gauches. Les plaies présentent un exsudat jaunâtre transparent. Comment appelle-t-on ce type d'écoulement ? (Tableau 37.7 *Types d'écoulement de plaie*, p. 1128)

_____

6. Martine, stagiaire en soins infirmiers, observe une infirmière, Louise, pendant qu'elle change le pansement d'une cliente ayant une lésion de pression de stade 3 à la malléole externe gauche.

a) Louise masse légèrement le pourtour de la plaie avant de la nettoyer. Expliquez pourquoi elle ne devrait pas procéder ainsi. (Encadré 37.6 *Mesures de prévention des lésions de pression*, p. 1132)

_____

_____

_____

b) Louise forme un beigne avec une petite serviette et le place autour de la malléole externe gauche avant d'installer la cliente en décubitus latéral gauche. Pourquoi ne devrait-elle pas entourer la malléole d'un protecteur en forme de beigne ? (Encadré 37.6 *Mesures de prévention des lésions de pression*, p. 1132)

_____

_____

_____

_____

7. Monsieur Alcide Murray a 80 ans et est diabétique depuis l'âge de 40 ans. Il est en centre d'hébergement depuis cinq mois, car il est atteint d'un important déficit cognitif. Il peut bouger seul dans son lit, mais comme il est incapable de marcher, on l'assoit au fauteuil deux fois par jour. Même s'il ne peut le faire seul, il mange tous ses repas jusqu'à la dernière bouchée. Totalement incontinent, il ne peut demander ni l'urinal, ni le bassin de lit. En tenant compte de ces données, quel score monsieur Murray obtiendrait-il à l'échelle de Braden ? Interprétez ce score. (*Échelle de Braden*, p. 1129, et tableau 37.8 *Échelle de Braden: évaluation des risques de lésions de pression*, p. 1130)

8. Serge, 32 ans, a subi un drainage d'abcès périanal. Il se rend au CSSS pour qu'une infirmière change son pansement à l'anus. Qu'est-ce qui risque de contaminer la plaie profonde créée par le drainage de l'abcès? (Encadré 37.8 *Données à recueillir pour l'évaluation d'une plaie*, p. 1134)

9. Janik, 35 ans, a subi une mastectomie totale du sein droit. Elle est revenue de la salle d'opération avec un drain Hemovac^MD. À quoi sert ce drain? (p. 1136)

10. Madame Yvonne Gagnon, 59 ans, est traitée pour un ulcère variqueux à la jambe gauche. L'infirmière nettoie l'ulcère par une irrigation avec une solution saline. Madame Gagnon reçoit également un traitement au bain tourbillon deux fois par semaine. À quel type de débridement ces traitements correspondent-ils? (Tableau 37.9 *Types de débridement*, p. 1139)

11. L'infirmière au service de maintien à domicile visite madame Émilie St-Fleur, 55 ans, pour un changement de pansement au talon droit où s'est développé un ulcère diabétique de 4 cm de diamètre. L'ulcère comporte du tissu de granulation. Quelle solution l'infirmière devrait-elle utiliser pour nettoyer l'ulcère? (*Nettoyage de la plaie* et *Alerte clinique*, p. 1141)

12. Madame Edwidge Wassu, 50 ans, a subi une greffe rénale et est revenue de la salle d'opération il y a une heure. L'infirmière constate que son pansement est un peu plus souillé de sang qu'à son arrivée à l'unité de néphrologie. Elle décide donc d'ajouter des compresses au pansement déjà en place. Quel objectif vise-t-elle? (*Buts des pansements*, p. 1142)

13. Madame Mélina Salto, 76 ans, est en phase terminale d'un cancer des os. Elle n'arrive plus à se lever et est donc alitée depuis trois jours. Elle est maigre et sa peau est mince et sèche. En la changeant de position, les préposées aux bénéficiaires ont découvert une rougeur marquée au sacrum. L'infirmière aurait-elle raison d'appliquer un pansement hydrocolloïde sur cette rougeur? Expliquez votre réponse. (Tableau 37.10 *Classes modernes de pansements*, p. 1140)

ACTIVITÉ LUDIQUE Savez-vous évaluer les risques ?

DIRECTIVES : Dans les deux figures ci-dessous, indiquez précisément, à l'aide de flèches, les endroits où les lésions de pression peuvent se développer chez un client, selon la position dans laquelle il est couché.

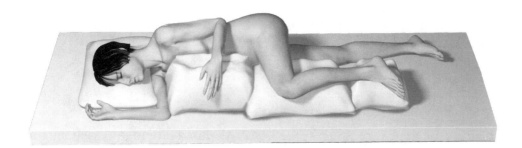

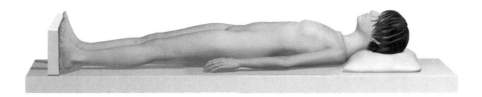

Mots cachés

DIRECTIVES : Voici une liste de définitions relatives pour la plupart à des notions exposées en détail dans le chapitre. Trouvez les termes correspondant à chacune d'elles et insérez-les dans les cases prévues à cet effet (sans accents). Repérez ensuite et entourez ces termes dans la grille de la page suivante. Ils peuvent se lire dans toutes les directions et une même lettre peut être utilisée plus d'une fois.

1. Facteur perturbant la cicatrisation des plaies.
2. Qualificatif d'un écoulement épais et opaque, jaune, vert, ocre ou brun.
3. Protéine résistante et fibreuse, constituant du derme.
4. État possible du pourtour d'une plaie.
5. Partie du dos où une lésion de pression peut apparaître lorsque le client reste trop longtemps en position de décubitus dorsal.
6. Perturbation de la structure anatomique normale et de sa fonction résultant de processus pathologiques.
7. Séparation partielle ou totale des lèvres de la plaie.
8. Séparation totale des lèvres d'une plaie pouvant laisser sortir un organe à travers la plaie.
9. Échelle permettant d'évaluer le risque que présente un client de développer une lésion de pression.
10. Tissu noir ou brun.
11. Tube qui permet l'évacuation du liquide qui s'accumule dans une plaie.
12. Croûte épaisse de tissu nécrotique, sèche et souvent noirâtre, qui découle de la mort de la peau.
13. Type de pansement non adhérent.
14. Tissu formé dans le lit d'une plaie, lui donnant une apparence granuleuse.
15. Réaction de l'organisme à une plaie reconnaissable à des signes et symptômes spécifiques.
16. Gonflement des tissus.
17. Force de deux surfaces qui se déplacent l'une par rapport à l'autre.
18. Marque laissée par une plaie.
19. Marque sur la peau.
20. Personne chez qui l'élasticité de la peau est diminuée.

DIRECTIVES : En plaçant en ordre les lettres qui resteront inutilisées, reconstituez deux nouveaux termes relatifs au soin des plaies, l'un au singulier et l'autre au pluriel. La première lettre de chacun de ces termes vous est fournie.

N	O	I	T	A	M	M	A	L	F	N	I
A	F	H	A	N	O	I	T	C	I	R	F
C	I	P	S	O	M	O	P	L	A	T	E
O	D	E	H	I	S	C	E	N	C	E	G
L	B	B	O	T	U	L	L	E	I	M	P
L	E	R	R	A	C	S	E	D	C	E	U
A	E	I	A	L	P	M	S	A	A	D	R
G	R	G	C	U	T	D	O	R	T	E	U
E	E	G	A	N	R	A	R	B	R	O	L
N	O	I	T	A	R	E	C	S	I	V	E
E	E	T	I	R	R	I	E	H	C	R	N
O	A	N	T	G	E	S	N	L	E	E	T

Les deux nouveaux termes formés avec les lettres inutilisées sont :

M										
F										

38 | Soigner les altérations sensorielles

▶ Le solutionnaire des activités proposées est présenté à l'adresse suivante : www.cheneliere.ca/potter

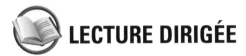

LECTURE DIRIGÉE

CONSIGNE : Pour répondre aux questions suivantes, consultez votre manuel à l'endroit indiqué entre parenthèses. Note : Vous trouverez les réponses aux questions 1 à 4 dans l'encadré 38.2 *Facteurs influençant la fonction sensorielle*, p. 1160.

1. Monsieur Georges Larivée, 56 ans, prend de la propafénone (Rythmol^MD) pour traiter son arythmie cardiaque. Quel problème sensoriel auditif risque-t-il de ressentir comme effet secondaire ?

2. Thomas, 13 ans, vit dans un centre d'accueil. Atteint de déficience intellectuelle sévère, il a parfois des comportements agressifs inexpliqués. Ainsi, lorsqu'il se fâche, il devient dangereux pour lui-même et pour son entourage immédiat. On le place alors dans une chambre où il n'y a aucun meuble et où la lumière est tamisée. Quel phénomène cherche-t-on à créer en l'isolant ainsi ?

3. Madame Agnès Dandurand, 77 ans, est arrivée à l'unité de neurologie il y a à peine 15 minutes avec un diagnostic d'AVC gauche. Sans en savoir plus, quel trouble sensoriel l'infirmière doit-elle s'attendre à trouver chez la cliente ?

4. Sean, 45 ans, fume au minimum un paquet de cigarettes par jour depuis plus de 30 ans. Quel problème gustatif cette dépendance risque-t-elle de causer ?

5. L'optométriste atteste que madame Dorine Faustin, 61 ans, montre de la sécheresse aux yeux, ce qui expliquerait que sa vision ait diminué. Deux autres indices contribueraient à confirmer la sécheresse oculaire. Lesquels ?
(Encadré 38.3 *Déficits sensoriels courants*, p. 1161)

6. Steve a 40 ans. En faisant du *rafting*, il s'est infligé une plaie profonde au mollet droit.

a) En attendant de voir le médecin urgentiste, il observe ce qui se passe autour de lui: enfants qui pleurent, clients agités et agressifs, arrivée des ambulances, va-et-vient constant du personnel, appels à l'interphone, lumières éclatantes, etc. S'agit-il ici d'un exemple de privation ou de surcharge sensorielle? (*Privation sensorielle*, p. 1161, et *Surcharge sensorielle*, p. 1162)

b) Comme Steve a tardé à se rendre à l'urgence, sa plaie s'est infectée, et il doit être hospitalisé. Malheureusement, il contracte en plus une infection nosocomiale à la bactérie *C. difficile*. On le place en isolement en chambre privée et il ne reçoit aucun visiteur, ses proches habitant loin de l'hôpital. S'agit-il cette fois d'un exemple de privation ou de surcharge sensorielle? (*Privation sensorielle*, p. 1161, et *Surcharge sensorielle*, p. 1162)

c) L'infirmier remarque que Steve a parfois des sautes d'humeur et qu'il dit souvent: «Je crois que je vais devenir fou à rester enfermé dans cette chambre.» Sur le plan affectif, quel autre sentiment l'infirmier pourrait-il observer chez Steve? (Encadré 38.4 *Effets de la privation sensorielle*, p. 1162)

d) Comme Steve ne reçoit aucun visiteur et qu'il est en isolement, le personnel infirmier ne le voit que pour des soins spécifiques (changement du pansement, soins d'hygiène, repas, administration de médicaments). Quel impact la rareté des échanges sociaux peut-elle avoir sur la condition psychologique de Steve? (*Interactions sociales*, p. 1164)

7. Comme il est informaticien, Simon travaille pendant de longues heures dans la même position. Malgré un environnement ergonomique, il se plaint de douleur et de picotements au poignet droit depuis quelques jours. Que laissent suspecter ces symptômes? (*Facteurs liés à l'environnement*, p. 1164)

8. Monsieur René St-Cyr, 80 ans, est arrivé au centre d'hébergement ce matin. Il est de moins en moins autonome pour ses AVQ et AVD. L'infirmière remarque qu'il utilise une loupe pour lire et qu'il tâtonne pour trouver des appuis lorsqu'il se déplace dans sa chambre. Elle soupçonne que le client présente un déficit visuel malgré ses verres correcteurs.

a) Formulez trois questions que l'infirmière pourrait poser à monsieur St-Cyr et qui lui permettraient de valider son hypothèse. (Encadré 38.7 *Exemples de questions pour l'évaluation du risque d'altération sensorielle*, p. 1166)

Introduction to Modern Climate Change

Third Edition

The third edition of this introductory textbook for both science students and non-science majors has been brought completely up to date. It reflects the most recent findings from the latest Intergovernmental Panel on Climate Change (IPCC) reports, as well as advances in the political arena around climate change. As in previous editions, it is tightly focused on anthropogenic climate change. The first part of the book concentrates on the science of modern climate change, including evidence that the Earth is warming and a basic description of climate physics. Concepts such as radiative forcing, climate feedbacks, and the carbon cycle are discussed and explained using basic physics and algebra. The second half of the book goes beyond the science to focus on the economics and policy options to address climate change. The book's goal is for a student to leave the class ready to engage in the public policy debate on the climate crisis.

Andrew E. Dessler is a climate scientist and professor of atmospheric sciences at Texas A&M University. He researches atmospheric chemistry, climate change, and climate change policy. He is a fellow of the American Geophysical Union and the American Association for the Advancement of Science. The first edition of this book won the Louis J. Battan Author's Award from the American Meteorological Society. He has authored two books on climate change: this one, and *The Science and Politics of Global Climate Change: A Guide to the Debate* (with Edward Parson, third edition 2019, Cambridge University Press).

"Andrew Dessler is that rare breed of scientist who can contribute at the leading edge of scientific discovery while adeptly explaining the science and its implications to lay audiences. With his newly revised edition of *Introduction to Modern Climate Change*, Dessler provides a comprehensive, up-to-date, and engaging account of the science, the impacts, and the policy dimensions of the climate crisis. Climate change is the defining challenge of our time and this textbook is the ideal choice to ensure students are informed about it." Michael Mann, Penn State University, author of *The New Climate War* and *Dire Predictions*

"In a world dominated by headlines, Dr. Andrew Dessler's *Introduction to Modern Climate Change* delivers a fresh take on something we're all craving: fundamentals. The book begins with the physical science basis for climate change, from blackbody radiation to the fluxes and reservoirs of the carbon cycle, before delving into hot topics, from feedbacks to exponential growth. Dessler delivers a robust and much-needed framework for addressing modern global environmental change." Hari Mix, Santa Clara University

"*Introduction to Modern Climate Change* has been my text of choice for a general education class on the topic. It provides students with the foundations of climate physics, places modern variations in the context of the geologic record, establishes the man-made nature of current trends, and (uniquely for textbooks on this matter) discusses the economic and political dimensions of the problem, and how best to respond to it. This new edition brings a significant upgrade by adding the most up-to-date numbers from the IPCC and the Paris Agreements, as well as a greatly expanded set of engaging graphics, conveying the information most pertinent to this existential crisis. I heartily recommend this approachable textbook to any student or scholar." Julien Emile-Geay, University of Southern California

"*Introduction to Modern Climate Change* is essential reading for anyone interested in anthropogenic global warming. Andrew Dessler's textbook is easily accessible for students from a range of back-grounds, as no prior knowledge of Earth Science is needed. It is the first resource I add to my reading lists, and the new color figures enhance it further. There are also important updates concerning the policies of climate change, such as the impact of the Trump Administration and the Paris Agreement." Matt Smith, University of Worcester

" . . . an excellent textbook for the general audience of undergraduates . . . In the third edition, there are more exercises than in earlier editions, allowing the instructor to emphasize those exercises depending on the particular department providing the course . . . An important update is the transition to colored graphics throughout the book, which bring to life the arguments in the text . . . Dessler is a very gifted writer for the general reader . . . In this book, he engages the reader with relevant analogies from everyday life . . . Most importantly, his presentation is clear. His arguments are strong and presented passionately . . . I grade the third edition as *excellent*." Gerald R. North, Texas A&M University

From reviews of previous editions:

"... a textbook about the scientific basis for global climate change that's well balanced, well written, highly illuminating, and accessible to non-science majors." John M. Wallace, University of Washington

"I was so impressed with its simple and compelling coverage of the science of climate change, and, just as importantly, its social and political context. The students loved the book – some even commented that it was the first time they had actually understood and enjoyed reading a science book." Steve Easterbrook, University of Toronto

"Dessler's book is written so clearly that anyone can read it and understand the major issues in climate change. It hits just the right balance between rigor and comfort, making the whole topic more appealing and accessible to students." Deborah Lawrence, University of Virginia

"The text provides a readable, concise summary of the science of climate change, but it is the non-scientific aspects of the book that set it apart ... a well-crafted textbook. The writing is very accessible without being too simplistic. The combination of a broad overview of the science and the policy of climate change is both novel and appropriate for ... an introductory-level survey course on climate change. Reading the book was a learning experience for me, and I would happily recommend this book to anyone seeking an introduction to climate change." Guillaume Mauger, *Bulletin of the American Meteorological Society*

"The book reads extremely well: it uses stories, analogs, and examples to draw the reader into the story of the science of our changing planet. Despite the complexity of the actual science, Dessler presents the material in a clear manner and does it without drawing on mathematics any more difficult than simple algebra ... I recommend this book for anyone interested in learning more about climate change and the challenges it presents to humanity." Donald J. Wuebbles, *Physics Today*

"Dessler has done an excellent job of clearly describing the different issues of climate change in a way that will be accessible to both science and non-science majors. I can see this book becoming the standard textbook for the growing number of introductory courses that discuss both the science and policy of climate change." Darryn Waugh, Johns Hopkins University

"Dessler does an excellent job of simply explaining the science ... should be on the reading list of anyone with an interest in climate science, if for no other reason than that it introduces a complex subject in such a coherent and comprehensible fashion." John Brittan, *The Leading Edge*

CAMBRIDGE
UNIVERSITY PRESS

University Printing House, Cambridge CB2 8BS, United Kingdom

One Liberty Plaza, 20th Floor, New York, NY 10006, USA

477 Williamstown Road, Port Melbourne, VIC 3207, Australia

314–321, 3rd Floor, Plot 3, Splendor Forum, Jasola District Centre,
New Delhi – 110025, India

103 Penang Road, #05–06/07, Visioncrest Commercial, Singapore 238467

Cambridge University Press is part of the University of Cambridge.

It furthers the University's mission by disseminating knowledge in the pursuit of
education, learning, and research at the highest international levels of excellence.

www.cambridge.org
Information on this title: www.cambridge.org/9781108840187
DOI: 10.1017/9781108879125

First and second editions © Andrew Dessler 2012, 2016
Third edition © Cambridge University Press 2022

First published 2012
Second edition 2016
Third edition 2022
Reprinted 2022

Printed in the United Kingdom by TJ Books Limited, Padstow, Cornwall, 2022

A catalogue record for this publication is available from the British Library.

ISBN 978-1-108-84018-7 Hardback
ISBN 978-1-108-79387-2 Paperback

Additional resources for this publication at www.cambridge.org/dessler3 and www.andrewdessler.com

For Alex and Michael

Contents

Preface

Future generations may well view climate change as the defining issue of our time. The worst-case climate change scenarios look truly terrible, but even middle-of-the-road ones portend unprecedented environmental change for human society. When looking back on our time and the choices we made (or didn't) to save our planet, young people will either cheer our foresight in dealing with this issue or curse our lack of it.

I want to stress that this isn't an advocacy book. Although I have opinions on this matter, and strong ones, I also believe that in this case facts speak louder than one's beliefs. Thus, in this textbook I limit myself to presenting the science of climate change and laying out the possible solutions and trade-offs among them. The hope is that an unbiased assessment of this issue will prove to people that climate change poses a serious risk to us all, and that reducing our emissions of greenhouse gases will head off that risk.

I recognize that, despite the stakes, the world has done close to nothing to avert the terrible outcomes presented by the scientists if we don't act now. Why, you might wonder? For one, we mostly respond to immediate threats, and climate change isn't happening fast enough to trigger real panic. Surely, we know that it will pose a threat to future generations; however, acting now would be quite onerous, on so many levels, and what reassurance do we have that re-designing our entire energy sector (or even the entire economy) to reduce carbon emissions won't cause havoc even before climate change will? In such a situation, it is easier to do nothing and wait for disaster to strike – which is why dams are frequently built after the flood, not before.

Nevertheless, every year that our society does nothing to address climate change makes solving the problem both harder and more expensive. Despite all this, I remain optimistic because problems often appear intractable at first. In the 1980s, as evidence mounted that industrial chemicals were depleting the atmospheric ozone layer, it was not at all clear that we could avoid this issue at a reasonable cost. The chemicals causing the ozone loss, namely chlorofluorocarbons, played an important role in our everyday life – in refrigeration, air-conditioning, and many industrial processes – just like fossil fuels, the main cause of modern climate change, play an important role in our society. Yet the cleverness of humans prevailed, leading to the development of a substitute chemical, which seamlessly and cheaply replaced the ozone-destroying halocarbons, at a cost so low that hardly anyone noticed when the substitution took place.

Solving the climate change problem will be harder than solving the ozone depletion problem – how much harder, no one knows. I am confident, though, that the ingenuity and creativeness of humans is such that we can succeed without damaging our standard of living. That said, there is only one way to find out, and that is to try to do it.

Key Features

- While discussing all facets of climate change, this book focuses on how human activities have directly contributed to this problem.
- It describes the physics of climate change, allowing students to fully appreciate the science behind this phenomenon and the deep concern shared by the scientific community for the future of our planet.
- It also addresses its many other dimensions – science, economics, society, and politics as well as the moral and ethical questions posed by this problem. Indeed, virtually every government in the world has now accepted the reality of climate change, and the debate has, to a great extent, moved on to policy questions, including the economic and ethical repercussions that this has on our society.

Updates Since the Previous Edition

- New and revised figures.
- Includes the latest development and research findings on climate change, from "attribution science" and its central role in informing discussions of responsibility for climate change to Earth's climate sensitivity and its significantly narrowed bounds.
- Discusses the policy of climate change, the recent (anti-) environmental policy changes in countries such as the United States, and international negotiations and agreements such as the Paris Agreement.
- Identifies the synergies and trade-offs between climate change mitigation and adaptation policies.

Book Organization

The first seven chapters of the book focus on the science of climate change. Chapter 1 defines the problem and provides definitions of weather, climate, and climate change. It also addresses an issue that most textbooks do not have to address: why the reader should believe this book as opposed to websites and other sources that give a completely different view of the climate problem. Chapter 2 explains the evidence that the Earth is warming. The evidence is so overwhelming that there is little argument anymore over this point, and my goal is for readers to come away from the chapter understanding this.

Chapter 3 covers the basic physics of electromagnetic radiation necessary to understand the climate. I use familiar examples in this chapter, such as the incandescent light bulb, to help the reader understand these important concepts. In Chapter 4, a simple energy-balance climate model is derived. It is shown how this simple model successfully explains the Earth's climate as well as the climates of Mercury, Venus, and Mars. Chapter 5 covers the carbon cycle. Feedbacks, radiative forcing, and climate sensitivity are all discussed in Chapter 6.

Finally, Chapter 7 explains why scientists are so confident that humans are to blame for the recent warming that the Earth has experienced.

Chapter 8 begins an inexorable shift from physics to non-science issues. It discusses emissions scenarios and the social factors that control them, as well as what these scenarios mean for our climate over the next century. Chapter 9 covers the impacts of these changes on humans and on the world in which we live. Chapter 10 covers exponential mathematics. Exponential growth is a key factor in almost all fields of science, as well as in real life. In this chapter, I cover the math of exponential growth and explain the concepts of exponential discounting and the social cost of carbon.

Starting with Chapter 11, the discussion is entirely on the policy aspects of the problem. Chapter 11 discusses the four classes of responses to climate change, namely adaptation, mitigation, solar radiation management, and carbon dioxide removal, and their advantages, disadvantages, and trade-offs. The most contentious arguments over climate change policy are over mitigation, and Chapter 12 discusses in detail the two main policies advanced to reduce emissions: carbon taxes and cap-and-trade systems.

Chapter 13 provides a brief history of climate science and a history of the political debate over this issue, including discussions of the United Nations Framework Convention on Climate Change, the Kyoto Protocol, and the Paris Agreement. Finally, Chapter 14 pulls the last three chapters together by discussing how to decide which of our options we should adopt, particularly given the pervasive uncertainty in the problem.

Overall, it should be possible to cover each chapter in 3 hours of lecture. This makes it feasible to cover the entire book in one 14-week semester. At Texas A&M, the material in this book is being used in a one-semester class for non-science majors that satisfies the university's science distribution requirement. Thus, it is appropriate for undergraduates with any academic background and at any point in their college career.

Readership and Pedagogy

Any serious understanding of climate change must be quantitative. Therefore, the book assumes a knowledge of simple algebra. No higher math is required, nor prior knowledge of any field of science – just an open mind and a willingness to learn.

To help students in their learning journey, each chapter includes: both quantitative and qualitative questions to test their knowledge of the topics discussed; chapter summaries outlining the major points of the chapter; and a list of important terms to familiarize themselves with and utilize in their discussion about climate change.

Online Resources

Downloadable figures from the book, solutions to selected exercises and a test bank for instructors are available from www.cambridge.org/dessler3. For additional reading and lecture videos, please link up to my website www.andrewdessler.com.

Acknowledgments

This book could not have been written without the incredible work of the climate science community. Ignored by many, demonized by some, I believe that future generations will look back and say, "They nailed it." I hope this book does justice to all of our hard work. The first edition of the book was written while I was on faculty development leave from Texas A&M University during fall 2010. I thank the university for this support.

1 An Introduction to the Climate Problem

In this chapter, we begin our tour through the climate problem by defining weather, climate, and climate change. We also discuss something that few textbooks address: why you should believe this book.

1.1 What Is Climate?

The American Meteorological Society defines *climate* as

> The slowly varying aspects of the atmosphere–hydrosphere–land surface system. It is typically characterized in terms of suitable averages of the climate system over periods of a month or more, taking into consideration the variability in time of these averaged quantities.[1]

Weather, on the other hand, is defined as

> The state of the atmosphere ... As distinguished from climate, weather consists of the short-term (minutes to days) variations in the atmosphere.[2]

Mark Twain, in contrast, famously summed it up a bit more concisely:

> Climate is what you expect; weather is what you get.

Put another way, you can think of weather as the actual state of the atmosphere at a particular time. Weather is what we mean when we say that, at 10:53 AM on November 15, 2014, the temperature in College Station, Texas, was 8°C, the humidity was 66 percent, winds were out of the southeast at 8 knots, the barometric pressure was 1,023 millibar, and there was no precipitation. Weather is also what we mean when we say that the temperature will be dropping this weekend when a cold front comes through the area.

Climate, in contrast, is a statistical description of the weather over a period of time, usually a few decades. This description would most frequently include quantities such as temperature, humidity, precipitation, cloudiness, visibility, and wind. Figure 1.1 demonstrates one example of a climate statistic: It shows the distribution of daily maximum temperatures in September at Ellington Field, southeast of Houston. During the 1970s, for example, the most likely daily maximum temperature was 31°C, which occurred on

---

[1] https://glossary.ametsoc.org/wiki/Climate, retrieved June 03, 2020.
[2] https://glossary.ametsoc.org/wiki/Weather, retrieved November 25, 2020.

1

Figure 1.1 Frequency of occurrence of daily high temperature in September at Ellington Field, near Houston, TX, for two time periods: 1970–1979 (blue) and 2010–2019 (orange). HadISD [v3.1.1.2020f] data were obtained from www.metoffice.gov.uk/hadobs/hadisd on 2020-06-03 and are British Crown Copyright, Met Office [7 January 2021], provided under an Open Government Licence, www.nationalarchives.gov.uk/doc/non-commercial–government-licence/non commercial-government-licence.htm. This data set is described by Dunn (2019), Dunn et al. (2012, 2014, 2016), and Smith et al. (2011).

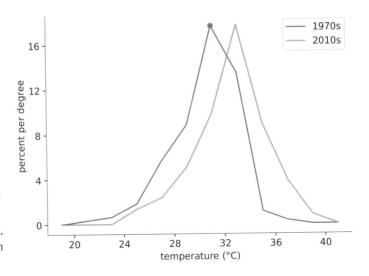

approximately 18 percent of the days (this point is indicated by the blue dot in the figure). In the 2010s, the most likely maximum temperature was 33°C, which also occurred on 18 percent of the days. The important thing about Figure 1.1 is that it tells us only the range of probable conditions over these two periods. It contains no information about what the actual high temperature was on any day – i.e., you cannot use Figure 1.1 to determine what the actual maximum temperature was on August 10, 1975.

In this book, I frequently use the Celsius scale, the standard temperature scale throughout most of the world (the Fahrenheit scale familiar to US readers is only used in the United States and a few other countries). For readers who may not be conversant in Celsius, you can convert from Fahrenheit to Celsius using the equation $C = (F - 32) \times 5/9$; or from Celsius to Fahrenheit, $F = C \times 9/5 + 32$. It is also useful to remember that the freezing and boiling temperatures for water on the Celsius scale are 0°C and 100°C, respectively. On the Fahrenheit scale, these temperatures are 32°F and 212°F. Room temperature is about 22°C, which corresponds to 72°F.

Why do we care about weather and climate? Weather is important for making short-term decisions. For example, should you take an umbrella when you leave the house tomorrow? To answer this question, you do not care at all about the statistics of precipitation for the month, but rather whether it is going to rain *tomorrow*. If you are going skiing this weekend, you care about whether new snow will fall before you arrive at the ski lodge and what the weather will be while you are there. You do not care how much snow the lodge gets on average or what the average weather is for this time of year.

Climate is important for long-term decisions. If you are looking to build a vacation home, you are interested in finding a place that frequently has pleasant weather – you are not particularly concerned about the weather on any specific day. Plots like Figure 1.1 can help make these kinds of climate-related decisions; the plot tells us, for example, that a house in this location needs air-conditioning during the summer. If you are building a ski resort, you want to place it in a location that, on average, gets enough snow to generate acceptable ski conditions in most years. You do not care if snow is going to fall on a particular weekend, or even what the total snowfall will be for a particular year.

An example of the importance of both the climate and the weather can be found in the planning for D-Day, the invasion of the European mainland by the Allies during World War II. The invasion required Allied troops to be transported onto the beaches of Normandy, along with enough equipment that they could establish and hold a beachhead. As part of this plan, Allied paratroopers were to be dropped into the French countryside the night before the beach landing in order to capture strategic towns and bridges near the landing zone, thus hindering an Axis counterattack.

There were important weather requirements for the invasion. The nighttime para-trooper drop demanded a cloudless night as well as a full moon so that the paratroopers would be able to land safely and on target, and then achieve their objectives – all before dawn. The sky had to remain clear during the next day so that air support could see targets on the ground. For tanks and other heavy equipment to be brought onshore called for firm, dry ground, so there could be no heavy rains just prior to the invasion. Furthermore, the winds could not be too strong because high winds generate big waves that create problems for both the paratroopers and the small landing craft that would ferry infantry to the beaches.

Given these and other requirements, analysts studied the *climate* of the candidate landing zones to find those beaches where the required weather conditions occurred most frequently. The beaches of Normandy were ultimately selected in part because of its favorable climate, although tactical considerations obviously also played a key role.

Once the landing location had been selected, the exact date of the invasion had to be chosen. For this, it would not be the climate that mattered but rather the *weather* on a particular day. Operational factors such as the phase of the tide and the moon provided a window of three days for a possible invasion: June 5, 6, and 7, 1944. June 5 was initially chosen, but on June 4, as ships began to head out to sea, bad weather set in at Normandy, and General Dwight D. Eisenhower made the decision to delay the invasion. On the morning of June 5, chief meteorologist J. M. Stagg forecasted a break in the weather, and Eisenhower decided to proceed. Within hours, an armada of ships set sail for Normandy. That night, hundreds of aircraft carrying tens of thousands of paratroopers roared overhead to the Normandy landing zones.

The invasion began just after midnight on June 6, 1944, when British paratroopers seized a bridge over the Caen Canal. At dawn, 3,500 landing craft hit the beaches. Stagg's forecast was accurate and the weather was good, and despite ferocious casualties, the invasion succeeded in placing an Allied army on the European mainland. This was a pivotal battle of World War II, marking a turning point in the war. Viewed in this light, Stagg's forecast may have been one of the most important in history.

Temperature is the parameter most often associated with climate, and it is something that directly affects the well-being of the Earth's inhabitants. The statistic that most frequently gets discussed is average temperature, but temperature extremes also matter. For example, it is heat waves – prolonged periods of excessively hot weather – rather than normal high temperatures that kill people. In fact, heat-related mortality is the leading cause of weather-related death in the United States, killing many more people than cold temperatures do. And the numbers can be staggering: In August 2003, a severe heat wave in Europe lasting several weeks killed tens of thousands.

Precipitation rivals temperature in its importance to humans, because human life without fresh water is impossible. As a result, precipitation is almost always included in any definition of climate. Total annual precipitation is obviously an important part of the climate of a region. However, the distribution of this rainfall throughout the year also matters. Imagine, for example, two regions that get the same total amount of rainfall each year. One region gets the rain evenly distributed throughout the year, whereas the other region gets all of the rain in 1 month, followed by 11 rain-free months. The environment of these two regions would be completely different. Where the rain falls continuously throughout the year, we would expect a green, lush environment. Where there are long rain-free periods, in contrast, we expect something that looks more like a desert.

Other aspects of precipitation, such as its form (rain versus snow), are also important. In the US Pacific Northwest, for example, snow accumulates in the mountains during the winter and then melts during the following summer, thereby providing fresh water to the environment during the rain-free summers. If warming causes wintertime precipitation to fall as rain rather than snow, then it will run off immediately and not be available during the following summer. This could lead to water shortages during the summer.

As these examples show, climate includes many environmental parameters. What part of the climate matters will vary from person to person, depending on how each relies on the climate. The farmer, the ski resort owner, the resident of Seattle, and Dwight D. Eisenhower are all interested in different meteorological variables, and thus may care about different aspects of the climate. But make no mistake: We all rely on the stability of our climate for our continuing existence. I will discuss this in greater depth when I explore the impacts of climate change in Chapter 9.

1.2   What Is Climate Change?

The climate change that is most familiar is the seasonal cycle: the progression of seasons from summer to fall to winter to spring and back to summer, during which most non-tropical locations experience significant climate variations. The concern in the climate change debate – and in this book – is with long-term climate change. The American Meteorological Society defines the term *climate change* as:

> Any systematic change in the long-term statistics of climate elements (such as temperature, pressure, or winds) sustained over several decades or longer.[3]

In other words, we can compare the statistics of the weather for one period against those for another period, and if the statistics have changed, then we can say that the climate has changed.

Thus, we are interested in whether today's climate is different from the climate of a century ago, and we are worried that the climate at the end of the twenty-first century will be quite different from that of today. To illustrate this, we return to Figure 1.1 to examine how the distribution of daily maximum September temperatures near Houston, TX changed between the 1970s and 2010s. Clearly, the temperature distributions in these two periods are different – the temperature distribution in the 2010s is about 1.5°C warmer than in the 1970s. We also see that temperatures that rarely occurred in the 1970s occurred frequently in the 2010s. In the 1970s, for example, daily maximum temperatures above 34°C (93°F) occurred on only 3 percent of the days; in the 2010s, they occurred on 35 percent of days. In other words, *the climate of this region changed* between these decades. This plot doesn't tell us what caused the change – it may be due to human activities or any number of natural physical processes. All we have identified here is a shift in the climate.

The shift in the average daily maximum temperature in Figure 1.1 is only 1.5°C, and it may be tempting to dismiss this as unimportant. In Chapter 9, you'll see how small-seeming changes in temperature are associated with significant impacts on the environment and all of us who live in it. So you should not dismiss such a change lightly.

In Chapter 2, we will look at global data to determine if the climate of the entire planet is changing. Before we get to that, however, there are two things I need to cover. First, in the next section, I discuss the coordinate system I will be using in this book.

1.3   A Coordinate System for the Earth

I will be talking a lot in this book about the Earth, so it makes sense to define the terminology used to identify particular locations and regions on the Earth.

To begin, the *Equator* is the line on the Earth's surface that is halfway between the North and South Poles, and it divides the Earth into a northern hemisphere and a southern hemisphere. The *latitude* of a particular location is the distance in the north–south direction between the location and the Equator, measured in degrees (as indicated by the red arrow in Figure 1.2a). This means that the latitude of the Equator is 0°. Latitudes for points in the northern hemisphere have the letter N appended to them, with S appended to points in the southern hemisphere. Thus, 30°N means a point on the Earth that is 30° north of the Equator, whereas 30°S means the same distance south of the Equator.

---

[3] http://glossary.ametsoc.org/wiki/Climate_change, retrieved June 3, 2020.

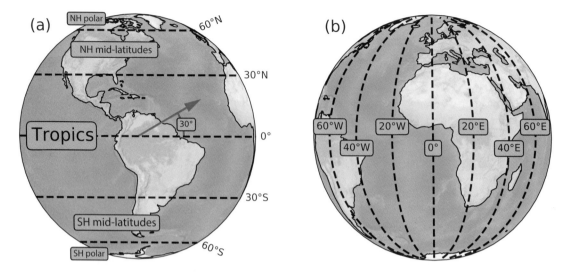

Figure 1.2 (a) A schematic plot of latitude showing the tropics (30°N to 30°S), the northern hemisphere (NH) and southern hemisphere (SH) mid-latitudes (30°–60° in each hemisphere), and the polar regions (poleward of 60° in each hemisphere). (b) A schematic plot of longitude.

The *tropics* are conventionally defined as the region from 30°N to 30°S, and this region covers half the surface area of the planet. The *mid-latitudes* are usually defined as the region from 30° to 60° in both hemispheres, and they occupy roughly one-third of the surface area of the planet. Most human population lives in the northern hemisphere, between the Equator and 60°N, because that's where most of the land is; the southern hemisphere is mainly ocean. The *polar regions* are typically defined to be from 60° to the pole, and together these regions occupy the remaining one-sixth of the surface area of the planet. The North and South Poles are located at 90°N and 90°S, respectively.

Latitude gives the north–south location of an object, but to uniquely identify a spot on the Earth, you need to know the east–west location as well. That is where *longitude* comes in (Figure 1.2b). Longitude is the angle in the east or west direction, from the prime meridian, a line that runs from the North Pole to the South Pole through Greenwich, England, which is arbitrarily defined to be 0° longitude. Locations to the east of the prime meridian are in the eastern hemisphere and have the angle appended with the letter E, whereas locations to the west are in the western hemisphere and have the letter W appended. In both directions, longitude increases to 180°, where east meets west at the international date line.

Together, latitude and longitude identify the location of every point on the planet Earth. For example, my office in the Department of Atmospheric Sciences of Texas A&M University is located at 30.6178°N, 96.3364°W (but please don't show up without an appointment). Knowing your location can literally be a matter of life and death – shipwrecks, wars, and other miscellaneous forms of death and disaster have occurred because people did not know where they were. Luckily for us, GPS (global positioning system) technology, which is built into your cell phone, can determine your latitude and longitude to within a few feet.

1.4   Why You Should Believe This Textbook

I now have to address an issue that generally does not come up in college textbooks: why you should believe it. Students in most classes accept without question that the textbook is correct. After all, the author is probably an authority on the subject, the publisher has almost certainly reviewed the material for accuracy, and the instructor of the class, someone with knowledge of the field, selected that textbook. Given those facts, it seems reasonable to simply assume that the information in the textbook is correct.

But climate change is not like every other subject. If you do a quick Internet search, you can find a website that disputes almost every claim made in this textbook. Your friends and family may not believe that climate change is a serious problem. They may even believe it is a hoax. You may agree with them. This book will challenge many of these so-called skeptical viewpoints, and you may face the dilemma of whom to believe.

This situation brings up an important question: How do you determine whether to believe a scientific claim? This is not just a philosophical question but one of great importance to you. When the coronavirus pandemic hit in early 2020, questions of science (how is it transmitted, do masks protect me, how many people around me are infected?) were literally matters of life and death. In fact, many important policy questions we face are built upon scientific claims.

For climate change, the case for action is built on scientific claims that the Earth is warming, humans are to blame for this, and future warming will bring with it risks of significant impacts. If you happen to know a lot about an issue, you can reach your own conclusions about the scientific claims relevant to that issue. But no one can be an expert on every subject; for the majority of issues on which you are not an expert, you need a shortcut.

One type of shortcut is to rely on your firsthand experience about how the world works. Claims that fit with your own experience are easier to accept than those that run counter to it. People do this sort of evaluation all the time, usually subconsciously. Consider, for example, a claim that the Earth's climate is not changing. In your lifetime, climate has changed very little, so this seems like a plausible claim. However, a geologist who knows that dramatic climate shifts are responsible for the wide variety of rock and fossil deposits found on Earth might regard the idea of a stable climate as ludicrous, and in turn might therefore be less likely to accept a human origin for climate change. The problem with relying on firsthand experience about the climate is that your experience might not be relevant to our present situation. For climate change, that is the case. Our present situation is unique – people have never changed the composition of the global atmosphere as much or as fast as is currently occurring. Thus, whatever the response will be, it will be outside the realm of our and the Earth's experiences.

Another type of shortcut is to rely on your values: You can accept claims that fit with your overall worldview while rejecting the claims that do not. For example, consider the scientific claim that secondhand smoke has negative health consequences. If you are a believer in unfettered freedom, you might choose to simply reject this claim out of hand because its truth implies that governments should regulate smoking in public places to protect public health. If, on the other hand, you are skeptical about corporate power, you may uncritically accept any claim that implies corporations are engaged in behavior that is bad for consumers.

Yet another shortcut is to rely on an *opinion leader*. Opinion leaders are people who you trust because they appear to be authoritative or because you agree with them on other issues. They might include a family member or influential friend, a media figure such as talk show hosts Tucker Carlson or John Oliver, or an influential politician such as Barack Obama or Donald Trump. In the absence of a strong opinion of your own, you can simply adopt the view of your opinion leaders. The problem with this approach is that many opinion leaders promote scientific viewpoints carefully screened to lend support to their preferred policies. Because of this, much of what you hear from opinion leaders is absolute nonsense.

1.4.1 How Science Works

Where should you turn to find out whether science supports a particular scientific claim? To answer this, let's discuss how science actually generates knowledge. Science begins with the process that most of you learned in high school, which may have been described to you as the "scientific method." It describes a process whereby an individual scientist generates a hypothesis, performs experiments to test the hypothesis, and then reaches a conclusion about the hypothesis.

In reality, this is only the first step of the true scientific process. Before the conclusion of this experiment can be considered "true," it must first be judged valid by the rest of the scientific community. This begins with the experimenter writing up a detailed description of exactly how the experiment was performed, the data that was collected, and the calculations or other methods of analysis that were done, all in enough detail that someone knowledgeable in the field could reproduce the work.

The resulting manuscript is then submitted for publication in a scientific journal. The first formal control that the scientific community exercises on the quality of scientific work comes at this point. Scientific journals will not publish the paper until it has been critically reviewed by other experts in the field. In this process, known as *peer review*, the reviewers' job is to look for errors or weaknesses in the analysis that might cast doubt on the conclusions. The identity of the reviewers is typically not revealed to the author, so that the reviewers can give their unvarnished opinion of the work without fear of later retribution.

If the reviewers do not identify any problems in the paper, then it gets published in the peer-reviewed literature. Peer review is a highly effective filter that stops many errors from being published, but it cannot catch every problem. Reviewers occasionally fail to notice an obvious mistake, and there are some types of error that reviewers cannot catch. They cannot tell if the author misread observations of an instrument, wrote a number down wrong, had a bug in their computer code, or if the chemical samples used in an experiment were contaminated.

But peer review is only the first level of quality control applied to scientific claims. When an important or novel claim passes peer review and is published in the peer-reviewed literature, it then gets tested in what I call the "crucible of science." This is the process whereby important conclusions get re-tested by the scientific community. This might mean having other scientific groups replicate the original experiment by re-doing the process described in the original peer-reviewed paper. This is important because, while one scientist might make a mistake, do a sloppy experiment, or have a bug in their computer code – and peer reviewers might fail to catch it – it is unlikely that multiple independent groups will make the same mistakes. Consequently, as other scientists confirm the results of the original experiment, the scientific community increasingly comes to accept the claim as correct.

Scientists can also test the implications of a scientific claim. For example, if someone claims the Earth is warming, we would expect that ice all over the world should be melting. That's a testable hypothesis, and if it turns out to be true (it is), then that would increase our confidence in the conclusion that the Earth is warming. Naturally, all of these replications and other tests of the original claim will themselves be published in the peer-reviewed literature, so the peer-reviewed literature contains both the original claim as well as all attempts to re-test it.

Over time, as the peer-reviewed literature fills up with replications and other tests of a claim, some claims become well-verified enough that they come to be regarded simply as scientific truth. When this happens, we say that a *scientific consensus* on that claim has emerged. For example, we now accept as scientific truth that the structure of DNA is a double helix, that atoms obey the laws of quantum mechanics, and that burning fossil fuels has increased the abundance of carbon dioxide in the atmosphere. At this point, further investigation into these claims attracts little attention from the scientific community. If the evidence supporting a claim is mixed, with some evidence supporting it while other equally persuasive evidence contradicts it, then we would conclude there is no consensus on whether the claim is true or false.

The road to scientific consensus is not a clean, straight line. When a claim is novel, the peer-reviewed evidence is often mixed, with some peer-reviewed papers confirming and others dissenting. However, over time, as our understanding of a phenomenon grows, the scientific community may resolve these differences and develop a strong scientific consensus about the claim. It is important to point out that this is not a formal process. There are no meetings or votes where it is determined what the consensus is. Every scientist working in the field has their own ideas about what is well known and what is yet to be resolved in their field. Scientific consensus emerges organically when most scientists working in an area independently conclude that a particular scientific claim can be confidently categorized as either true or false.

Scientists who continue to dispute the consensus – and who can't advance a good reason for doing so – become marginalized and ignored by their colleagues. In climate science, these people are sometimes referred to as *climate skeptics* or, less charitably, climate deniers. This latter term gains rhetorical power by comparing them to people who cast doubt on the reality of the Holocaust.

The messy development of scientific consensus gives dishonest advocates the opportunity to selectively cite out-of-date, discredited, or unrepresentative peer-reviewed studies in an attempt to claim that "scientists disagree" on important questions, even when there is actually widespread agreement in the scientific community. In Chapter 13, we'll talk in more detail about strategies advocates use to attempt to cast doubt on solid, well-understood science. These strategies were pioneered by the tobacco industry in the 1960s during their attempt to cast doubt on the solid science connecting smoking to various health impacts.

It is important to reiterate that a scientific consensus is not based on a poll or vote of the opinions of scientists, but rather an analysis of the published peer-reviewed literature. These should be similar because it is the scientists who are writing the papers, but it is nevertheless an important operational distinction. If I ask whether there is a consensus among scientists on some issue, how do you determine if consensus exists, and whose opinion counts? If, on the other hand, I ask whether consensus exists in the peer-reviewed literature, then it's easy to determine what the consensus is – just read the scientific literature.

1.4.2   Scientific Assessments

While this sounds simple in theory – all you have to do is read the scientific peer-reviewed literature! – anyone who has ever tried to read a peer-reviewed journal article knows that it is extremely difficult. Scientific papers are densely written and full of jargon because they are written for other experts, so they assume a deep technical background and knowledge of the issue. Because of this, reading and understanding the peer-reviewed literature takes years of study, so it is impractical to expect non-experts to do that.

What we therefore need is a reliable summary of the peer-reviewed literature that is understandable to non-experts. The summary should focus on questions that are important to policymakers – for example, is the Earth warming, are humans to blame, what are the impacts? The report should then summarize what the peer-reviewed literature tells us about each one. It should also evaluate how confident we are about each conclusion, based on the level of consensus in the peer-reviewed literature, and communicate this to the assessment's readers.

Such a summary of the peer-reviewed literature is what is known as a *scientific assessment*. Policymakers can turn to these assessments in order to determine what the science says on any particular scientific claim. These assessments do not perform new science – their job is simply to summarize and analyze the peer-reviewed literature in language that non-experts can understand.

Assessments start with policymakers defining the questions they want answered. Then, a writing team with relevant scientific expertise is assembled. The reliance on large writing groups reduces the possibility that an erroneous minority opinion will make it into the report, much like getting multiple opinions in medicine reduces the chance of a bad diagnosis. After the writing team produces its assessment, the assessment is then itself peer reviewed by other experts in the field. This provides an additional check to ensure that the assessment accurately summarizes the peer-reviewed literature.

The most well-known assessments of climate science are done by the Intergovernmental Panel on Climate Change, known by its initials IPCC. Formed in 1988, as nations began to acknowledge the seriousness of the climate problem, the IPCC writes comprehensive reports that summarize what we know about the climate and how confidently we know it. Their first report was in 1990 and reports have been published about every 6–7 years since then.

The IPCC makes enormous efforts to produce the most unbiased assessments of climate science. For example, to minimize the possibility that the writing team is biased in some direction, the scientists making up the writing teams are not assembled by a single person or organization; rather, they are assembled from nominations made by the world's governments. Thus, the only way the IPCC's writing groups would be biased in some direction is if all of the world's governments nominated individuals biased in the same direction. That seems unlikely since different governments have different perspectives on the seriousness of the climate problem.

The key point here is that assessments are only as credible as the process used to create them. Because of the strength of the process that the IPCC goes through to produce robust, unbiased reports, the IPCC's assessments are widely regarded as the most authoritative statements of scientific knowledge about climate change. This is one reason the IPCC shared the 2007 Nobel Peace Prize in recognition of its work assessing climate science.

But its high profile in the climate debate also means that those opposed to action to stabilize the climate have expended a lot of effort trying to discredit the IPCC. In all cases, the arguments against the IPCC are exaggerated and do not call into question the main messages from the assessments. Nevertheless, given the importance of the climate problem, it is worth pointing out that there have been many other assessments written by other credible organizations that reach exactly the same conclusions as the IPCC. The US National Academy of Sciences is one such organization. It was set up by Abraham Lincoln specifically to answer difficult science questions for the nation, and it has also put out assessments that agree with the IPCC's. So has the UK Royal Society. Links to these assessments can be found on this book's website.[4]

NASA, NOAA, and the National Science Foundation are all on record agreeing with the IPCC's conclusions. Scientific organizations like the American Meteorological Society and the American Geophysical Union also have statements in agreement with the IPCC's conclusions. It would require a conspiracy of ridiculous proportions to believe that all of these groups are lying in order to advance some political agenda.

Given this, I can now answer the question I posed at the beginning of this section: why you should believe this book. The reason is that the information in this book is based on assessments from the IPCC and other credible organizations, which in turn are based on the peer-reviewed literature. So this book represents not just my opinion of climate science – it's the opinion of the expert scientific community.

---

[4] www.andrewdessler.com/chapter1

Aside 1.1: The Summary for Policymakers

The IPCC reports are summaries of the peer-reviewed literature, but they still run to thousands of pages. That is why every report also has a Summary for Policymakers, a more readable summary of the full report a few dozen pages long. Often referred to as the "SPMs," they summarize in more general language the most important conclusions in the main report.

The SPMs also serve another unique function. During a final meeting after the main report is written, IPCC representatives from each of the world's governments review a draft SPM written by scientists and vote on every sentence. Only if there is unanimous agreement from all of the world's governments is a sentence included in the SPM. During this process, sentences are sometimes rewritten to make them unanimously acceptable to the world's governments. If there is nearly unanimous agreement on a sentence, with just one or two countries dissenting, then the sentence can be included in the SPM with a footnote recording the dissent.

The purpose of this exercise is to produce a common set of scientific facts to serve as the basis of future negotiations on policy. By having unanimous agreement on every sentence, no country can later say during policy negotiations that they don't agree with a particular scientific fact – they have already agreed to everything in the SPM.

This means, though, that every country is also trying to mold the SPM to best suit their negotiating position. During the meeting to approve the SPM for the IPCC's 1995 report, for example, Saudi Arabia and Kuwait argued strenuously to weaken the statements about humans causing climate change. When the rest of the world disagreed, it was then proposed that a footnote would be added to the report noting the disagreement – but the footnote was removed at Saudi Arabia and Kuwait's request because it would have been embarrassing for those two major oil producers to be the only countries in the world to not accept the scientific evidence of human impacts on climate.

In the end, the SPM represents a good summary of our scientific understanding of the climate but one that has an unavoidable hint of political influence in it. To the extent that political wrangling affects the SPM, it is almost always to water down the conclusions – reduce our confidence in scientific statements, lessen the impacts, etc. But despite these flaws, the SPMs are a good summary of what we know about climate change.

1.5   Chapter Summary

- *Weather* refers to the exact state of the atmosphere at a point in time; *climate* refers to the statistics of the atmosphere over a period of time, usually several decades in length or longer.

- Climate change refers to a change in the statistics of the atmosphere over decades. Such statistics include not just the averages but also the measures of the extremes – how much the atmosphere can depart from the average.
- Temperatures expressed in this book are in degrees Celsius; conversion from Fahrenheit can be done with this equation: $C = (F - 32) \times 5/9$.
- Any position on the surface of the Earth can be described by a latitude and longitude. Latitude is a measure of the position in the north–south direction, while longitude is a measure of the position in the east–west direction. The tropics cover the region from 30°N to 30°S; mid-latitudes cover the region from 30° to 60° latitude in each hemisphere; and the polar regions cover from 60° to 90° latitude in each hemisphere.
- Science produces knowledge through a three-step process. The first step is the individual scientist generating a hypothesis, testing it, and then reaching a conclusion. The next step is that this analysis undergoes peer review. If the paper passes, it is published in the peer-reviewed literature. The last step is the "crucible of science," where claims are replicated, and their implications are tested.
- The truth or falsity of any scientific claim can be established by reading the peer-reviewed scientific literature and determining the extent to which claims have survived multiple replications and re-testing. In this way, one can evaluate how confidently the scientific community views any claims.
- Claims that have survived multiple replications and re-testing are often thought of as scientific truth. We can also say that there is a scientific consensus on this claim.
- It is difficult for non-experts to read the scientific literature. Therefore, policymakers and other non-experts rely on scientific assessments, reports written by scientists that summarize the peer-reviewed literature in a form that is understandable by non-experts.
- The most important assessments for climate science come from the Intergovernmental Panel on Climate Change (IPCC).

ADDITIONAL RESOURCES

The IPCC's scientific assessments are available online from www.ipcc.ch.

The US government does its own climate assessment about the impacts of climate change on the United States, known as the National Climate Assessment. You can find the 2018 report here: https://nca2018.globalchange.gov/

The UK Royal Society also has published reports and statements about climate change. You can find them here: https://royalsociety.org/topics-policy/projects/royal-society-climate-change-briefings/

See www.andrewdessler.com/chapter1 for links to the above material and additional resources for this chapter.

TERMS

Climate
Climate change
Climate skeptics
Equator
Latitude
Longitude
Mid-latitudes
Opinion leader
Peer review
Polar region
Scientific consensus
Summary for Policymakers
Tropics
Weather

PROBLEMS

1. Determine the latitude and longitude of the White House, the Kremlin, the Pyramids of Giza, and the point on the opposite side of the Earth to where you were born. Use an online tool (e.g., Google Earth) or an atlas (which you can find in any library).

2. (a) Convert the following temperatures from degrees Fahrenheit to degrees Celsius: 300, 212, 70, 50, 32, and 0°F.

   (b) Convert the following temperatures from degrees Celsius to degrees Fahrenheit: 150, 100, 70, 50, 0, and –10°C.

3. (a) The temperature increases by 1°C. How much does it increase in degrees Fahrenheit?

   (b) The temperature increases by 1°F. How much does it increase in degrees Celsius?

   (c) This is true: I told a reporter that the Earth has warmed by 0.8°C over the last century. When it appeared in print, the sentence said: "Dessler said that the Earth has warmed by 33°F over the last century." What did the reporter do and why was it wrong?

4. What temperature has a numerical value that is the same in degrees Celsius as it is in degrees Fahrenheit?

5. Find a two-digit temperature in degrees Fahrenheit for which, if you reverse the digits, you get that same temperature in degrees Celsius (e.g., find a temperature, such as 32°F, for which the Celsius equivalent would be 23°C; this example, of course, does not work).

6. Why do you believe that smoking causes cancer? (If you do not believe this, then why do you believe that smoking does not cause cancer?) What would be required to get you to adopt the opposing view?

7. Find two friends who have strong but opposing views of climate change.
   (a) Ask both of them why they believe what they do and what would be required for them to adopt the opposing view. It is important to understand where their views come from; if they argue, say, that glaciers are retreating or not, find out where they get their facts.
   (b) Which of these positions appears more credible? Why?
   (c) Can you use their views on climate change to predict their views on other issues (abortion, gun control) and their political affiliation?

8. Practice reading a graph. These questions all refer to Figure 1.1.
   (a) What fraction of days have a daily high temperature of 28°C during the 1970s and the 2010s?
   (b) For the 1970s and 2010s, what is the most likely temperature? How much did it increase over this period?
   (c) What temperature(s) have an equal probability of occurring in the two periods?
   (d) For the 1970s and 2010s, estimate the fraction of days that have a temperature 35°C *or greater*.
   (e) What does this tell you about the changes in extreme heat under even modest warming?

9. Give examples of situations when weather affected your or your family's life. Then do the same for climate.

10. Those opposed to the IPCC's scientific conclusions have set up their own summary of the science of climate change, which they call the NIPCC. Do some online research and then compare and contrast the credibility of the two reports.

11. In the climate debate, few institutions are attacked as frequently as the IPCC. Using web searches, identify some arguments made by those arguing that the IPCC cannot be trusted.

12. You are the President of the United States. A novel virus has appeared, and two trusted advisors are giving you contradictory claims about how bad it is. One says it's no worse than the flu, the other says it's far worse. They can't both be right. What questions would you ask them in order to determine which claim is correct?

13. Donald Trump says that the wildfires in California in 2020 were caused by forest management while Joe Biden says it's due to climate change. Whose statement do you believe and why? Do you think your views are supported by science?

2   Is the Climate Changing?

In this chapter, I address the questions of whether the Earth's climate is currently changing and how it has changed in the past. You will see overwhelming evidence that the climate is indeed changing and that it has changed significantly over the Earth's entire history. I will not discuss the causes of climate change here, though – we will do that in Chapter 7.

In Chapter 1, climate change was defined as a change in the statistics of the weather, normally over a period of several decades. In this chapter, the statistic I will primarily focus on is global average temperature for two reasons. First, the most direct impact from the addition of greenhouse gases to the atmosphere is an increase in temperature. Changes in other aspects of climate, such as precipitation or sea level, are a response to the temperature change. Second, we have the best data for temperature. The technology for measuring it is centuries old, and people have been measuring and recording the temperature with sufficient global coverage since the middle of the nineteenth century. In addition to direct temperature measurements, there are other techniques, such as studying the chemical composition of ice and rocks, that allow us to indirectly infer the temperature of the Earth over much of its 4.5-billion-year history.

I will also focus in our discussion on global average quantities. The reason is that the climate of a region can vary significantly just due to weather variability – i.e., particular regions can experience climate extremes (e.g., a heat wave) that are completely unrelated to climate change. However, these local variations are usually balanced by an opposite extreme elsewhere: if one region is undergoing a heat wave, there is likely another region that is undergoing a cold wave. By averaging over the globe, we rid ourselves of most of this weather variability and more clearly isolate the climate change signal.

2.1   Temperature Anomalies

As you can probably imagine, measuring the planet's temperature is not a trivial exercise. The main issue is that temperature can vary sharply over short distances as the local environs change. Areas with a lot of concrete tend to be warmer than areas with more vegetation, so as you walk from an asphalt parking lot to a nearby tree-covered park on a sunny day, you can literally feel the temperature change.

In order to measure the *absolute* temperature, one would therefore need a very dense thermometer network. In some areas of widely varying composition, thermometers may need to be located every few tens of meters. Such a dense network is completely impractical,

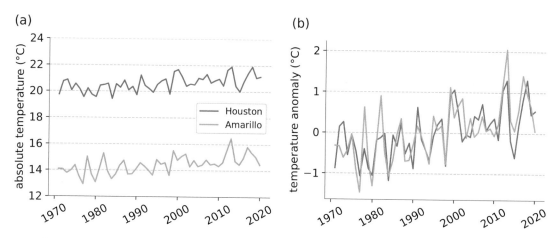

Figure 2.1 (a) Annual temperatures (°C) in Houston, TX (Bush-IAH station) and Amarillo, TX (Amarillo International Airport station). (b) Temperature anomalies (°C) at these stations, relative to the 1980–2010 average. Data are derived from breakpoint-adjusted monthly station data from Berkeley Earth (http://berkeleyearth.org/data/, retrieved May 21, 2020).

so scientists instead analyze *temperature anomalies*, defined as the difference between the absolute temperature and a reference temperature.

As an example, let's start by examining annual temperatures at two stations in Texas, Houston and Amarillo, over the past few decades (Figure 2.1a). As you might expect, the temperatures in these two cities, located about a thousand kilometers apart, are not the same — Houston is quite a bit warmer, owing mainly to warmer wintertime temperatures due to its proximity to the Gulf of Mexico.

To calculate temperature anomalies for Houston and Amarillo, we first need to calculate a reference temperature for each location, typically the average temperature over a previous multi-decadal period. For this example, we'll pick the 1980–2010 average as our reference period. The average temperature in Houston over this period was 20.6°C, and in Amarillo it was 14.4°C. We then subtract these reference temperatures from each year of the corresponding time series, and we get the temperature anomaly time series in Figure 2.1b.

This is a remarkable result because it shows that, despite the great distance between these cities, their anomalies are very similar: If Houston had a temperature anomaly of +1°C in a particular year, then Amarillo would also tend to have a temperature anomaly of +1°C, even though the absolute temperatures differ by quite a bit. This leads us to the remarkable conclusion that *you would only need one thermometer* to measure the annual temperature anomaly of a large region running across much of Texas.

Scaling this up to the globe, scientists have calculated that you need about 100 thermometers distributed around the globe to accurately measure the global average temperature anomaly. This is the primary reason that the scientific community focuses on anomalies rather than absolute temperatures and, in this book, we will do so too.

2.2   Recent Climate Change

2.2.1   Surface Thermometer Record

We have had sufficient coverage of the Earth since the middle of the nineteenth century to estimate the global average temperature anomaly from thermometers distributed across the surface of the planet, and that time series is plotted in Figure 2.2. The data show that the Earth has warmed by 1.10°C over this time (calculated as the difference between the 1850–1900 average and the 2009–2018 average).

This doesn't sound like much warming, but, as we'll see in Chapter 9, it is. And in Chapter 8, we'll see that predicted warming for the twenty-first century is several times the warming in Figure 2.2. If that comes to pass, it will be very bad for those living through it, which I imagine includes many of the people reading this book.

The warming has not been uniform in time, with little warming occurring between 1940 and 1975. Superimposed on the slow warming trend are many bumps and wiggles, which are unrelated to climate change. Despite this short-term variability, the warming since the 1970s is basically continuous, with every decade warmer than previous decades. As I write this in early 2021, the six warmest years in the record were 2016, 2020, 2019, 2017, 2015, and 2018. The ten warmest years have all occurred after 2005. In fact, I can confidently predict that every future year for the rest of your life will be one of the hottest in the record.

Figure 2.3a shows how the warming in Figure 2.2 is distributed across the planet. The warming is occurring just about everywhere – thus justifying the "global" part of "global warming." However, the warming has not been uniform. One clear difference is that land areas warmed more than the ocean. It is also clear that the northern hemisphere warmed more than the tropics or the southern hemisphere (Figure 2.3b). This is important because

Figure 2.2 Global annual average temperature anomaly (°C); the gray line is the annual average, and the blue line is a smoothed time series. Anomalies are calculated relative to the 1951–1980 average. Data are from Berkeley Earth (http://berkeleyearth.org/data/, retrieved September 27, 2020).

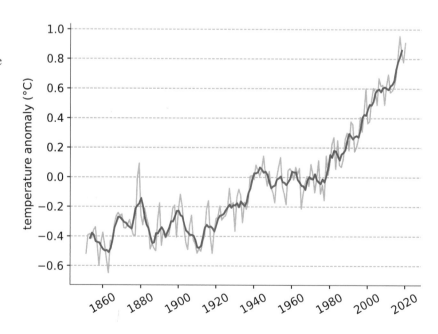

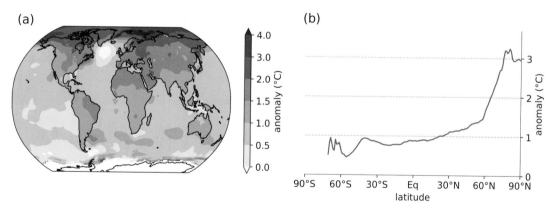

Figure 2.3 The distribution of modern warming (in °C). (a) Spatial distribution of the warming; (b) the warming as a function of latitude. Warming is calculated as the difference between the 1850–1900 average and 2009–2018 average. Data are from Berkeley Earth (http://berkeleyearth.org/data/, retrieved October 14, 2020).

most people live on land in the northern hemisphere, meaning that they are experiencing more warming than the global average seen in Figure 2.2.

One must look at any single data set skeptically. This network of thermometers was not designed for climate monitoring, and, over the years, the network has undergone many changes. Changes in the types of thermometer used, station location and environment, observing practices, and other sundry alterations all have the capacity to introduce spurious trends in the data.

For example, imagine you have a thermometer that is in a rural location in the late nineteenth century. Over time, a nearby city expands so that by the 1980s, the thermometer is completely surrounded by the city. Because cities tend to be warmer than nearby rural locations, this would introduce a warming trend in the data not caused by a warming climate.

Scientists know about these problems, and, to the extent possible, adjust the data to take them into account. For example, the impact of a city growing up around a thermometer can be assessed by comparing the measurements from that thermometer to nearby thermometers that have remained rural for the entire period. The temperature record in Figure 2.2 includes adjustments to account for as many of these issues as possible. It should be emphasized that these adjustments, while potentially large regionally, are small in the global average.

Given the importance of the conclusion that the Earth is warming and the potential limitations of these data, it would be foolish to rely entirely on just this one data set. Scientists therefore turn to other observations to verify this result. In the rest of Section 2.2, I describe the other data sets used to build confidence in the surface thermometer data set.

2.2.2 Satellite Measurements of Temperature

It is possible to measure global average temperature from orbit, and the United States has been flying instruments on satellites to make that measurement since 1978. Figure 2.4 shows

Figure 2.4 Satellite measurements of the global monthly average temperature anomaly (°C) (blue line). The orange line is annual average temperature (°C) from the surface thermometer record plotted in Figures 2.2 and 2.3. Anomalies in this plot are relative to the 1981–2010 period. Satellite data were obtained from the University of Alabama, Huntsville (http://vortex.nsstc.uah.edu/data/msu/v6.0/tlt/uahncdc_lt_6.0.txt, retrieved September 27, 2020).

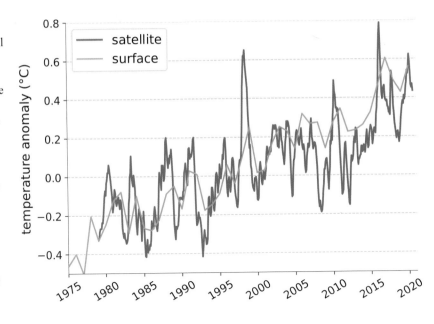

the time series of satellite measurements of the global monthly average temperature anomaly. These data show a general warming trend over this period of approximately 0.13°C per decade (1.3°C per century).

As with all data sets, though, this one has its own set of problems and uncertainties. First, satellites actually measure the average temperature of the lowest 8 km of the atmosphere, from the surface to about the altitude where airliners fly. Thus, it is not actually a measurement of the surface temperature, although the temperature of this layer of the atmosphere should track the surface temperature.

Another issue with these data is orbital drift of the satellites carrying the instruments. Imagine that a satellite flies over a location at 2 PM each day and makes a measurement of that location's temperature. Over time, the satellite's orbit drifts so that it flies over that location later and later each day. After a few years, the satellite is flying over that location at 3 PM. Because temperatures rise throughout the day, it is generally warmer at that location at 3 PM than it is at 2 PM. Thus, the drift in the satellite's orbit would by itself introduce a warming trend, even if the climate were not actually changing. This artifact must also be identified and adjusted for.

Other issues include calibration of the satellite instruments, which were never designed to make long-term measurements, and the shortness of the satellite record (just a few decades long), both of which also introduce uncertainty into the observed warming. As with the surface thermometer record, these issues are known and adjusted for, to the extent possible.

One way to gain confidence in the satellite and surface thermometer records is to compare them; this is done in Figure 2.4. The excellent agreement between these two independent temperature measurements provides strong confirmation of the reality of the warming of the climate seen in both data sets.

Aside 2.1: Has global warming stopped?

...the planet has largely stopped warming over the past 15 years, data shows. – FoxNews.com, September 27, 2013[1]

In the early 2010s, one popular argument made by those attempting to cast doubt on climate science was that the Earth had been warming, but the warming had stopped. The implications of this were two-fold: First, climate science hadn't predicted this stoppage, so it showed that scientists have no idea what's going on with the climate. Second, the cessation of global warming suggested that future climate change is also nothing to worry about.

So did climate change stop between the late 1990s and early 2010s? Figure 2.4 showed that superimposed on the slow warming trend are lots of short-term bumps and wiggles. These are not random but can be assigned to various physical causes, mainly El Niño–La Niña cycles and volcanic eruptions. During El Niño events, the Earth warms several tenths of a degree Celsius. El Niño's opposite is La Niña, and during those events the Earth cools several tenths of a degree. Volcanic gases emitted during eruptions cool the climate by blocking sunlight – after a few years, the effluents are removed from the atmosphere and the climate returns to normal. These processes will be discussed in more detail later in the book.

These sources of short-term variability do not have anything directly to do with climate change and do not cause any long-term changes in the climate. The bumps and wiggles do, however, make determining trends over short time periods (e.g., a decade) problematic. To illustrate this, Figure 2.5 shows monthly average global surface temperature anomalies between 1970 and 2020. Over this period, the planet warmed rapidly, at a rate of 1.7°C/century.

Also shown on Figure 2.5 are short-term trends based on endpoints that were carefully selected to produce cooling trends. As you can see, it is possible to generate a continuous set of short-term cooling trends, even as the climate is experiencing a long-term warming. All you have to do is start the trend calculation during a particularly hot year (e.g., an El Niño year) and then end it in a cool year (e.g., a La Niña or volcanic year).

---

[1] https://web.archive.org/web/20210530025736/https://www.foxnews.com/science/un-climate-change-report-dismisses-slowdown-in-global-warming, accessed May 29, 2020.

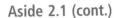

Aside 2.1 (cont.)

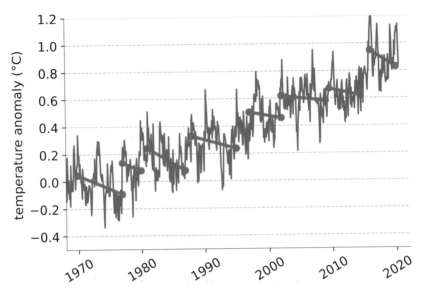

Figure 2.5 A plot of monthly and global average surface temperature (°C) from the surface thermometer record (blue line) along with short-term trend lines (red lines). This figure is an adaptation of SkepticalScience's escalator plot (www.skepticalscience.com/graphics.php?g=47). Data are from Berkeley Earth (http://berkeleyearth.org/data/, retrieved September 28, 2020).

The existence of these short-term negative trends allows someone to disingenuously claim in almost any year covered that global warming had stopped or even that the Earth had entered a cooling period – despite the obvious rapid warming occurring over this period. There is even a term for this deceptive argument: "Going down the up escalator."

There are two lessons here. First, claiming that global warming has stopped requires careful selection of the endpoints. This process of intentionally selecting data to yield a result counter to the full data set is known as *cherry picking*. Many of the skeptical claims you will hear in the public debate over climate are based on cherry picking a large data set in order to find the small number of exceptions that allow one to claim the opposite of what the entire data set shows.

Second, it is only possible to find cooling over short time periods. Over periods lasting several decades, the long-term warming dominates, and even the most egregious endpoint selection cannot generate a cooling trend. We will return to this point when we talk about climate predictability in Section 8.5.

Ultimately, you should be skeptical about claims you hear in the public debate over climate change. If someone says something that seems ridiculous, it may well be. When in doubt, you should turn to authoritative sources like assessments from the IPCC or the US National Academies. These assessments were generated by a credible process and contain the best summary of the scientific evidence of climate change.

So two independent, direct measurements of temperature show the planet is warming, but this question is so important that even more confirmation is required. To do this, we turn to other measurements that, while not direct measurements of temperature, nevertheless tell us something about the temperature of the planet: the amount of ice on the planet, the heat content of the ocean, and sea level.

2.2.3 Ice

Because ice melts reliably at 0°C, it is a dependable indicator of temperature. In particular, if the warming trend identified in the surface thermometer and satellite records is correct, then we should expect to observe the Earth's ice disappearing. In this section, I show that ice around the world is indeed disappearing, thus confirming the warming seen in the other data sets.

2.2.3.1 Glaciers

Glaciers form in cold regions when snow that falls during the winter does not completely melt during the subsequent summer. As snow accumulates over millennia, the snow at the bottom is compacted by the weight of the overlying snow and turns into ice. This process eventually produces glaciers hundreds, or even thousands, of feet thick.

The length, areal extent, and total volume of glaciers have been monitored for decades and, in some cases, centuries. Figure 2.6 shows the change in glacier mass over the last half century. It shows that glaciers are indeed losing ice, just as we would expect in a warming climate indicated by Figures 2.2 and 2.3. Note that the mass units in Figure 2.6 are tonnes, where a tonne is a metric ton, 1,000 kg. I will use this unit frequently throughout the book.

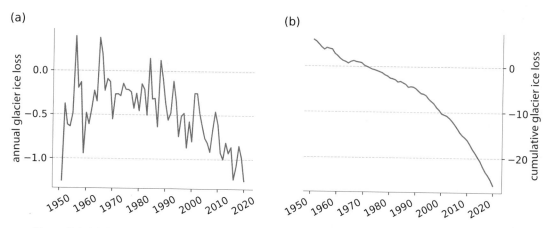

Figure 2.6 (a) Global average annual change in mass of the world's glaciers, in tonnes/m²/year. (b) Global average cumulative mass change, in tonnes/m². Given that ice has a density of about 0.9 tonnes/m³, a loss of 1 tonne of ice/m² is equal to the loss of about 1.1 m of glacier ice thickness. Data from WGMS (2020) (obtained from https://wgms.ch/global-glacier-state/, retrieved November 26, 2020).

2.2.3.2 Sea Ice

At the cold temperatures found in polar regions, seawater freezes to form a layer of ice, typically a few meters thick, floating on top of the ocean. The area covered by sea ice varies over the year, reaching a maximum in late winter and a minimum in late summer. Given the rapid warming now occurring, particularly in the Arctic, we would expect to see reductions in the area covered by sea ice, particularly during the summer. Figure 2.7 confirms a clear downward trend in the area covered by Arctic sea ice at the end of the summer. Measurements also show that, in addition to shrinking in area, sea ice has grown thinner.

The Antarctic is a different story. The sea-ice area around that continent has remained stable since the mid-1970s, although the late 2010s had a few years with significant declines. This overall pattern – large losses of sea ice in the Arctic and less loss in the Antarctic – matches the regional temperature trends in these regions (Figure 2.3), which show large, rapid warming in the northern hemisphere and weaker warming in the southern hemisphere. In this way, the sea-ice data confirm not just the overall warming trend but also the distribution of the warming over the globe.

2.2.3.3 Ice Sheets

The Earth has two major ice sheets, one in the northern hemisphere, on Greenland, and the other in the southern hemisphere, on Antarctica. Although these ice sheets are really just big

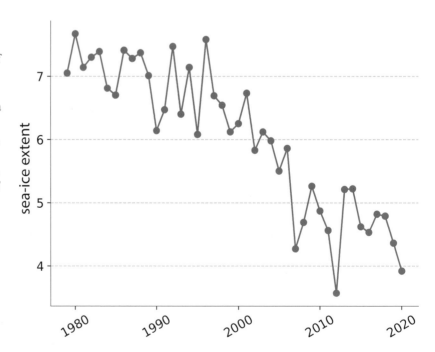

Figure 2.7 Arctic sea-ice area (in millions of square kilometers) in September of each year. Data from Fetterer et al. (2017). Sea Ice Index, Version 3.0 [Data sets ID NSIDC-0081 and ID NSIDC-0051]. Boulder, Colorado USA: National Snow and Ice Data Center. doi: https://doi.org/10.7265/N5K072F8 (accessed on November 26, 2020).

glaciers, their sheer size puts them in a class by themselves: they cover millions of square kilometers, and in places they are more than 3,000 m thick (nearly 2 miles). These ice sheets contain the vast majority of the world's fresh water, and if they melted completely, the sea level would rise approximately 65 m (more than 200 ft).

Scientists can measure changes in the mass of the ice sheets by measuring changes in the ice sheets' height using space- and aircraft-borne laser altimetry or by measuring how these ice sheets alter the Earth's gravity. These show that both Greenland and Antarctica have been losing mass: Greenland has been losing around 250 billion tonnes of ice each year, while Antarctica has been losing about 180 billion tonnes per year.

Putting all these data together, we conclude that the amount of ice on the planet is decreasing. This is consistent with measurements of rising temperatures from surface thermometers and satellites and provides additional confirmation that the Earth is warming.

2.2.4 Ocean Temperatures

Much of the heat trapped by greenhouse gases goes into heating the oceans, so we can also look to see if the oceans are warming. I am not talking here about the surface temperature of the ocean – that is included in the surface thermometer record described in Subsection 2.2.1. Rather, I am talking about the temperature of the bulk of the ocean: the water temperature averaged over the entire depth of the ocean (the average depth of the ocean is 4 km). Scientists determine this temperature by lowering thermometers into the ocean, measuring the temperature at various depths, and then averaging these results to come up with a single average ocean temperature over that depth.

Most of the warming of the ocean is taking place in the top half. Measurements of the top 2 km of the ocean have been made for several decades, and Figure 2.8 shows the ocean's temperature anomaly over time. The ocean is indeed observed to be warming, and this provides another source of independent confirmation that the Earth is warming. While the amount of warming of the ocean appears small, water holds a tremendous amount of energy, so this seemingly small temperature increase actually represents an enormous accumulation of energy in the climate system.

2.2.5 Sea Level

Sea-level change is connected to climate change in two ways. One contributor is the melting of grounded ice. Grounded ice is ice that is resting on land. When it melts and the water runs into the ocean, the total amount of water in the ocean increases and sea level rises. This is different from the melting of floating ice. When floating ice melts, the melt water occupies roughly the same volume as was displaced by the ice (as shown by Archimedes), so there is little sea-level rise. We saw in Subsection 2.2.3 that we are losing grounded ice all over the planet, and we expect that to drive an increase in sea level. In addition, water, like most things, expands when it warms. We saw in Subsection 2.2.4 that the oceans are indeed warming, and the resulting thermal expansion should also raise sea level.

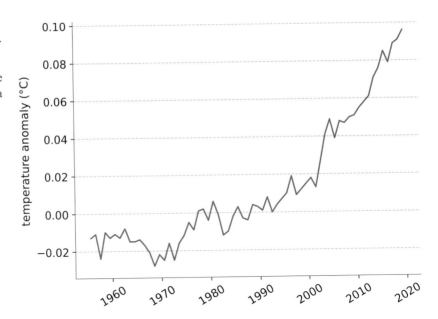

Figure 2.8 Ocean temperature anomaly (°C) of the top 2,000 m of the world ocean. Anomalies are relative to the 1979–1994 mean. Data were obtained from NOAA National Centers for Environmental Information (www.nodc.noaa.gov/OC5/3M_HEAT_CONTENT/, retrieved November 26, 2020).

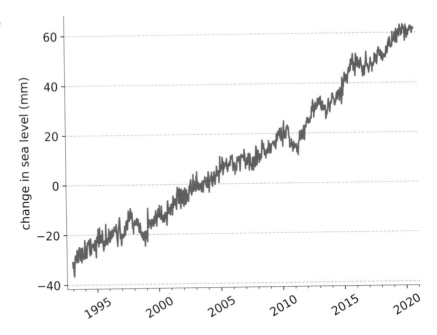

Figure 2.9 Change over time in global-average sea level, in millimeters. The seasonal cycle has been removed. Data are described by Nerem et al. (2010) (obtained from http://sealevel.colorado.edu/, retrieved on November 26, 2020).

Figure 2.9 shows observations of sea level from satellites, which show, as expected, that sea level is rising. We can also estimate changes in sea level on longer time scales using tide gauges that go back to the beginning of the twentieth century. Between 1900 and 2018, global mean sea level rose by 0.19 m, corresponding to an average rate of sea-level rise of

1.6 mm/yr. This rate was faster than any century in the last 3,000 years. Between 1993 and 2018, the rate was higher still: 3.2 mm/yr. Thus, sea level is not just rising, the rate of increase is accelerating.

2.2.6 Putting It Together: Is Today's Climate Changing?

The answer is an emphatic *yes*. In fact, the evidence is so strong that the IPCC describes today's warming as "unequivocal" – meaning it is beyond doubt. It is worth exploring the source of high confidence in this conclusion. As I talked about in Chapter 1, the gold standard in science is multiple replication of results. The conclusion that the Earth is warming is one of the most replicated results in all of science. The surface thermometer record and the satellite record agree well, and both show that temperatures are rising. The loss of ice on the Earth's surface is consistent with these increasing temperatures, as is the increase in the heat content of the ocean. Finally, the observation of increasing sea level fits with all of the other observations.

These data sets are also fundamentally independent. For example, issues such as changes in the station environment, which may affect the surface thermometer record, do not affect the satellite record. Issues such as orbit drift affect the satellite record but do not affect the surface thermometer record. And neither of these problems affects the measurements of glacier mass or sea level. This means that there is no single problem or error that could introduce a spurious warming trend in all of the data. Because of this, there is virtually no chance that enough of these data sets could be wrong by far enough, and all in the same direction, that the overall conclusion that the climate is currently warming is wrong.

In fact, the data don't just agree – they fit together like pieces of a jigsaw puzzle. We see significant ice loss in the Arctic, but not the Antarctic. This agrees with the surface temperature record, which shows much more warming in the Arctic than the Antarctic. We can also estimate how much sea-level rise there should be by adding estimates of the amount of water added to the ocean from melting of grounded ice to estimates of sea-level rise due to thermal expansion of the ocean. We find that this sum agrees almost perfectly with the measured sea-level rise. This internal consistency of the details of the warming provides strong additional evidence that it is actually occurring.

Finally, the data sources we have reviewed are just a small part of the mountain of evidence that the Earth is warming. There are literally thousands of observed physical, biological, and ecological changes that are consistent with warming. Not every data set shows warming, but such contrary data are rare, regionally limited, and vastly outnumbered by evidence of warming.

2.2.7 What Is Not Evidence of Climate Change

It is useful at this point to recognize what is *not* evidence of climate change. Because climate change is a shift in the statistics of the atmosphere, a single seemingly odd weather event is almost never evidence of climate change. A single extremely hot summer, for example, even if it were hotter than any other summer of the past 100 years, might nonetheless occur in a stable climate. If hot summers were to begin to happen regularly, however, then that would be indicative of climate change.

Rather than look at single events, one should instead examine the statistics of the climate over time, as we have done in this section. In so doing, it is crucial that the statistics cover a sufficiently long period. Otherwise, the inference of climate change may be affected by the shortness of the data record.

It is also important to avoid drawing conclusions about the global climate from regional climate extremes. At any given time, it is unusually hot somewhere on the Earth and unusually cold somewhere else. So the existence of these regional extreme temperatures does not tell us much about climate change because regions experiencing hot and cold extremes will largely cancel each other. It is only after one averages over these regions that one can examine the residual to determine if the globe is warming or not.

So be careful when evaluating the evidence for and against climate change. Do not be misled by unlikely-seeming single events or by regional occurrences. Neither is indicative of a shift in the global climate.

2.3   Climate over the Earth's History

2.3.1   Paleoproxies

To put today's warming into context, it is useful to consider the Earth's entire climate history. The measurements described in the previous section, however, go back at most a few centuries, so other data sets are needed if we wish to look back any further. Such data sets are known as *paleoproxies*, which are long-lived geological, chemical, or biological systems that have the climate imprinted on them. In this way, we can make measurements *today* that tell us what the climate was like *in the past.*

For example, the ice in a glacier or ice sheet provides useful climate data dating back to the time when the snow fell. Remember that glaciers and ice sheets form when snow accumulates from one year to the next and is converted to ice by the weight of the overlying snow. The chemical composition of the ice holds important information about the air temperature around the glacier when the snow fell, as do variations in the size and orientation of the ice crystals. Small air bubbles trapped during the formation of glacial ice preserve a snapshot of the chemical composition of the atmosphere when the snow fell. In addition, the dust trapped in the ice gives information about prevailing wind speed and direction. And because more dust blows around during droughts, it also provides information about how wet or dry the regional climate was when the ice formed. Finally, because sulfur is one of the main effluents of volcanoes, measurements of sulfur in glacial ice show whether there was a major volcanic eruption around the time the ice formed.

To obtain all of this information, ice cores are obtained by drilling down into the glacier or ice sheet with a hollow drill bit and extracting a cylinder of ice a few inches in diameter and sometimes thousands of feet long. Reconstructing past climate information from an ice core then requires two steps. First, the age of each ice layer must be determined from its depth inside the glacier. The deeper down the ice was obtained, the older the ice is and the further back in time for which it provides climate information. Much effort has been spent connecting a particular chunk of ice to an exact time, because the rate of ice accumulation varies over time and because ice inside a glacier can compress and flow under the weight of the ice above. Second, the characteristics observed, such as the abundance of chemicals in the ice, must be translated into the climatic characteristics of interest, such as temperature.

Obviously, ice cores only provide climatic information in regions and over time periods that are cold enough for permanent ice to exist. This includes Greenland, Antarctica, and glaciers found around the world. Ice cores from the thickest, oldest ice in Antarctica have provided information about the climate going back an amazing 2 million years.

Other paleoproxies provide data in other regions and over other time periods. For example, trees store climate information in their tree rings. Tree growth follows an annual cycle, which is imprinted in the rings in their trunks. As trees grow rapidly in the spring, they produce light-colored wood; as their growth slows in the fall, they produce dark wood. Because trees grow more, and produce wider rings, in warm and wet years, the width of each ring gives information about climate conditions around that tree in that year. By looking at the rings of a tree, scientists can therefore obtain an estimate of the local climate around the tree for each year during which the tree was alive.

Climate data from tree rings are only available for a fraction of the Earth's surface. They are obviously not available for oceans, or for desert or mountainous areas where no trees grow. They are also not available in the tropics, where the weaker seasonal cycle causes trees to grow year-round; those trees do not produce rings. Finally, tree rings only reveal information about the climate as far back as wood from them is available. This means that the tree ring records provide useful climate information for the past millennium or so.

Ocean sediments, which accumulate at the bottom of the ocean every year, also contain information about climate conditions at the time they were deposited. The most important source of information in sediments comes from the skeletons of tiny marine organisms. The relative abundance of species that thrive in warmer versus colder waters gives information about surface water temperature. The chemical composition of the skeletons and variations in the size and shape of particular species provide additional clues. In total, ocean sediments provide information about water temperature, salinity, dissolved oxygen, atmospheric carbon dioxide, nearby continental precipitation, the strength and direction of the prevailing winds, and nutrient availability; this information goes back tens of millions of years.

Putting all of these paleoproxies together gives us a reasonably complete picture of the global climate going back hundreds of millions of years, with some information about the climate going back billions of years.

2.3.2   The Earth's Long-Term Climate Record

Although most of the details of the climate during the first 97 percent of the Earth's history are unknown, there are a few things that we can say. We know that the oldest sedimentary rocks on the planet are nearly 4 billion years old. Because sedimentary rocks generally form in the presence of liquid water, their existence suggests that the Earth has been warm enough over most of its history that water has remained mostly in the liquid phase.

There is also evidence of intervals of widespread ice cover. Approximately 700 million years ago, the Earth was covered by ice from the poles to near the Equator – a climate configuration now referred to as *snowball Earth*. Since then, the Earth has fluctuated between periods of large-scale glaciation and periods with little permanent ice on the planet (Figure 2.10). These two climate states, known as *icehouse* and *greenhouse* periods, respectively, last tens of millions of years. During icehouse periods, such as the period about 300 million years ago, ice frequently gets down to the latitude of the US Midwest (Figure 2.10). During greenhouse periods, such as the period between 250 million and 35 million years ago, the Earth is largely ice-free. We are currently living in an icehouse state, which began about 35 million years ago when the Antarctic ice sheet formed. *Important*: do not confuse the icehouse–greenhouse cycle with ice-age cycles, which we will discuss shortly.

Figure 2.11 shows a reconstruction of global temperatures over the past 70 million years derived from ocean sediments. The warmest temperatures in this record occurred approximately 50 million years ago – 15 million years after the extinction of the dinosaurs – in a period called the *Eocene Climatic Optimum*. The world was in a greenhouse state, and the planet was far warmer than it is today. Forests covered the Earth from pole to pole, and plants that cannot tolerate even occasional freezing lived in the Arctic, along with animals such as alligators that today live only in tropical climates. Since that time, the Earth has experienced a long-term cooling. Clearly, humans had nothing to do with either the warmth of the Eocene or the cooling since then; I will talk more about these climate variations in Chapter 7.

Figure 2.11 also shows the Paleocene–Eocene Thermal Maximum (marked as a "P" on the figure and frequently abbreviated PETM), which occurred 55 million years ago, at

Figure 2.10 Extent of continental ice deposits, showing icehouse–greenhouse cycles. The blue bars show the largest latitudinal extent of ice over time. Adapted from Figure 1 of Foster et al. (2017).

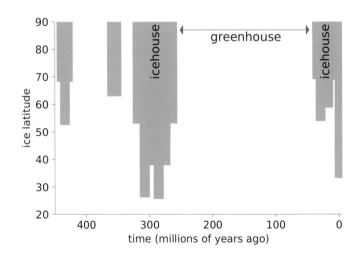

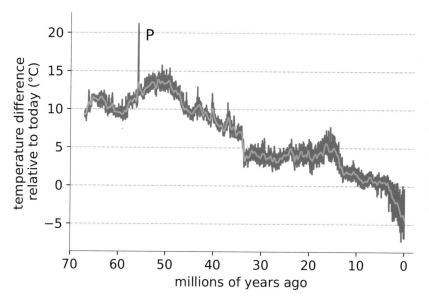

Figure 2.11 Reconstructed global average surface temperature over the past 70 million years, relative to today's temperature. The sharp temperature spike 55 million years ago (labeled "P") represents the Paleocene–Eocene Thermal Maximum (PETM). This plot is adapted from Figure 1 and Table S34 of Westerhold et al. (2020).

the temporal boundary between the Paleocene and Eocene epochs. The PETM featured an abrupt warming of more than 5°C that occurred over a few thousand years. The temperature then slowly returned to pre-PETM temperatures over the next few hundred thousand years. It is believed that this was caused by a massive release of greenhouse gases; many scientists view this episode as a good analog to the warming event we are now in the midst of. We will use this event in later chapters to help us understand how humans might perturb the climate.

Figure 2.12a zooms in to show global temperature variations over the past 5.3 million years. Like the 70-million-year record in Figure 2.11, this record also shows a general cooling trend. This record, however, covering a more recent time, shows fine-scale details that are not visible in the longer record. Before about 3 million years ago (Figure 2.12b), temperatures were relatively constant and showed little variability.

After that, large ice sheets appeared in the northern hemisphere, and large oscillations between warmer and cooler periods suddenly appear in the record (Figure 2.12c). During the cool periods, called *ice ages*, the ice sheets expanded to cover large parts of the northern hemisphere's land areas. During the warm periods between the ice ages, called *interglacials*, the ice sheets contracted. These ice age–interglacial cycles, lasting tens of thousands of years in Figure 2.12c, occur during icehouse periods (Figure 2.10); during greenhouse periods, there is little permanent ice anywhere on the planet.

From approximately 2.5 million to 1 million years ago, ice ages occurred every 41,000 years (Figure 2.12c). Then, about 1 million years ago, the frequency of ice ages shifted to every 100,000 years, and the magnitude of the ice-age cycles increased (Figure 2.12d).

Figure 2.13 zooms in again, showing a record of temperature and carbon dioxide levels for the Antarctic region over the past 410,000 years constructed from ice cores. This record

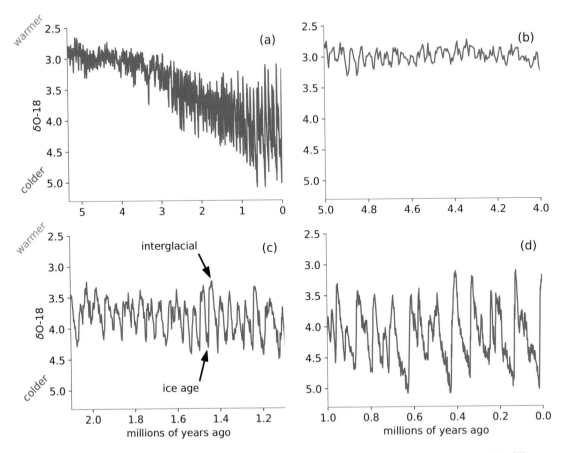

Figure 2.12 Measurement of deep ocean temperature and global ice volume over the past 5.3 million years. The vertical axis measures the relative abundance of oxygen-18, a heavy isotope of oxygen that is a proxy for temperature, in ocean sediment cores. The global average temperature difference between the top and bottom of the graph is roughly 10°C. Data are from Lisiecki and Raymo (2005) (downloaded from https://lorraine-lisiecki.com/stack.html, accessed May 29, 2020).

shows in more detail the shape of recent ice-age cycles – the cooling into an ice age is slow, taking several tens of thousands of years, whereas the warming at the end of an ice age occurs faster, in approximately 10,000 years. Overall, these ice ages lasted about 100,000 years, while the interglacials are relatively short, lasting 10,000 to 30,000 years.

The coldest period during an ice age, known as glacial maximum, occurs right before the end of the ice age. The *last glacial maximum* occurred about 20,000 years ago, when the global average temperature was about 6°C cooler than modern temperatures. The last ice age ended about 12,000 years ago, and since then we have been enjoying a rather pleasant interglacial.

You might also notice in Figure 2.13 that atmospheric carbon dioxide, which can also be estimated from the ice core, varies closely with atmospheric temperature over these ice-age

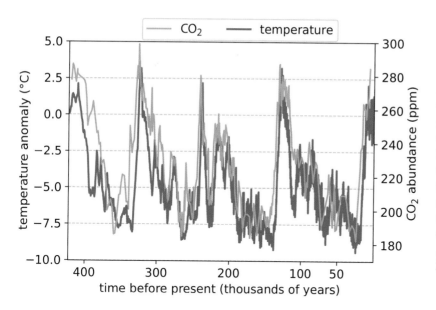

Figure 2.13 Temperature anomaly of the southern polar region (blue line) over the past 410,000 years, relative to today's temperature, constructed from an Antarctic ice core. Carbon dioxide (orange line) is from air bubbles trapped in the ice (data from Petit et al. (2000); downloaded from https://cdiac.ess-dive.lbl.gov/climate/paleo/paleo_table.html, accessed September 29, 2020).

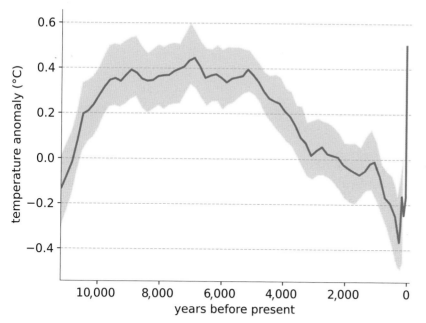

Figure 2.14 Global temperature anomaly (°C) of the last 11,000 years, based on multiple proxy records. The shaded region represents the uncertainty in the estimate. Anomalies are calculated relative to the 1961–1990 average. Adapted from Figure 1B of Marcott et al. (2013).

cycles. I will discuss the implications of this relationship in detail in Chapter 7, but you would be correct if you concluded that carbon dioxide variations play a key role in the generation of the ice-age cycles.

Figure 2.14 zooms in again to show the global temperature of *the Holocene*, the period beginning at the end of the last ice age, about 11,700 years ago. This estimate shows that temperatures peaked about 7,000 years ago and then started a slow, long-term decline that bottomed out in a period 200 to 300 years ago, known as the *Little Ice Age*, during which temperatures were about 1°C below today's. After the Little Ice Age, temperatures began warming. Today's temperatures are comparable to peak temperatures of the mid-Holocene.

Aside 2.2: What does the paleorecord tell us about how serious of a threat climate change is?

As we will talk about in Chapter 8, forecasts for the twenty-first century are for a few degrees Celsius of warming. That might not seem like much, but the paleorecord says otherwise. The ice ages were only about 6°C colder than today, and that temperature difference was enough to turn the Earth into essentially a different planet. Glaciers several thousand feet thick covered much of North America, sea level was 100 m lower than today, and there were significant accompanying changes in the world's environment and ecosystems.

The Little Ice Age was about 1°C below today's temperature, a seemingly trivial amount, but the climate was different enough that we call it the Little Ice Age. Glaciers in Europe advanced dramatically, destroying numerous farms and villages. Paintings from the time show a cold and snowy climate that does not exist today. In London, the freezing of the Thames River, commonplace during the era, was celebrated with a winter fair that took place on the frozen river – that river no longer freezes over. In their camp in Valley Forge, PA, the Continental Army nearly froze to death during the winter of 1777–1778.

Thus, we should expect warming of a few degrees Celsius, if it comes to pass, to radically change the planet we're living on. We will discuss this in more detail in Chapter 9.

Figure 2.15 zooms in one last time to show global average temperature over the past 2,000 years. Temperatures generally declined over this period, until the 1800s. At that point, we see a dramatic warming that clearly deviates from the previous 1800 years.

This vast and growing body of information about the Earth's past allows us to reach several important conclusions. First, the Earth has been both much warmer than today and much colder. Looking at the more recent past (the Holocene), we see that temperatures have been declining for about 7,000 years, until around 1800, at which time temperatures began rapidly increasing. We'll see later in the book that is no mere coincidence – it is exactly when humans started adding greenhouse gases to the atmosphere.

Human society, made up of mega-cities and concrete and iron infrastructure on an global scale, has only been around for a century or two. This means that the range of global average temperatures our society has experienced is small, around 1°C. As our climate continues to warm, we are departing from conditions under which human society developed and thrived. More troubling, the warming we are experiencing is extraordinarily rapid. For example, the

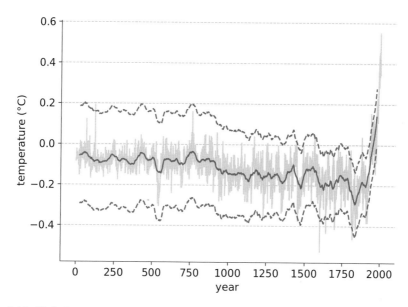

Figure 2.15 Global average temperature anomaly between years 0 AD to 2000 AD. Gray line shows the annual average values, while the blue line shows 50-year smoothed values. The dashed blue lines show the 10–90 percent confidence interval of the smoothed value. Anomalies are calculated relative to the 1951–1980 average. Data are ensemble-average 2-m air temperature (that is, temperature 2 m above ground) from the Last Millennium Reanalysis of Tardif et al. (2019), version 2.1 (downloaded from https://atmos.washington.edu/~hakim/lmr/LMRv2/index.html, accessed April 30, 2021).

warming over the past century (approximately 1°C in about a century) is around 16 times faster than the average rate of warming coming out of the last ice age (roughly 6°C in 10,000 years corresponds to an average warming of 0.06°C/century). Even if you know nothing else about climate change, this by itself should compel your attention.

The challenge for the scientific community is to come up with a theory that explains all of the variations in the climate record, from snowball Earth 700 million years ago to the rapid warming of the last century. In the next few chapters, we will learn about the fundamental physics that governs our climate, and then, in Chapter 7, we will put it all together to show that most of the modern warming can be attributed to human activity.

2.4   Chapter Summary

- The most well-studied and reliable source of temperature data for the past century is the surface thermometer network. It shows a global and annual average warming of 1.1°C between the late 19th century and the 2010s.
- Scientists have a large number of independent measurements with which to confirm the warming seen by the surface thermometer network. These include satellite measurements

of temperature, measurements of the amount of ice on the planet, ocean heat measurements, and sea-level measurements. All of these data confirm the warming seen in the surface thermometer data.

- Because of the overwhelming evidence supporting it, the scientific community has concluded that the observed warming of the climate system is beyond doubt – the IPCC uses the word "unequivocal."
- Looking back further in time, we see that the Earth's climate has varied widely over its 4.5-billion-year history. The geologic record shows that the climate has been both warmer and cooler than today's climate.
- Over the past few million years, the Earth has oscillated between ice ages and warmer interglacial periods. Ice ages are about 6°C cooler than the interglacials. The Earth is currently in an interglacial.
- We are currently in the Holocene, the period that began at the end of the last ice age. Temperatures peaked about 7,000 years ago and declined until about 200 years ago, after which temperatures began rapidly rising. This abrupt rise coincided with the beginning of society-wide combustion of fossil fuels.

ADDITIONAL RESOURCES

One of the Internet's great resources for climate information is skepticalscience.com. It has many articles about the science of climate change, including discussions of the quality of the various temperature records. For example, here is a nice article on the reliability of the surface thermometer measurements: www.skepticalscience.com/surface-temperature-measurements .htm. When you are confronted with a claim that sounds wrong ("We're entering a new ice age!"), this is the first place you should go to check it out.

See www.andrewdessler.com/chapter2 for additional resources for this chapter.

TERMS

Cherry picking
Eocene Climatic Optimum
Greenhouse Earth
Holocene
Ice ages
Icehouse Earth
Interglacials
Last glacial maximum
Little Ice Age

Paleoproxies
Snowball Earth
Temperature anomaly

PROBLEMS

1. Every year, you measure the height of a child relative to a coat hook on the wall. In the first year, he was 2″ below the hook, the next year he was 1.5″ below the hook, the next year he was 0.75″ below the hook, the next year he was even with the hook, the next year he was 0.5″ above the hook, and the last year he was 1.5″ above the hook.
   (a) What was the total amount the child grew?
   (b) What was his average growth rate (in inches per year)?
   (c) What was his absolute height at the end of the last year?
2. From Figure 2.2, how much did the Earth warm between (a) 1880 and 2020 and (b) 1970 and 2020? Provide answers in both degrees Celsius and degrees Fahrenheit.
3. If you found out that the satellite data were unreliable because of a previously unknown error, would that change your opinion about whether the Earth is currently warming? Why or why not?
4. A reporter asks you to explain why scientists are so confident that the Earth has undergone a general warming over the past century. Knowing that reporters hate long answers, construct an answer that takes 60 seconds or less to deliver (that corresponds to less than 100 words).
5. List the evidence that supports the contention that the Earth is currently warming. Is there any evidence that goes against this conclusion?
6. What is a temperature anomaly? Why are temperature anomalies typically used in global temperature calculations?
7. Download the annual and global average temperature data from Berkeley Earth (link to data located at www.andrewdessler.com/data) and reproduce Figure 2.2. Calculate the trend for the past 30 years and for the past 100 years.
8. Download the monthly and global average temperature data from Berkeley Earth (located at www.andrewdessler.com/data). Calculate trends over various lengths of time (ranging from a few years to several decades). If you look at the period after 1970, can you find any periods with negative trends? Over what length of time are the trends mainly positive?
9. Why do we turn to paleoproxy measurements to infer the temperature of millions of years ago?

10. Go to the station page on Berkeley Earth (link to data located at www.andrewdessler.com/data) and find a station near your hometown or city you live in today that covers a century or so (they're normally in the bigger cities). How does the final time series (the "breakpoint adjusted" comparison) differ from the global average time series in Figure 2.2? Should it? The page also shows the adjustments to the raw data. Did the time series require a lot of adjustments?

11. A global warming advocate tells you that the Earth is now warmer than it has ever been. Is that correct?

12. The stations that make up the surface thermometer data set must be individually adjusted to account for known issues in the data set (e.g., station moves). Some skeptics claim that the warming in the record (e.g., Figure 2.2) is due to these adjustments. We can check this. Berkeley Earth provides a "raw" land data set in which no adjustments are made (located at www.andrewdessler.com/data) and this can be compared to the data with adjustments. Download the data sets and compare them. How big of an impact do the adjustments have? Do the skeptics have a point?

3   Radiation and Energy Balance

The Earth's climate is a complex physical system. Nevertheless, we can still understand much about the climate even without an advanced degree in physics. In this chapter, I introduce the important physics required to understand the climate. Then, in Chapter 4, we will use this physics to construct a simple model of our climate.

3.1   Temperature and Energy

Before we get into the physics of climate, it is useful to first talk about the concept of *energy*. To a physicist, energy is the capacity to do work – such as lifting a weight, turning a wheel, or compressing a spring. The unit of energy most frequently used in physics is the *joule*, abbreviated as the letter J. One joule is not a huge amount of energy: It is approximately the amount of energy required to lift 100 g about 1 m – or to lift an apple about 3 ft.

Energy often moves from one place to another. The rate at which energy is flowing is referred to as *power*. It is usually expressed in *watts*, abbreviated as the letter W. One watt is equal to one joule per second – that is, $1\,W = 1\,J/s$ – so a 60-W light bulb consumes 60 J of energy every second. Alternatively, 60 W is the power required to lift 60 apples about 1 m every second.

An analogy may help to illuminate the difference between power and energy. A gallon is a quantity, such as a gallon of water. This is akin to a joule, which is a quantity of energy. The rate at which water flows through a pipe is measured in, say, gallons per minute. The rate at which energy flows is the power, and it is measured in watts (joules per second).

Example 3.1: How much power does it take to run a human body?

A typical human consumes approximately 2,000 food calories per day. Calories are an alternative unit of energy, where 1 food calorie = 4,184 J. Thus, 2,000 food calories correspond to 8,368,000 J. One day has 24 hours × 60 minutes × 60 seconds = 86,400 seconds in it, so dividing 8,368,000 J by 86,400 s yields 97 J/s = 97 W. Thus, the typical human requires roughly 100 W to power his or her body – about the same power required to run one or two light bulbs. One horsepower is approximately 740 W, so another way to think about this is that it takes about one-seventh of a horsepower to run your body.

The *internal energy* of an object refers to how fast the atoms and molecules in the object are moving. In a cup of water, for example, if the water molecules are moving slowly, then the water has less internal energy than another cup in which the molecules of water are moving rapidly. In a solid, the movements of the atoms are approximately fixed in space by intermolecular forces – that is why it is a solid. The atoms, however, can still move small distances around their fixed position. The faster these atoms move about their fixed position, the more internal energy the object has.

This brings us to a concept that most people are familiar with: *temperature.* Temperature is a measure of the internal energy of an object. As an object's internal energy increases and the molecules of the object speed up, the temperature of the object also increases. Thus, if you have two cups of water, one hot and the other cold, you can conclude that the water molecules in the hot cup are moving faster than the water molecules in the cup of cold water.

In Chapter 1, I introduced the Celsius temperature scale, which is used by most people around the world. There is another temperature that is favored by physicists, and it is called the *Kelvin scale.* The temperature in kelvin is equal to the temperature in degrees Celsius plus 273.15 (K = C + 273.15). Thus, the freezing temperature, 0°C, is equal to 273.15 K,[1] whereas the boiling temperature, 100°C, is equal to 373.15 K. "Room temperature" is 22°C or so, which is about 295 K. Most temperatures found in the Earth's atmosphere are between 200 K and 300 K, and the average surface temperature of the Earth (today, at least) is about 288 K.

Physicists prefer the Kelvin scale because temperature expressed in kelvin is proportional to internal energy. Thus, if the temperature doubles from 200 K to 400 K, then the internal energy of the object also doubles. If the internal energy of an object increases by 10 percent, then the temperature expressed in kelvin also increases by 10 percent. And 0 K is absolute zero – the temperature at which molecules have zero internal energy and cease moving; this is the coldest possible temperature. Because of this important quality, the physics equations introduced in this chapter and the next require energy to be expressed in kelvin.

3.2   Electromagnetic Radiation

It has long been recognized that the warmth of our climate is provided by the Sun. However, the Sun sits 150 million kilometers away from the Earth, with the vacuum of space in between. How does energy from the Sun reach the Earth?

Energy is transported from the Sun to the Earth by *electromagnetic radiation.* Electromagnetic radiation includes visible light, like that put out by your desk lamp or the Sun, X-rays, like those that allow us to detect broken bones, microwaves, like those that cook your dinner, and radio-frequency waves, like those that bring calls to your cell phone and WiFi to your computer.

---

[1] Note that you do not use a degree sign (°) when writing temperature in kelvin. Thus, room temperature is 295 K, not 295°K.

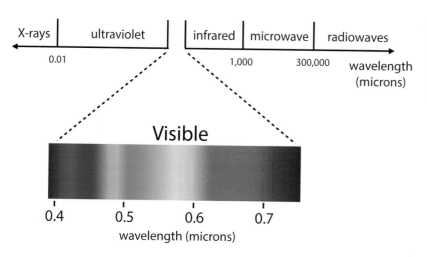

One can think of electromagnetic radiation as a stream of *photons,* small discrete packages of energy.[2] As photons travel from Point A to Point B – such as from the Sun to the Earth – each one carries a small amount of energy, and this is how energy is transported from the Sun to the Earth.

Photons have a characteristic size, referred to as the *wavelength,* which determines how the photons interact with the world. Photons with wavelengths of between 0.4 and 0.8 microns (a *micron,* abbreviated as μm, is a millionth of a meter; a human hair is 100 μm or so in diameter) can be seen with the human eye – so we refer to these photons as *visible.* Within the visible range, the different wavelengths appear to the human eye as different colors (Figure 3.1). Humans see photons with wavelengths near 0.4 μm as violet, 0.6 μm as yellow, and 0.8 μm as red.

Photons with longer wavelengths, from 0.8 to 1,000 μm, are termed *infrared* – from the Latin for "below red" – because they are beyond the red end of the visible spectrum. Despite being invisible to humans, these photons play an important role in both the Earth's climate and in our everyday lives. Photons with wavelengths just below the human detection limit of 0.4 μm are called *ultraviolet* because their wavelength is beyond the violet end of the visible spectrum.

Photons with wavelengths between 1,000 μm (1 mm) and 0.3 m are termed microwaves, and photons in this wavelength range are used in many familiar applications, from cooking to radar. Wavelengths longer than about 0.3 m are radio-frequency waves, and they are used, as the name implies, in radio applications. The entire electromagnetic spectrum is diagrammed in Figure 3.1.

The wavelength determines a photon's physical properties. For example, visible and infrared photons cannot go through walls, but radio-frequency photons can. The human eye can detect visible photons but not infrared or microwave photons. When you get a full body scan

---

[2] Electromagnetic radiation also behaves like a wave, but for this problem it is easier to think of it as a particle.

at the airport's security checkpoint, the machine is most likely using microwaves, which go through clothes but are stopped by denser materials such as flesh, a bomb, or a gun. Finally, the atmosphere is transparent to visible photons but less so to infrared photons; this fact has enormous implications for our climate and will be discussed at length in Chapter 4.

3.3   Blackbody Radiation

We know that both the Sun and the lamp on your desk are emitting photons. After all, you can see the visible photons that they are emitting. They are not, however, the only things around you that are emitting photons. In fact, *everything around you* is emitting photons all of the time. So right now, you are emitting photons, as are the walls of the room you are sitting in, your desk, your dog, this book. Everything.

If everything is emitting photons, then why doesn't everything glow like a light bulb? It turns out that the wavelength emitted is determined by the object's temperature. Figure 3.2 plots emissions spectra for idealized objects called blackbodies at three temperatures. An emissions spectrum shows the power carried away from an object by photons at each wavelength.

Figure 3.2a shows the distribution of photons emitted by a 300-K blackbody, about room temperature. Photons emitted by this object almost exclusively have wavelengths greater than 4 μm or so. These wavelengths are outside the range that is visible to humans (0.4−0.8 μm), so humans cannot see them. This is, in fact, the origin of the term *blackbody*. At room temperature, the object appears black because the photons emitted by these objects are invisible to humans (also playing a role is that blackbodies absorb all photons that fall on them – they do not reflect any). Blackbodies are idealized constructs, but many objects nevertheless behave like one, at least approximately.

Figure 3.2a also shows that the peak of the emissions spectrum for a 300-K blackbody occurs near 10 μm. It turns out that there is a simple relation between an object's temperature and the peak of its emission spectrum. This relation is known as *Wien's displacement law*:

$$\lambda_{max} = \frac{2,897}{T} \tag{3.1}$$

T is the temperature of the blackbody in kelvin and λ_{max} is the wavelength of the peak of the emission spectrum in microns. If we put 300 K into Equation 3.1, we get 9.7 μm, which is in good agreement with Figure 3.2a. Note the importance of using Kelvin temperature – had I used the temperature in degrees Celsius, I would have calculated $\lambda_{max} = 2,897/27 = 107$ μm.

Wien's displacement law also tells us that, as an object heats up, λ_{max} decreases, shifting the peak of its emission spectrum to shorter wavelengths. Thus, a 1,600-K object has $\lambda_{max} = 1.8$ μm and a 6,000-K object has $\lambda_{max} = 0.5$ μm, values consistent with the emissions spectra in Figures 3.2b and 3.2c.

It is worth emphasizing that objects do not just emit photons at λ_{max}; they emit them over a range of wavelengths around λ_{max}. So, while $\lambda_{max} = 1.8$ μm for the 1,600-K object, the

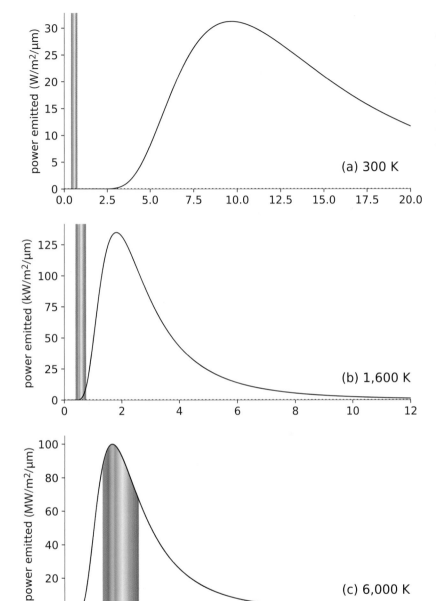

Figure 3.2 Power emitted at different wavelengths from objects at three temperatures: (a) 300 K, (b) 1,600 K, and (c) 6,000 K. The rainbow band on each plot shows the range of wavelengths visible to human eye.

object emits photons over a range of wavelengths from 0.7 to 10 μm. Because a fraction of the photons emitted by this object have wavelengths between 0.7 and 0.8 μm, which lie at the red end of the visible spectrum, humans will perceive a 1,600-K object as having a slight reddish glow. In other words, this object is glowing "red hot."

For the 6,000-K object, most of the photons emitted fall within the visible range (Figure 3.2c). Our Sun is, to a good approximation, a 6,000-K blackbody, and the distribution of photons from the Sun is closely approximated by this blackbody spectrum. Because being able to see confers a strong advantage in surviving, it is no surprise that the eyes of humans and other animals have evolved to see this range of wavelengths. In fact, the human eye is maximally sensitive to light with a wavelength near 0.5 μm, which is the λ_{max} for a 6,000-K blackbody. The chlorophyll molecule, the key component of photosynthesis, strongly absorbs photons in the visible range, showing that plants have also evolved to take advantage of photons emitted by the Sun.

Finally, if the photons emitted by room-temperature objects are not visible to our eyes, how can we see room-temperature objects, such as this page? What you see when you look at a room-temperature object are visible photons (emitted by the Sun or a light bulb or some other hot object) that have bounced off the object. Objects do not reflect all wavelengths equally. When you see a green object (like a leaf), the object has absorbed the red and blue components of light, while reflecting wavelengths that appear to us to be green.

An everyday object that uses a lot of the concepts that we have discussed in this chapter is the humble *incandescent light bulb*. An incandescent light bulb consists of a glass envelope containing a small filament made of a metal, such as tungsten (Figure 3.3). When the light bulb is turned on, electricity flows through the filament, heating it to around 3,000 K.

Figure 3.4 shows the wavelength distribution of photons emitted by a 3,000-K blackbody. As the figure shows, the filament is hot enough that some of the photons emitted are visible – so humans will see the light bulb glowing and you can use it to light your room. However, 85 percent of the photons emitted have wavelengths in the infrared, too long for the human eye to detect. These infrared photons provide no lighting for humans, and so the energy to produce them is essentially wasted. This makes incandescent bulbs inefficient as light sources.

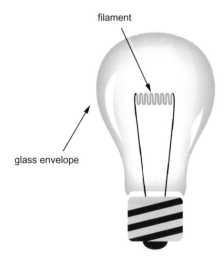

Figure 3.3 A schematic of a typical incandescent light bulb.

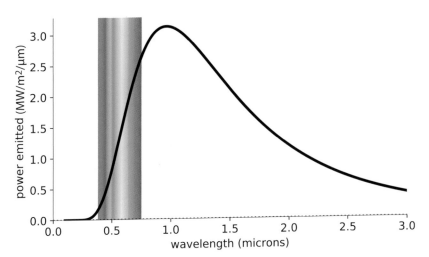

Figure 3.4 Emissions spectrum for a 3,000-K blackbody, a typical filament temperature for an incandescent light bulb, in $MW/m^2/\mu m$.

One way for a light bulb to produce a higher fraction of visible photons is to run the filament at a higher temperature. As described by Equation 3.1, this shifts the distribution of emitted photons to shorter wavelengths, making a greater fraction of them visible to humans – thereby making the bulb more efficient. The optimal temperature for the filament would be about the temperature of our Sun, nearly 6,000 K, which provides the best overlap between blackbody emission and the human visual range. Unfortunately, at such a temperature, the filament would immediately vaporize, and the bulb would be destroyed.

A better way to obtain high-efficiency lighting is to change the technology. Compact fluorescent light bulbs (CFL) and light-emitting diode (LED) light bulbs use different technologies (which I will not discuss here) to emit most of the bulb's photons in the visible wavelength range. The net result is a bulb that is at least five times more efficient. In other words, a 12-W CFL or LED bulb will produce the same amount of visible light as a 60-W incandescent light bulb – and it does this by reducing the amount of infrared light emitted. Because of this, each high-efficiency light bulb you use will save you around ten dollars a year in electricity.

Not only does the wavelength of emission change with temperature, but the total power emitted by a blackbody also increases with temperature. This is shown in Figure 3.5a, which shows three different blackbody-emission curves on a single plot. The plot shows that, at every wavelength, warmer objects emit more power than cooler objects.

For a different view of this, Figure 3.5b plots the total power emitted by a blackbody as a function of temperature (this is calculated by summing the emissions over all wavelengths). It also shows that the power emitted increases with temperature. It turns out that there is a simple relation, known as the Stefan–Boltzmann equation, between the total power radiated by a blackbody and temperature:

$$P/a = \sigma T^4 \tag{3.2}$$

Figure 3.5 Plots of (a) the distribution of power emitted by a blackbody at three different temperatures (300, 340, and 400 K), in W/m²/μm, and (b) total power emitted by a blackbody as a function of temperature, in W/m².

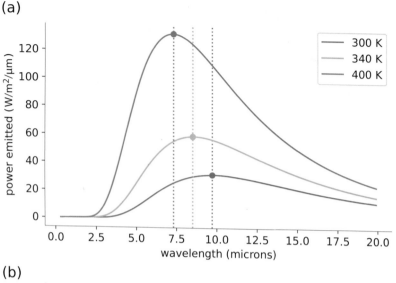

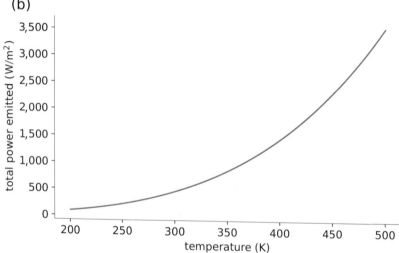

P/a is the power emitted by a blackbody per unit of surface area, with units of watts per square meter; σ is the Stefan–Boltzmann constant, $\sigma = 5.67 \times 10^{-8}$ W/m²/K⁴; and T is the temperature of the object in kelvin. If you multiply P/a by the surface area a of the object (in square meters), then you get the total power emitted by a blackbody, in watts.

The Stefan–Boltzmann equation has wide applications. By measuring the amount of power emitted by an object, astronomers use it to infer the temperature of distant stars and planets. The US military uses the equation to build sensors to identify and lock onto hot jet engines against a cold sky in the guidance systems of heat-seeking missiles. And the ear thermometer that might be in your medicine cabinet right now uses this same physics to convert the infrared emission from the eardrum and surrounding tissue into an estimate of body temperature.

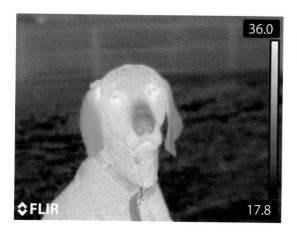

Figure 3.6 Photo of Kasper Dessler (2005–2016) in the infrared, with colors assigned to different temperatures.

As a further example, Figure 3.6 shows an image of my dog, Kasper, in the infrared. To construct this image, the temperature of each pixel is estimated from a measurement of the infrared emission from that pixel. Bright colors indicate warm temperatures and dark colors indicate cool temperatures. Like humans, dogs are mammals, and their body temperature is around 38°C. Fur is an insulator, however, so fur-covered regions of the dog tend to be cooler. Areas that are not fur-covered, such as the eyes, are close to the dog's internal temperature. Note also Kasper's cold nose.

Example 3.2: How fast is a room-temperature basketball losing energy by the emission of photons?

At room temperature, a blackbody is emitting $\sigma(300 \text{ K})^4 = 460 \text{ W/m}^2$. A basketball with a radius of 5 in. $= 0.13$ m has a surface area of $4\pi(0.13 \text{ m})^2 = 0.2 \text{ m}^2$. The total rate of energy loss from a room-temperature basketball as a result of blackbody photon emission is therefore $460 \text{ W/m}^2 \times 0.2 \text{ m}^2$, or 92 W. This is about the same emitted power as a typical light bulb. Of course, you cannot light a room with a room-temperature basketball because the photons emitted by it are outside the range that humans can see.

3.4 Energy Balance

One of the cornerstones of modern physics is the first law of thermodynamics, which states that energy is conserved. Because photons are just little packets of energy, the first law tells us that when an object emits a photon, the emitting object's internal energy must decrease. And because temperature is a measure of internal energy, the emission of a photon therefore causes the object to cool. Similarly, if a photon hits an object and is absorbed, then the energy of the photon is transferred to the object's internal energy, and the object warms.

Table 3.1 Energy balance summary

Condition	Effect on internal energy	Effect on temperature
If $E_{in} > E_{out}$ for an object	Internal energy of that object increases	Temperature of that object increases
If $E_{out} > E_{in}$ for an object	Internal energy of that object decreases	Temperature of that object decreases
E_{in} equals E_{out} for an object	Internal energy of that object is not changing	Temperature of that object is not changing

Objects are always absorbing and emitting photons – in fact, you're doing it right now. The net change in internal energy of an object is the amount of *energy in* (E_{in}) from absorbing photons minus the *energy out* (E_{out}) from emitting photons. If *energy in* for an object exceeds *energy out*, then the internal energy of the object increases and so does its temperature. If, on the other hand, *energy out* for an object exceeds *energy in*, then the internal energy and temperature decrease. If *energy in* and *energy out* are equal, then the internal energy and temperature are unchanging, a situation we call *equilibrium*. These cases are summarized in Table 3.1.

Money is also conserved, making balancing your checkbook a good analogy for energy balance. Funds, such as your paycheck or a birthday check from your grandmother, are periodically deposited into the account. At the same time, funds are withdrawn, to pay for things such as food, rent, or your cell phone bill. The change in your bank balance is equal to the difference between the total deposits (*money in*) and total withdrawals (*money out*). In equation form, we write this as follows:

$$\text{Change in balance} = \text{money in} - \text{money out}$$

If *money in* exceeds *money out*, that is, your deposits exceed your withdrawals, then the change in balance is positive and your balance increases. If *money out* exceeds *money in*, then the change in balance is negative and your balance decreases. If *money in* and *money out* are equal, the change in balance is zero and your balance is unchanged.

Another good example that draws many of the concepts in this chapter together is your home oven. Most people, if asked how an oven cooks, would answer, "Because it's hot inside." However, you may be surprised that the physics is subtler than you realize. Ovens do not cook because the air in the oven is hot – air is a terrible conductor of heat. Rather, ovens cook by infrared radiation.

When an electric oven is turned on, electricity runs through a heating element. The element heats up, eventually reaching temperatures high enough that it glows a reddish orange. At this point, the element is radiating an enormous amount of power, typically thousands of watts.

The photons emitted by the heating element are absorbed by the walls of the oven, heating them. When the walls reach a predetermined temperature, typically 300–450°F (420–500 K), then the oven is "preheated" and the cook puts the food, say a turkey, into the oven. Let us assume the turkey came out of the refrigerator and has a temperature of 3°C or 276 K. At this temperature, the turkey is radiating 330 W/m². If the turkey has a surface area of 0.1 m², then the total power radiated by the turkey is 33 W (this is E_{out}).

The turkey is also absorbing photons from the oven's hot walls. The oven walls – let's assume they have a temperature of 375°F (465 K) – are radiating 2,650 W/m². The total surface area of the oven's six walls is approximately 1.3 m², so the total power radiated by the oven's wall is roughly 3,500 W. Most of the energy radiated by the oven's walls misses the turkey in the middle and hits the other walls, and only a fraction of photons emitted by the walls hits the turkey. It turns out that the turkey absorbs photons emitted by an area of the walls equal to the surface area of the turkey, 0.1 m². Given that the walls emit 2,650 W/m², that means that the turkey is absorbing 265 W of power (this is E_{in}).

Because the turkey is emitting 33 W but absorbing 265 W, then $E_{in} > E_{out}$, the internal energy of the turkey is increasing, and it is therefore warming — this is what we mean when we say the turkey is cooking. After a few hours, the turkey reaches the temperature when it is considered "done," and the cook removes it from the oven.

While the turkey is absorbing energy from the walls, by conservation of energy the walls must be losing energy and cooling down. The oven has a thermostat in it that senses this cooling and turns on the heating element to maintain the wall temperature at 375°F. This occasional cycling back on of the heating element is familiar to any cook.

I hope that you have a sense of the importance of the physics we have discussed in this chapter – it has a profound impact on your life and the world around you. I will show you in the next chapter that it also plays a key role in climate.

3.5 Chapter Summary

- Energy is expressed in units of joules (J). Power is the rate that energy is flowing, and it is expressed in watts (W); 1 W = 1 J/s.
- Temperature is a measure of the internal energy of an object and is frequently expressed by physicists using the Kelvin scale. The temperature in kelvin is equal to the temperature in degrees Celsius plus 273.15.
- Photons are small discrete packets of energy. They have a characteristic size, known as the wavelength, which determines how the photons interact with matter. Photons with wavelengths between 0.4 and 0.8 μm are visible to humans; photons with wavelengths between 0.8 and 1,000 μm are called infrared.
- Objects emit blackbody radiation with a characteristic wavelength determined by Wien's displacement law: $\lambda_{max} = 2,897/T$ (where wavelength is in microns and temperature is in kelvin). Photons emitted by room-temperature objects (around 300 K) are in the infrared and are not visible to humans.
- The relation between temperature and total power emitted by a blackbody is the Stefan–Boltzmann equation: $P/a = \sigma T^4$, where P/a is the power per unit area, $\sigma = 5.67 \times 10^{-8}$ W/m²/K⁴ and T is the temperature in kelvin.

- When a photon is emitted by an object and then absorbed by another object, energy is transferred from the emitter to the absorber.
- If the energy received by an object by absorbing photons exceeds the energy lost by emitting photons, then the object's internal energy increases – and its temperature increases. The object cools off if the energy of emitted photons exceeds the energy received by absorbing photons. When energy gained and lost are equal, the object's temperature does not change, a situation we refer to as equilibrium.

See www.andrewdessler.com/chapter3 for additional resources for the chapter.

TERMS

Blackbody
Electromagnetic radiation
Energy
Equilibrium
Incandescent light bulb
Infrared radiation
Internal energy
Joule
Kelvin scale
Micron
Photons
Power
Temperature
Ultraviolet
Visible photons
Watt
Wavelength
Wien's displacement law

PROBLEMS

1. The temperature of an object increases by 1 K. How much did it increase in degrees Fahrenheit and how much in degrees Celsius?
2. A sphere with a radius of 1 m has a temperature of 100°C. How much power is it radiating?
3. As a room-temperature object increases in temperature, it begins to glow. Describe the progression in colors as the object heats up. Ultimately, what happens to the glow if the warming continues to nearly infinite temperatures?
4. Consider two stars that have the spectra shown in Figure 3.7. Based just on the information provided in this plot, what are the colors and radiating temperatures of the stars?

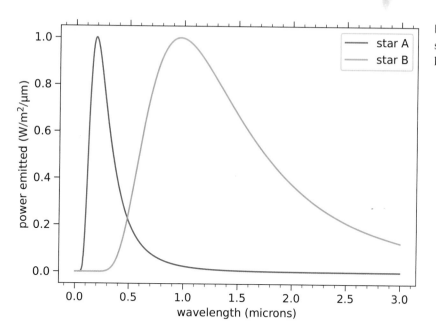

Figure 3.7 Emissions spectra of two hypothetical stars.

5. How much total energy (in watts) is the Sun radiating? It is a 6,000-K blackbody with a radius of 700,000 km.

6. You can dim an incandescent bulb by decreasing the temperature of the filament. What do you think happens to the color of the bulb as it dims? Find a dimmer and test your hypothesis.

7. If you run a 60-W light bulb for one week, how many joules of energy have been consumed?

8. Why are incandescent light bulbs being phased out in many countries (including the United States)?

9. The Sun as a blackbody:
   (a) The Sun is a 6,000-K blackbody. At what characteristic wavelength does it radiate?
   (b) How much power per unit surface area is the Sun radiating?
   (c) Imagine that the Sun had a radius twice as large as it does at present, but the Sun emitted the same total amount of energy. What temperature would the Sun have to be?

10. E_{in} is the energy being absorbed by an object, and E_{out} is the energy being radiated.
   (a) If the temperature of an object is not changing, what does this tell us about E_{in} and E_{out}?
   (b) If the temperature of an object is increasing, what does this tell us about E_{in} and E_{out}?

11. Your bank account has the same balance on April 1 as it did on March 1. Your friend suggests that this means that you did not deposit or withdraw any money for the entire month. Is that correct? Explain why or why not.

12. Heat capacity is the amount of energy you need to add to an object to warm it up by 1 K. The heat capacity of water is 4.18 J/g/K; in other words, if you add 4.18 J to 1 g of water, the water will warm by 1 K. Imagine you have a cup containing 200 g of water that is absorbing 150 W of power. Check your answers by making sure the units work out.

    (a) At what rate is the water warming? Answer in kelvin per second.

    (b) If the cup starts at room temperature, use the answer to part (a) to estimate how long would you have to heat it to reach boiling.

    (c) As the cup heats up, it will radiate more energy to the room. Estimate how much energy the cup is emitting when it reaches the boiling point. You'll have to estimate some quantities yourself to do this.

    (d) Would including enhanced radiation to the room make the water boil faster or will it take longer to boil than was estimated in part (b)?

13. Microwave ovens are able to deliver more energy to food during cooking than conventional ovens, so microwave ovens can cook food faster. For the following, imagine you are cooking a turkey in a conventional oven at 325°F.

    (a) What would you have to do in order to increase the amount of power being delivered to the turkey with the conventional oven?

    (b) Would this cook the turkey faster? Why do we not cook turkeys that way?

    (c) Why are microwave ovens able to deliver so much energy to food, while conventional ovens cannot?

    (to answer parts (b) and (c), you have to know that the energy from a photon is absorbed by an object over a layer about one wavelength thick)

14. Refrigerators are essentially reverse ovens – they cool things by maintaining the walls at low temperatures. Imagine you put a turkey with a temperature of 80°C into a refrigerator with walls of 3°C.

    (a) How fast is the turkey losing energy? The answer should be in watts. Assume the turkey has a surface area of $0.1\,\mathrm{m}^2$.

    (b) Make a (very rough) estimate of how long it will take for the turkey to cool down to the temperature of the refrigerator. To do this, you'll need to know the heat capacity of the turkey, i.e., how many joules need to be removed to cool it by 1 K: 30 kJ/K. Do you think this is a good estimate?

4   A Simple Climate Model

> The three most momentous words for the future of the entire human project could well be 'absorbs infrared photons.'
>
>   — Dr. Peter Kalmus[1]

Scientists have been studying the Earth's climate for nearly 200 years and, over that time, a sophisticated and well-validated theory of our climate has emerged. In this chapter, we take the fundamental physics we learned in the last chapter and use it to explain how greenhouse gases warm the planet and why the temperature of the Earth is what it is. By the end of the chapter, you will understand why scientists have such high confidence that adding greenhouse gases to the atmosphere will warm the planet.

4.1   The Source of Energy for Our Climate System

Understanding the climate requires us to do an energy budget calculation, which means that we need to calculate *energy in* and *energy out* for the Earth. The ultimate source of energy for our planet is the Sun, which puts out an amazing 3.8×10^{26} W (380 trillion trillion watts) of power. It emits photons in all directions, so only a small fraction of this energy falls on the Earth.

     The first step in calculating *energy in* is to determine the intensity of sunlight at the Earth's orbit. To estimate this, imagine a sphere surrounding the Sun, with a radius equal to the distance from the Sun to Earth, 150 million kilometers (Figure 4.1). Because the sphere completely encloses the Sun, all of the sunlight emitted by the Sun must fall on the interior of the sphere. The surface area of the sphere is $4\pi r^2 = 4\pi(150 \text{ million km})^2 = 2.8 \times 10^{17} \text{ km}^2 = 2.8 \times 10^{23} \text{ m}^2$. Dividing the total energy emitted by the Sun by the area of the sphere produces an estimate of the intensity of solar radiation at the Earth's orbit: $3.8 \times 10^{26} \text{ W} / 2.8 \times 10^{23} \text{ m}^2 = 1,360 \text{ W/m}^2$. This value, $1,360 \text{ W/m}^2$, is known as the *solar constant* for the Earth; it is frequently represented in equations by the symbol S.

     As should be obvious, the solar constant is not actually a constant – it is a function of how far the planet is from the Sun. As a planet gets closer to the Sun, the solar constant increases; if it gets further away, the solar constant decreases. Our next-door neighbor Venus is located

[1] https://twitter.com/ClimateHuman/status/1261903465028050945, viewed October 3, 2020.

Figure 4.1 Solar constant calculation: A hypothetical sphere (gray) surrounding the Sun has a radius equal to the Earth's orbit (dashed line); all radiation emitted by the Sun (black arrows) falls on this sphere.

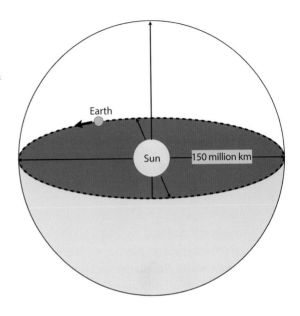

107 million kilometers from the Sun. Thus, the solar constant for Venus is 3.8×10^{26} W divided by the surface area of a sphere with a radius of 107 million kilometers, 1.43×10^{23} m², which yields a value of 2,600 W/m².

Now that we know the Earth's solar constant, we can determine the total solar energy falling on the Earth. The easiest way to quantitatively calculate this is to realize that, if we set up a screen behind the Earth, the Earth would cast a circular shadow on the screen, with a radius equal to the radius of the Earth (Figure 4.2). The amount of sunlight falling on the Earth is equal to the amount that would have fallen into the shadow area if the Earth were not there. The shadow is a circle of radius R, the radius of the Earth, so the shadow area is πR^2. The total solar energy that would have fallen onto the Earth is therefore πR^2 times the solar constant S.

Given that the radius of the Earth is approximately 6,400 km = 6.4×10^6 m, and $S = 1,360$ W/m², solar energy is falling on the Earth at a rate of 1.75×10^{17} W or 175,000 TW (1 TW, called a terawatt, is 10^{12} or a trillion watts). This is an immense amount of power. Human society today consumes less than 20 TW, so this simple calculation shows why solar energy is the Holy Grail of renewable energy: We could satisfy all of the world's current energy needs by capturing just 0.01 percent of the solar energy falling on the Earth.

Not all of the photons from the Sun that fall on the Earth are absorbed by it. Some photons are reflected back to space by clouds, ice, and other reflective elements of the Earth system. The reflectivity of a planet is called the *albedo,* from the Latin word for "whiteness" (the word *albino* derives from the same root). It is frequently represented by the symbol α, which is the fraction of incident photons that are reflected back to space; for the Earth, α is

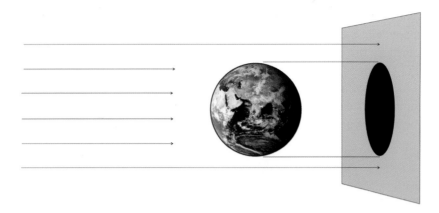

Figure 4.2 The Earth is casting a shadow on a screen placed right behind it because it blocks sunlight. The total amount of solar energy falling on the Earth is the same as what would have fallen into the shadow area. Photo of the Earth from Visible Earth, part of the EOS Project Science Office at NASA Goddard Space Flight Center: https://visibleearth.nasa.gov/images/57723/the-blue-marble/577271.

0.3. This means that $1-\alpha$ is the fraction of photons that are absorbed by the Earth. Taking this into account, *energy in* (E_{in}) for the Earth is

$$E_{in} = S(1 - \alpha)\pi R^2 \tag{4.1}$$

Evaluating Equation 4.1 yields an estimate of E_{in} for the Earth of 123,000 TW. In the rest of the chapter, we will find it more convenient to do the calculation per square meter of the Earth's surface area, so we divide Equation 4.1 by the surface area of the Earth, $4\pi R^2$:

$$\frac{E_{in}}{area} = \frac{S(1 - \alpha)\pi R^2}{4\pi R^2} = \frac{S(1 - \alpha)}{4} \tag{4.2}$$

Note that the πR^2 terms cancel, so the net amount of solar energy absorbed per square meter is *not* a function of the Earth's size. Plugging values of $S = 1,360$ W/m^2 and $\alpha = 0.3$ into Equation 4.2, we obtain a value of 238 W/m^2 for the Earth's E_{in}. This is a good number to remember.

You might have noticed that I have become a bit sloppy with the terms *energy* and *power* in the previous discussion. In Equation 4.1, for example, the mathematical abbreviation for *energy in* appears on the left-hand side, but the right-hand side has units of power (watts). The physics pedants will argue that we should be writing *power in* instead of *energy in*, and they are indeed correct. However, my choice of terminology here reflects the terminology actually used by scientists who do these kinds of energy-balance calculations. If you go to a meeting of climate scientists or read the peer-reviewed climate literature, you will find that they use *power* and *energy* interchangeably in equations like Equation 4.1 or 4.2. If you worry about things like this, then just keep track of the units and you will always know what is being talked about.

So the Earth absorbs an average of 238 W/m^2 from the Sun, but that does not mean that every square meter of the Earth absorbs this amount. In fact, the availability of solar energy varies widely across the planet. First, the nighttime half of the Earth receives no energy from the Sun at all. Second, the amount falling on a square meter of the daytime half is determined by the orientation of that square meter with respect to the incoming beams of sunlight. The amount of sunlight received is at maximum if the surface is oriented perpendicular to the incoming beam (Figure 4.3a). As the surface rotates away from perpendicular, the amount of solar energy intercepting the surface decreases (Figure 4.3b), eventually reaching zero for a surface parallel to the incoming beam (Figure 4.3c).

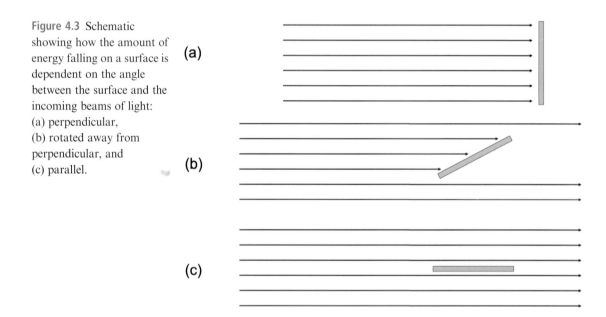

Figure 4.3 Schematic showing how the amount of energy falling on a surface is dependent on the angle between the surface and the incoming beams of light: (a) perpendicular, (b) rotated away from perpendicular, and (c) parallel.

(a)

(b)

(c)

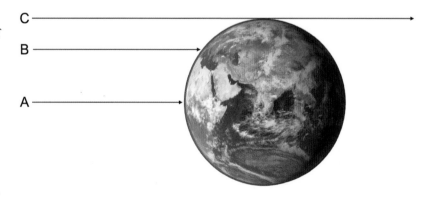

Figure 4.4 Schematic showing how the amount of solar energy falling on a square meter of the Earth's surface is determined by the latitude. Photo of the Earth from Visible Earth, part of the EOS Project Science Office at NASA Goddard Space Flight Center: https://visibleearth.nasa.gov/images/57723/the-blue-marble/57727l

C

B

A

Figure 4.4 shows how this leads to variations in the amount of solar energy falling on the Earth's surface with latitude when averaged over a year. In the tropics (Arrow A), the surface of the Earth is perpendicular to the incoming solar light beams, corresponding to the situation in Figure 4.3a. The surface in the mid-latitudes (Arrow B) is at a moderate angle to the incoming solar light beams, corresponding to the situation in Figure 4.3b. This means that mid-latitudes receive less solar radiation per square meter than the tropics. Finally, the polar regions (Arrow C) correspond to the situation in Figure 4.3c, so little solar energy falls on this region.

In addition to variations in the incoming sunlight with latitude, the albedo of the planet also varies widely. The tropics are mainly ocean, which is dark and therefore has a low albedo. Combined with the large amount of solar energy per square meter, the tropics therefore absorb more solar energy than anywhere else on the planet. The high latitudes, by contrast, are generally covered by snow and ice, giving them a high albedo. Combined with the small amount of solar energy falling on that region, this means that the polar regions absorb the least amount of solar energy. This provides us with a simple qualitative explanation of why the tropics tend to be warm and the polar regions cold.

4.2   Energy Loss to Space

In the early nineteenth century, Joseph Fourier, one of history's great mathematicians, asked a deceptively simple question: Because energy is always falling on the Earth from the Sun, why does the Earth not heat up until it is the same temperature as the Sun? The answer he determined is that the Earth is losing energy at a rate equal to the rate at which it is receiving energy from the Sun.

On the basis of what we learned in Chapter 3, you may rightly guess that the Earth loses energy back to space by means of blackbody radiation. Using the Stefan–Boltzmann equation from Chapter 3, $E_{out} = P/a = \sigma T^4$, where P/a is the power emitted per square meter, T is the temperature of the planet in kelvin, and σ is the Stefan–Boltzmann constant. Setting E_{in} (Equation 4.2) equal to E_{out}, we get the following equation:

$$\frac{S(1 - a)}{4} = \sigma T^4 \tag{4.3a}$$

Solving for T, we get

$$T = \sqrt[4]{\frac{S(1 - a)}{4\sigma}} \tag{4.3b}$$

Plugging $S = 1,360$ W/m^2 and $a = 0.3$ into Equation 4.3b yields[2] a temperature $T = 255$ K ($-18°$C). The actual average temperature of the Earth is closer to 288 K (15°C), so our estimate of the Earth's temperature is too cold by 33°C. Where did our calculation go

---

[2] The mathematical equation $a = \sqrt[4]{y}$ means that $a^4 = y$. To calculate the fourth root of y on a calculator, you can use the y^x key found on most calculators, where $x = 0.25$. A simpler way to calculate the fourth root of y is to take the square root of y and then take the square root of that number – in other words, $a = \sqrt{\sqrt{y}}$.

wrong? It turns out that what we have neglected is the heating of the planet by the Earth's atmosphere, which is frequently referred to as the *greenhouse effect*.

4.3   The Greenhouse Effect

4.3.1   One-layer Model

To understand the impact of the atmosphere on our planet's temperature, let us make the following reasonable assumptions:

1. The Earth's atmosphere is transparent to visible photons emitted by the Sun (which mostly have wavelengths from 0.4–0.8 µm), so these photons pass through the atmosphere and are absorbed by the surface.
2. The atmosphere is opaque to infrared photons (wavelengths longer than 4 µm), and all of these photons are absorbed by the atmosphere.
3. The atmosphere also behaves like a blackbody, so it emits photons based on its temperature ($P/a = \sigma T^4$). It emits photons equally both upward and downward.
4. Photons emitted by the atmosphere in the upward direction escape to space and carry energy away from the Earth. Photons emitted downward are absorbed by the surface.

This one-layer model is diagramed in Figure 4.5. For conceptual simplicity, the diagram shows the effects of the atmosphere concentrated in a single layer, which is why this model is frequently called a "one-layer" model.

   To calculate the surface temperature in this model, we assume that the planet as a whole, as well as the surface and the atmosphere individually, must all be in energy balance (where E_{in} equals E_{out}). First, let us consider the energy balance for the planet as a whole. *Energy in* to the planet is coming entirely from the Sun. *Energy out* to space is coming entirely from the atmosphere (remember: any photons emitted by the surface are absorbed by the atmosphere; they do not escape to space). Using the Earth's values of solar constant and albedo, the *energy in* from the Sun is 238 W/m² (Equation 4.2). This means that the atmosphere must be

Figure 4.5 Schematic of energy flow on a planet with a one-layer atmosphere. The atmosphere is represented by a single layer that is transparent to visible photons but absorbs all infrared photons that fall on it. The arrows show global average energy flows with values in W/m², which are based on our Earth's values of solar constant and albedo.

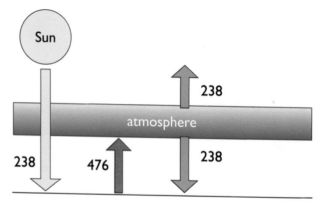

radiating 238 W/m^2 upward to space in order for the planet as a whole to be in energy balance. Because the atmosphere radiates equally upward and downward, the atmosphere is also radiating 238 W/m^2 back toward the Earth's surface.

Now let us consider energy balance for the surface. *Energy in* for the surface is 238 W/m^2 from the Sun and 238 W/m^2 from the atmosphere, for a total of 476 W/m^2. This means that the surface has to be emitting 476 W/m^2 upward in order to achieve energy balance.

To make sure we did not make a mistake, we can check the energy balance for the atmosphere. *Energy in* comes from the surface, 476 W/m^2. *Energy out* comes from emission of 238 W/m^2 upward to space and 238 W/m^2 downward to the surface, for a total *energy out* of 476 W/m^2. Thus, the atmosphere is indeed in energy balance.

So what is the temperature of the surface? If we know that the surface is emitting 476 W/m^2, we can determine its temperature by using the Stefan–Boltzmann equation from Chapter 3: $E_{out} = P/a = \sigma T^4$. Solving $\sigma T^4 = 476$ W/m^2 for T yields a surface temperature of 303 K (30°C), which is 48°C warmer than that for the planet without an atmosphere.[3]

This is an incredibly important result: the addition of an atmosphere that is opaque to infrared radiation has significantly warmed the planet's surface. Conceptually, this occurs because the surface of the planet with an atmosphere is heated not just by the Sun but also by the atmosphere. Of course, if you walk outside, you cannot see the atmosphere heating the Earth's surface because the photons the atmosphere emits are not visible, but they still carry energy. When scientists talk about the greenhouse effect, it is this heating of the surface by the atmosphere to which they are referring.

An alternative way to think about the greenhouse effect is that the atmosphere warms the surface by making it harder for the surface to lose energy to space. Without an atmosphere, all of the photons emitted by the surface escape to space; the surface has to emit only 238 W/m^2 for the planet to be in energy balance. With a one-layer atmosphere, though, only half of the photons emitted by the surface end up escaping to space – the other half are returned to the surface. This means that the surface must emit twice as much, 476 W/m^2, in order for 238 W/m^2 to escape to space. This higher rate of emission requires a warmer surface.

4.3.2 Two-layer Model

Now let us consider a planet with a "two-layer" atmosphere (Figure 4.6). Once again, the atmosphere is transparent to visible radiation but opaque to infrared. That means that photons from the Sun pass through the atmosphere and are absorbed by the surface. Photons emitted by the surface are absorbed in the lower atmosphere. Photons emitted by the lower atmosphere in the upward direction are absorbed by the upper atmosphere; photons emitted in the downward direction are absorbed by the surface. Photons emitted

---

[3] Watch the author go over the one- and two-layer models at www.andrewdessler.com/layermodels

Figure 4.6 Schematic of energy flow on a planet with a two-layer atmosphere, with values in W/m², which are based on our Earth's values of solar constant and albedo.

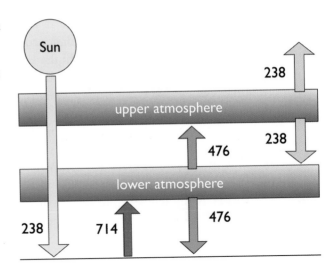

by the upper atmosphere in the upward direction escape to space; photons emitted in the downward direction are absorbed by the lower atmosphere.

Once again, the key to determining the surface temperature is to enforce energy balance for the planet as a whole, the surface, and both atmospheric layers. The easiest way to do this is to start with planetary energy balance and then work downward from the topmost layer to the surface. Planetary energy balance requires *energy out* for the planet to balance *energy in* from the Sun. Because *energy out* comes entirely from the upper layer, it must be emitting 238 W/m² to space in order to balance the 238 W/m² that the Sun is providing the planet (again assuming terrestrial values for S and a). That, in turn, means that the upper layer is also emitting 238 W/m² downward.

Totaling the emissions in both directions, the upper layer is emitting 476 W/m². Because *energy out* must equal *energy in* for the layer, this layer must be receiving 476 W/m² from the lower atmospheric layer. Thus, we know that the lower layer is emitting 476 W/m² upward – and therefore downward, too. For the lower layer to achieve energy balance, the lower layer must also be receiving $476 + 476 = 952$ W/m². We already calculated that 238 W/m² are coming from the upper layer, so that means that 714 W/m² must be coming from the surface to the lower layer.

We can verify our result by examining the energy balance for the surface. The surface receives 476 W/m² from the lower atmosphere and 238 W/m² from the Sun, for a total E_{in} of 714 W/m². This corroborates what we calculated must be E_{out} for the surface based on energy balance for the lower atmosphere.

Finally, for the surface to be emitting 714 W/m², its temperature must be 335 K (62°C). This is 32°C warmer than the surface of the planet with a one-layer atmosphere and 80°C warmer than a planet with no atmosphere. Thus, adding a second layer to the atmosphere further increases the planet's surface temperature.

4.3.3 An *n*-Layer Model

Now let us derive the surface temperature for a planet with n layers (Figure 4.7). For some variety, let us assume that the planet has a solar constant $S = 2,000$ W/m^2 and an albedo $\alpha = 0.7$. Thus, *energy in* for this planet is $S(1 - \alpha)/4 = 150$ W/m^2. In order to achieve planetary energy balance, upward emission from the topmost layer of the atmosphere (Layer 1) must also be 150 W/m^2. And because upward and downward emissions must be the same, this layer is also emitting 150 W/m^2 downward, so that total *energy out* for this layer is 300 W/m^2. This in turn means that *energy in* for Layer 1 must also be 300 W/m^2.

Energy in for Layer 1 comes entirely from energy emitted by Layer 2. Layer 2 must therefore be emitting 300 W/m^2 upward. This means that it is also emitting 300 W/m^2 downward, for a total *energy out* of 600 W/m^2. *Energy in* for Layer 2 comes from downward emissions of Layer 1 and upward emissions of Layer 3 and must total 600 W/m^2 in order to balance *energy out*. Downward emissions from Layer 1 are 150 W/m^2, which means that upward emissions from Layer 3 must be 450 W/m^2.

Layer 3 must be emitting 450 W/m^2 both upward and downward, for a total *energy out* of 900 W/m^2. *Energy in* from downward emissions from Layer 2 is 300 W/m^2, meaning that upward emissions from Layer 4 must be 600 W/m^2.

By this time, a pattern has emerged, and we can extrapolate to the bottommost layer, layer n. Layer n is emitting $150n$ in both upward and downward directions. This in turn

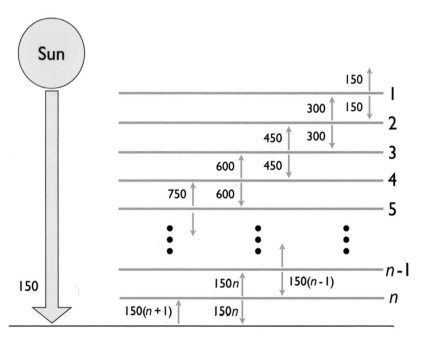

Figure 4.7 Schematic of energy flow on a planet with an *n*-layer atmosphere; layers are numbered from 1 to *n* (topmost to bottommost layers), with values in W/m^2. Fluxes assume a solar constant of 2,000 W/m^2 and an albedo of 0.7.

means that the surface is receiving $150n$ emitted from the bottommost layer and $150\ \text{W/m}^2$ from the Sun. For energy to balance, the surface must be emitting $150(n+1)\ \text{W/m}^2$ upward. Setting $150(n+1) = \sigma T^4$, we can solve for the surface temperature T of this planet:

$$T = \sqrt[4]{\frac{150(n+1)}{\sigma}} \tag{4.4}$$

Based on this, we can write the general solution for the surface temperature of an n-layer planet with solar constant S and albedo α:

$$T = \sqrt[4]{\frac{(n+1)S(1-\alpha)}{4\sigma}} \tag{4.5}$$

This is an important and profound equation, and one that is good to memorize. It says that the surface temperature of the planet is basically determined by these three parameters: the number of layers in the atmosphere, the solar constant, and the albedo.

To connect this equation to the real world, I should make clear what the "number of layers" physically represents. As I will discuss in Chapter 5, it is the greenhouse gases in our atmosphere that absorb infrared photons. And the number of layers is equivalent to the amount of greenhouse gas in the atmosphere. Therefore, an increase in the amount of greenhouse gas in the atmosphere corresponds to an increase in the number of layers – and a warming climate.

Before we proceed to testing our theory, it is important to reiterate two important points:

1. We can now answer the question, "Why is the Earth's temperature what it is?" The temperature of our climate system is set by the requirement that *energy in* and *energy out* balance. So the climate we have is the one that produces energy balance for the Earth.
2. If n, S, or α change, then the temperature will adjust as required to re-establish energy balance. In particular, as you add more greenhouse gases to the planet (i.e., increase n), the temperature of the planet will increase. This very simple physical argument is why scientists are so confident that adding greenhouse gases to the atmosphere will warm our climate.

4.4   Testing Our Theory with Other Planets

It is important to emphasize that the n-layer model discussed in Subsection 4.3.3 makes many simplifying assumptions. For example, we have assumed that all energy transport in our atmosphere is by radiation, but that's wrong – some energy is transported by atmospheric motions, such as warm air rising in thunderstorms, which carries heat to the upper

Table 4.1 **Data on the four inner planets in our Solar System**

Planet	Solar constant (W/m²)	Albedo	Energy in (W/m²)	Observed surface temperature (K)	Inferred n
Mercury	10,000	0.1	2,250	452	0.052
Venus	2,650	0.7	199	735	82
Earth	1,360	0.3	238	289	0.65
Mars	580	0.15	123	227	0.22

atmosphere (see end-of-chapter problems 20 and 21). Another simplification is that the model assumes infinitely fast horizontal energy transport, allowing us to use a single temperature for the planet. In reality, though, transport of energy is slow enough that large temperature differences can develop between regions (e.g., between the tropics and the polar regions, or between night and day sides of the planet).

This means that you should not expect the model to produce quantitatively accurate surface temperatures. Nonetheless, the model captures the essential physics of our climate system. And, as I will show in this section, the model is successful in explaining the relative surface temperatures of the Earth and its nearby neighbors, Mercury, Venus, and Mars.

Table 4.1 lists the important characteristics of the planets, and it reveals some puzzles. Venus is twice as far from the Sun as Mercury, but it has a surface temperature that is approximately 300 K warmer. This result becomes even more puzzling when we realize that, because of its high albedo, energy in for Venus, $S(1 - \alpha)/4 = 199$ W/m², is less than one-tenth that for Mercury (2,250 W/m²). It is even less than the energy in for the Earth (238 W/m²) – yet Venus is 450 K (800°F) hotter than the Earth.

Given the surface temperature, albedo, and solar constant, we can solve Equation 4.5 for n, which is the number of layers required to satisfy energy balance ("Inferred n" in Table 4.1). The inferred n for Mercury is near zero, suggesting it has almost no greenhouse effect. This is correct, because Mercury has essentially no atmosphere. For Mars, inferred $n = 0.22$. This again makes some sense – Mars has a thin atmosphere mostly containing carbon dioxide, so it does have some greenhouse effect. However, the Martian atmosphere has fewer greenhouse gases than the Earth's atmosphere, so the greenhouse effect on Mars is expected to be weaker than that on Earth. Our calculations confirm that.

Finally, our calculations reveal that Venus, with inferred $n = 82$, has a massive greenhouse effect. This is again correct. The surface pressure on Venus is 90 times that of Earth (1,300 psi, or pounds per square inch, compared with 14.5 psi here on Earth), and the atmosphere is mainly composed of carbon dioxide. The result of this massive, greenhouse-gas-rich atmosphere is a planet hotter than the inside of your oven on broil – hot enough even to melt lead. The success of Equation 4.5 in successfully explaining the relative climates of the innermost planets of our Solar System should provide us with some confidence that we understand the essential physics of these planets.

4.5 Chapter Summary

- In this chapter, we created a very simple climate model based on the fact that the solar energy received by a planet (E_{in}) must be balanced by the energy that is radiating to space (E_{out}). The temperature of the planet adjusts until this balance is achieved.
- For a planet, $E_{in} = S(1 - a)/4$. S is the solar constant, which is the intensity of sunlight at the planet's orbit (in units of W/m^2), and a is the planet's albedo, which is the fraction of photons that fall on the planet that are reflected back to space (unitless).
- The *energy out* for a planet is due to blackbody radiation.
- In our simple model of the climate, the atmosphere is entirely transparent to visible radiation from the Sun, but it absorbs all infrared radiation. We further assume that the atmosphere radiates like a blackbody equally in the upward and downward direction. We can then calculate the surface temperature by enforcing energy balance for the surface, the atmosphere, and the planet as a whole.
- We derived a general equation, Equation 4.5, for the surface temperature T of a planet. It is repeated here:

$$T = \sqrt[4]{\frac{(n+1)S(1-a)}{4\sigma}}$$

- This equation says that the surface temperature of the planet is determined by three parameters: the number of layers in the atmosphere (n), which is a proxy for the amount of greenhouse gases in the atmosphere, the solar constant (S), and the albedo (a).
- This simple model also explains the relative temperatures of the Earth's nearest neighbors, namely Mercury, Venus, and Mars.

See www.andrewdessler.com/chapter4 for additional resources for the chapter.

TERMS

Albedo
Greenhouse effect
Solar constant

PROBLEMS

1. What is the surface area of a sphere with radius r? What is the area of a disk with radius r? What is the area of a disk with diameter d?

2. A planet in another solar system has a solar constant $S = 2,000$ W/m², and the distance between the planet and the star is 100 million kilometers.
   (a) What is the total power output of the star? (Give your answer in watts.)
   (b) What is the solar constant of a planet located 75 million kilometers from the same star? (Give your answer in watts per square meter.)

3. Draw a diagram (like Figure 4.5) that shows the energy flows for a planet with a one-layer atmosphere. The solar constant for the planet is $S = 900$ W/m², and the albedo of the planet is $\alpha = 0.25$. Make sure each arrow is labeled with the energy flow. What is the surface temperature of this planet?

4. Draw a diagram (like Figure 4.6) that shows the energy flows for a planet with a two-layer atmosphere. The solar constant for the planet is $S = 3,000$ W/m² and the albedo of the planet is $\alpha = 0.1$. Make sure each arrow is labeled with the energy flow. What is the surface temperature of this planet?

5. Two people argue about why Venus is so much warmer than the Earth. The first argues that it is because Venus is closer to the Sun, so it absorbs more solar energy. The second argues that it is because Venus has a thick, greenhouse-gas-rich atmosphere. Which person is right, and why is the other one wrong?

6. Some recently discovered planets in other solar systems are so hot that they glow in the visible; they are literally "red hot" (e.g., do a Google search for "HD 149026b").
   (a) How many atmospheric layers would the Earth need before it glowed in the visible? (Assume $S = 1,360$ W/m² and $\alpha = 0.3$.) To answer this, you must first estimate what temperature the Earth has to be to begin glowing.
   (b) Alternatively, what would the solar constant have to increase to for a one-layer planet with an albedo $\alpha = 0.3$?
   (c) How far would the Earth have to be from the Sun in order to have this solar constant?

7. Assume a planet with a one-layer atmosphere has a solar constant $S = 2,000$ W/m² and an albedo $\alpha = 0.4$.
   (a) What is the planet's surface temperature? Make the standard assumption that the atmosphere is transparent to visible photons but opaque to infrared photons.
   (b) During a war on this planet, a large number of nuclear weapons are exploded, which kicks enormous amounts of dust and smoke into the atmosphere. The

net result is that the atmosphere now absorbs visible radiation – so solar energy is now absorbed in the atmosphere. It also still absorbs infrared radiation. Draw a diagram like Figure 4.5 to show the fluxes for this new situation, and calculate the planet's surface temperature. The solar constant and albedo remain unchanged.

(c) Explain in words why the temperature changes the way it does after the nuclear war. Is describing this as "nuclear winter" appropriate?

8. Assume a planet with a one-layer atmosphere and values of solar constant $S = 1,000$ W/m^2 and albedo $\alpha = 0.25$. Let us assume there is some dust in the atmosphere, so that 50 percent of the Sun's energy is absorbed by the atmosphere and 50 percent by the surface. Draw a diagram like Figure 4.5 to show the fluxes, and calculate the planet's surface temperature.

9. Derive an expression for the fraction of energy received by the surface that comes from the atmosphere (this is the amount of energy that comes from the atmosphere divided by the sum of energy from the Sun and energy from the atmosphere). Using values in Table 4.1, calculate the fraction for Mercury, Earth, and Venus. Make the standard assumption that the atmosphere is transparent to visible photons but opaque to infrared photons.

10. On Mercury, which has no atmosphere, the difference in temperature between daytime and nighttime temperatures can be 700 K. On the Earth, the difference between daytime and nighttime temperatures can be 30 K. On Venus, there is basically no difference between daytime and nighttime temperatures. Why is this? Hint: consider how much of the surface energy budget comes from the atmosphere versus the Sun. If you get stuck, working Question 9 might help you answer this question.

11. As we will discover in Chapter 11, one way to solve global warming is to increase the reflectivity of the planet (I will explain how in Chapter 11). To reduce the Earth's temperature by 1 K, how much would we have to change the albedo? (Assume a one-layer planet with an initial albedo of 0.3 and solar constant of 1,360 W/m^2.)

12. Given fixed n and α, how does the temperature of a planet vary with r, the distance between the planet and the star? Hint: Work out how S varies with r, and plug that into Equation 4.5.

13. A planet has a solar constant $S = 2,000$ W/m^2, an albedo $\alpha = 0.7$, and a radius $r = 3,000$ km. What would happen to the temperature if the planet's radius doubles?

14. One argument you hear against mainstream climate science is that adding greenhouse gases to the atmosphere is like painting a window. Eventually, the window is opaque, so that adding another coat of paint does nothing. Is this a good analogy? Is there a point where adding greenhouse gases to the atmosphere does not lead to increases in the planet's temperature?

15. Imagine that the Sun's radius doubles (but the Sun maintains the same surface temperature). What happens to the Earth's solar constant and surface temperature? You can assume that the Earth's original surface temperature is 288 K.

16. Does the variation of solar energy with surface orientation (Figure 4.3) explain the variation in local temperature through the day? The warmest temperatures during the day are usually found from 3 PM to 5 PM; what might explain that?

17. If you were on a spacecraft and you pointed an infrared thermometer at a one-layer planet, what temperature would it read? What if the planet had two layers? Or n-layers? Assume S and α are the same as for the Earth. Remember that an infrared thermometer measures the radiation coming from an object and yields the temperature the object must be in order to be emitting that radiation.

18. Newly formed stars are often obscured by the dense dust clouds from which they form. To see how these appear to observers on the Earth, imagine that 50 stars, each identical to our Sun, form in a spherical cloud of dust with a radius of 100 billion kilometers. Much like the atmosphere, the dust absorbs all of the light given off by the stars and radiates an equal amount of energy to the rest of the Universe. What temperature does the cloud appear to be from outside the cloud? What wavelength telescope would you need to see the dust cloud?

19. (a) How much land (in km^2) would you need to cover with solar panels in order to generate all of our power from solar energy (assume human power consumption is 15 TW). If one takes into account the day–night cycle and occasional cloudiness, solar panels receive (on average) about 200 W/m^2 of sunlight. And this is further reduced because these panels convert sunlight into electricity with an efficiency of about 20 percent.

    (b) What fraction of the Earth would you need to cover with solar panels? Does this seem possible?

20. The simple model we developed in this chapter assumes all energy transport in our atmosphere is by radiation. In the real atmosphere, however, other transport pathways exist. One neglected pathway is convection, such as thunderstorms, which carry energy from the surface to the atmosphere. For this problem, assume that a planet with a one-layer atmosphere has an *energy in* of 300 W/m^2.

    (a) If we assume the only energy transport is by radiation (Figure 4.5), what is the surface temperature of the planet?

    (b) Let's assume that convection occurs on this planet (Figure 4.8) and it carries 80 W/m^2 from the surface to the atmosphere. How does this change the other fluxes (relative to a planet with no convection)?

    (c) What is the surface temperature of the planet with convection? In one sentence, what is the impact of convection on the surface temperature?

Figure 4.8 Schematic of energy flow on a planet with a one-layer atmosphere that includes convection. The arrow marked "convection" represents dynamic processes that transport energy from the surface to the atmospheric layer.

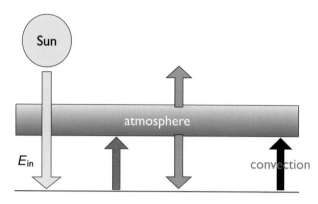

21. A more advanced convection problem: In reality, moist convection ties the atmospheric temperature to the surface temperature. If we assume that the temperature of the atmosphere is always 30 K cooler than the surface temperature, what is the value of the fluxes in Figure 4.8? What is the surface temperature of this planet? Assume for this problem that E_{in} is 350 W/m².

5   The Carbon Cycle

In the simple model of the climate presented in Chapter 4, the temperature of a planet is set by the number of atmospheric layers (n), the albedo, and the solar constant. I said there that the number of layers is determined by the abundance of greenhouse gases in the atmosphere, but I was intentionally vague about what a greenhouse gas is, or which components of our atmosphere are greenhouse gases. In this chapter, I address these questions and discuss in detail the key greenhouse gas for the problem of modern climate change, carbon dioxide.

Carbon dioxide, or CO_2, is the primary greenhouse gas emitted by human activities, and policies to control modern climate change frequently focus on reducing our emissions of this gas. But constructing rational climate change policies requires more than just knowing how much of it humans are dumping into the atmosphere. It also requires an understanding of the *carbon cycle* – how carbon moves between the atmosphere, ocean, land biosphere, and rocks on the Earth. This will help us understand what happens to carbon dioxide after it is emitted into the atmosphere, which in turn will help us understand the future trajectory of our climate as well as our ability to head off dangerous climate change.

5.1   Greenhouse Gases and Our Atmosphere's Composition

As we learned in Chapter 4, the greenhouse effect occurs because our atmosphere is mostly transparent to visible photons but absorbs infrared photons. It turns out that only a few of the components of our atmosphere actually absorb infrared photons, and it is these *greenhouse gases* that are responsible for the Earth's greenhouse effect. In this section, I describe the composition of our atmosphere, with a particular focus on greenhouse gases.

Approximately 78 percent[1] of the dry atmosphere (this excludes water vapor) is made up of diatomic nitrogen or N_2, which is two nitrogen atoms bound together. About 21 percent is diatomic oxygen or O_2, which is two oxygen atoms bound together; this is the part of the atmosphere that we need to breathe to survive. Argon atoms make up approximately 1 percent of our atmosphere. None of these three constituents, which together make up more than 99 percent of the dry atmosphere, absorbs infrared photons, so they are not greenhouse gases; therefore, they do not warm the surface of the planet.

The next biggest component of the atmosphere is water vapor or H_2O, a constituent whose abundance varies widely from place to place. In the warm tropics, water vapor can

---

[1] Throughout this section, the percentages given are of volume, not mass. For the chemists reading this, this is the same as mole fraction.

make up as much as 4 percent of the atmosphere. In cold polar regions, in contrast, water vapor may be only 0.2 percent. Its abundance decreases rapidly with altitude, and in the stratosphere it typically makes up 0.0005 percent of the atmosphere.

Water vapor is the most abundant and important greenhouse gas in our atmosphere, and much of the warmth we enjoy on the Earth is due to the heating from water vapor. Its main source is evaporation from the oceans, and it is primarily removed from the atmosphere when water falls out of the atmosphere as rain or snow. Because the amount of water vapor in the atmosphere is regulated by evaporation and condensation, it is essentially set by the Earth's temperature – if the Earth warms, the amount of water vapor in the atmosphere increases. If the Earth cools, the opposite happens and the amount of water vapor in the atmosphere decreases. Emissions of water vapor from human activities contribute essentially nothing to its atmospheric abundance. In Chapter 6, we will see that water vapor acts as a feedback to amplify warming from the addition of greenhouse gases like carbon dioxide to the atmosphere.

Taken together, diatomic nitrogen and oxygen, water vapor, and argon make up more than 99.95 percent of the atmosphere. You might expect the remaining 0.05 percent to have no important role because it seems like such a small amount, but you would be wrong. This last smidgen of atmosphere is crucial to life on the planet.

The largest part of this remaining 0.05 percent is carbon dioxide or CO_2, which makes up 0.041 percent of the atmosphere. Carbon dioxide absorbs infrared photons and is the second most important greenhouse gas, behind water vapor – *but it is the most important greenhouse gas that humans directly influence* and therefore is the primary cause of modern climate change.

Because 0.041 percent is an awkwardly small number, scientists typically express the concentration of these trace gases in a more convenient unit: *parts per million.* A concentration expressed in parts per million indicates how many molecules out of every million are the gas in question.[2] Parts per million can be usefully contrasted with percent, which comes from the marriage of the words *per cent,* literally meaning "out of 100." Thus, air is approximately 78 percent diatomic nitrogen, which means that 78 out of every 100 molecules of air are molecules of nitrogen.

In this case, the carbon dioxide abundance when I am writing this in 2020 is 0.0412 percent, corresponding to 412 parts per million or ppm. Put another way, there were 412 molecules of carbon dioxide in every million molecules of air. This number is rising around 2 ppm per year, so by the time you read this, it will certainly be higher.

The next most important greenhouse gas in our atmosphere is methane or CH_4. In 2020, it had an atmospheric abundance of 1.87 ppm. Despite its small abundance, methane is also a key player in our climate, as we will discuss later. Another important greenhouse gas in our atmosphere is nitrous oxide or N_2O, which is present in today's atmosphere at concentrations of about 0.32 ppm. This molecule is also known as

---

[2] Parts per million can be by volume (number of molecules out of every million) or by mass (grams of constituent out of every million grams of air). Following the previous discussion, all mixing ratios in this book will be by volume.

"laughing gas," which your dentist might give you before she works on your teeth. It is emitted into the atmosphere from nitrogen-based fertilizer and industrial processes as well as having several natural sources.

Ozone is another important greenhouse gas in our atmosphere. Its chemical formula is O_3, so it is a molecule made up of three oxygen atoms. The abundance of ozone varies widely across the atmosphere – in unpolluted air near the surface, its abundance is about 10–40 parts per billion,[3] whereas its abundance can reach 10 ppm in the stratosphere. Ozone is absolutely essential for life on our planet because it absorbs high-energy ultraviolet photons emitted by the Sun before they reach the Earth's surface. These photons carry enough energy that they can seriously damage living tissue – leading to diseases such as skin cancer in humans. But ozone is also one of the primary components of photochemical smog, and breathing it can lead to health problems in humans and animals; ground-level ozone can also damage plants. Thus, you want ozone between yourself and the Sun, but you do not want to breathe it. Because of this, ozone high up in the stratosphere is considered "good" ozone, whereas ozone near the ground is "bad" ozone.

A final group of greenhouse gases are the halocarbons, including chlorofluorocarbons and hydrochlorofluorocarbons, which are synthetic industrial chemicals used as refrigerants (e.g., in air-conditioners and refrigerators) and in various industrial applications, as well as natural molecules such as methyl chloride. Together, they are present in today's atmosphere at a concentration of a few parts per billion. One might be tempted to think that a gas that has an abundance of a few parts per billion cannot be important in our climate. As we'll cover in Section 5.8, despite their low concentration these gases have a powerful impact on our climate. Halocarbons also include the chemicals that are the main culprits behind ozone depletion.

As we will discuss further in the next chapter, carbon dioxide is the most important greenhouse gas for the problem of modern climate change. Because of that, we focus here mainly on that gas and the processes that regulate its atmospheric abundance, which are collectively known as the *carbon cycle*.

5.2 Atmosphere–Land Biosphere–Ocean Carbon Exchange

5.2.1 Atmosphere–Land Biosphere Exchange

We have been directly monitoring the abundance of carbon dioxide in the atmosphere since the middle of the twentieth century. The measurements are plotted in Figure 5.1a, which is often referred to as the *Keeling curve* after Charles D. Keeling, the scientist who initiated the measurements in 1957. The measurements clearly see a long-term upward trend. That means that the number of layers, n, of the Earth is increasing. Based on what you learned in

---

[3] This means that, of every billion molecules of air, 10–40 are ozone.

Figure 5.1 (a) The record of atmospheric carbon dioxide since the middle of the twentieth century. (b) Close-up of two years: fall 1988 through fall 1990. Periods dominated by photosynthesis are green and periods dominated by respiration are brown. Data measured at Mauna Loa, Hawaii by Dr. Pieter Tans, NOAA/GML and Dr. Ralph Keeling, Scripps Institution of Oceanography. Data downloaded from the NOAA Earth System Research Laboratory/ Global Monitoring Division (www.esrl.noaa.gov/gmd/ ccgg/trends/data.html, retrieved November 29, 2020).

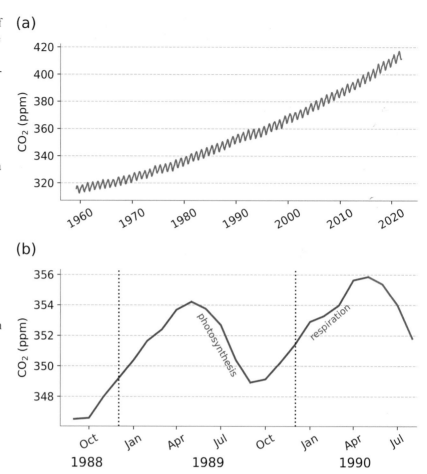

Chapter 4, you should be comfortable predicting that the climate should be warming – and, as we saw in Chapter 2, it is.

We will return to the upward trend later in the chapter. In this subsection, however, we're going to focus on the "sawtooth" annual cycle. Figure 5.1b plots a close-up of 2 years (24 months) of measurements, showing that the amount of carbon dioxide in the atmosphere varies, with a maximum in May, when carbon dioxide is about 6 ppm higher than the minimum in September. This annual cycle in carbon dioxide reflects the annual cycle of plant growth and decay. Plants absorb carbon dioxide from the atmosphere and use it to produce more plant material in a process known as *photosynthesis:*

$$CO_2 + H_2O + \text{sunlight} \rightarrow CH_2O + O_2 \tag{5.1}$$

In this reaction, carbon dioxide, water, and sunlight combine to produce CH_2O and O_2. Because CH_2O is a combination of carbon and water, molecules made up of this unit are generally referred to as carbohydrates – in this context, you can think of CH_2O as the chemical formula for a plant. Diatomic oxygen produced in this reaction is released into the atmosphere. This is the main source for the oxygen in our atmosphere, which you are breathing right now.

At the same time, humans, animals, and bacteria consume plant material in order to produce energy through a reaction known as *respiration:*

$$CH_2O + O_2 \rightarrow CO_2 + H_2O + energy \qquad (5.2)$$

The products of respiration are carbon dioxide, which is released back into the atmosphere, water vapor, and energy, which is used to power the organism. It should be noted that Equations 5.1 and 5.2 are simplified reactions that stand in for a large number of complex biochemical reactions that occur within the cells of organisms.

Equation 5.2 is the reverse of Equation 5.1: the carbon dioxide consumed in the production of the plant material in Equation 5.1 is released back into the atmosphere when the plant is consumed in Equation 5.2. Similarly, the oxygen molecule produced in Equation 5.1 is consumed in Equation 5.2. The production of a carbohydrate through photosynthesis followed by its consumption during respiration therefore produces no net change in either carbon dioxide or oxygen. Instead, the net effect is the conversion of sunlight into energy to power living creatures.

The atmosphere contains approximately 864 gigatonnes of carbon (GtC) (all reservoir values in this section are values averaged over 2008–2017). A gigatonne is 1 billion metric tonnes, where 1 metric tonne is 1,000 kg or 2,200 lb. Note that this is just the mass of the carbon atoms in the atmosphere – although the carbon dioxide molecule also contains two oxygen atoms, their mass is not included.

The land biosphere contains 2,150 GtC, about 2.5 times more than found in the atmosphere. This carbon is stored in living plants and animals and in organic carbon in soils (e.g., decaying leaves). During a given year, photosynthesis removes approximately 110 GtC from the atmosphere. Respiration roughly balances this, transferring about the same amount back to the atmosphere. Thus, over a year, there are only small changes in carbon dioxide in the atmosphere or land biosphere as a result of photosynthesis or respiration.

The fact that photosynthesis and respiration are balanced over the year does not mean that they are in balance at every point in time. Most of the Earth's land area – and, therefore, most of the Earth's plants – are found in the northern hemisphere. During the northern hemisphere's spring and summer (May–September), when plants are growing and trees are leafing, global photosynthesis exceeds respiration and there is a net drawdown of carbon dioxide out of the atmosphere and into the land biosphere; we can see this in Figure 5.1b.

During the northern hemisphere's fall and winter (October–April), plant material that was produced during the spring and summer decays, releasing carbon dioxide back into the atmosphere. During this period, global respiration exceeds photosynthesis, and there is a net transfer of carbon from the biosphere into the atmosphere, which we can also see in Figure 5.1b. This annual cycle in plant growth is the origin of the "sawtooth" annual cycle.

There is also a large amount of carbon stored in permafrost (1,400 GtC), which is ground that is frozen year-round. Much like that frozen dinner that has been in your freezer since Barack Obama was President, dead organic plant matter frozen into the permafrost does not decay; it is kept intact as long as the ground remains frozen. If permafrost thaws, however, the organic matter stored there will begin to decay, releasing carbon into the atmosphere.

Aside 5.1: Where does the oxygen in our atmosphere come from?

As I mentioned earlier, photosynthesis followed by respiration is not a net producer or consumer of carbon dioxide or oxygen. Where, then, does the large amount of diatomic oxygen in our atmosphere come from? It turns out that it is the result of photosynthesis that is not balanced by respiration. That occurs when a plant grows through photosynthesis, but the plant material is buried before it can be consumed via respiration. When that happens, the oxygen produced during photosynthesis is not consumed. Over the billions of years that life has existed on the planet, this process has built up and now maintains the atmospheric oxygen levels we enjoy today.

5.2.2   Atmosphere–Ocean Carbon Exchange

One of carbon dioxide's most important properties is that it readily dissolves in water. Once it has dissolved in water, carbon dioxide is then converted to *carbonic acid* (H_2CO_3) by means of this reaction:

$$CO_2 + H_2O \rightarrow H_2CO_3 \tag{5.3}$$

The carbonic acid formed in Equation 5.3 can react further with water to convert into other forms of carbon. Because of the conversion of carbon dioxide to many other forms of carbon, the ocean can absorb huge amounts of carbon dioxide. Carbon is returned to the atmosphere in a reaction that is the reverse of Equation 5.3, in which carbonic acid converts back to carbon dioxide and water:

$$H_2CO_3 \rightarrow CO_2 + H_2O \tag{5.4}$$

This is followed by the escape of carbon dioxide back into the atmosphere. Processes embodied by Equations 5.3 and 5.4 transfer about 60 GtC per year between the atmosphere and ocean.

Thus, carbon cycles easily between the atmosphere and ocean. To fully understand this exchange, however, it is best to think of the ocean as being split into two parts. The first part is the top 100 m or so of the ocean, which exchanges carbon rapidly with the atmosphere. This part of the ocean makes up only a few percent of the mass of the ocean and is often referred to as the *mixed layer* because it is well mixed by winds and other weather events; it contains 900 GtC.

Below this lies the other 97 percent of the ocean, known as the *deep ocean.* The deep ocean also contains most of the ocean's carbon, 37,100 GtC, or 43 times more carbon than is in the atmosphere. The mixed layer exchanges carbon with the deep ocean at a rate of about 100 GtC per year. This occurs as ocean currents mix high-carbon water from the mixed layer with low-carbon water from the deep ocean. It also occurs when sinking organic matter, such as dead organisms or fecal material, falls from the mixed layer into the deep ocean – a process known as the biological carbon pump.

5.2.3 The Combined Atmosphere–Land Biosphere–Ocean System

Figure 5.2 shows a schematic of the combined atmosphere–land biosphere–ocean system. Approximately 110 GtC per year are continuously cycling between the atmosphere and land biosphere as plants absorb carbon dioxide as they grow and then release carbon dioxide when they die. About 60 GtC per year of carbon cycles between the atmosphere and the ocean's mixed layer. At the same time, the mixed layer and deep ocean are exchanging 100 GtC per year.

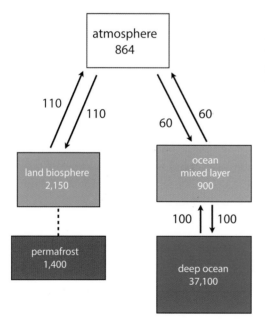

Figure 5.2 A schematic of exchange between the atmosphere, land biosphere, and ocean. Numbers in the boxes represent the amount of carbon stored in each reservoir, in GtC. Arrows represent fluxes, with values in GtC per year.

To get an idea of what these numbers actually mean, it is useful to calculate how fast carbon is flowing through these reservoirs.

To do this, we calculate *turnover times*. To understand this concept, let's go back to the bank account analogy we used to explain energy balance in Chapter 3. If you have $1,000 in your account and you spend $100 per month, while also depositing $100 per month, then your bank balance is not changing from month to month. However, there is money *flowing through your account*, and we can estimate a turnover time for your account as the balance divided by the rate. In this case, it would be $1,000 divided by $100 per month, or a turnover time of 10 months. Put a different way, this means that enough exchange will take place to replace all of the dollars in your account every 10 months.

We can apply this concept to carbon cycling between the atmosphere, land and ocean reservoirs. The turnover time for the atmosphere can be roughly estimated as the size of the reservoir, 864 GtC, divided by the total flux out of the reservoir, 170 GtC per year (110 GtC per year goes into the land biosphere and 60 GtC per year goes into the ocean mixed layer). This yields an atmospheric turnover time of about 5 years. This means that a carbon atom stays in the atmosphere for about 5 years or so before it is transferred into the land biosphere or ocean. Remember that this is an average value – individual molecules of carbon dioxide may remain in the atmosphere for a shorter or longer time.

The turnover time of carbon in the land biosphere is 2,150 GtC divided by 110 GtC per year = 20 years. This means that a carbon atom in the land biosphere will stay there, on average, for 20 years before being transferred into the atmosphere. Thus, it takes a few decades for a carbon atom to make a round trip from the land biosphere into the atmosphere and back into the land biosphere.

We can also calculate the turnover times for the ocean reservoirs. The total flux out of the mixed layer is 160 GtC per year (60 GtC per year is exchanged with the atmosphere and 100 GtC per year is exchanged with the deep ocean), so the turnover time for the mixed layer is 900 GtC ÷ (160 GtC per year) = 6 years. The turnover time for the deep ocean is several centuries: 37,100 GtC ÷ (100 GtC per year) = 371 years. Thus, it takes a few centuries for a carbon atom to make a round trip from the atmosphere through the mixed layer, the deep ocean, and back.

Another way to think about this is that the atmosphere exchanges carbon rapidly (time scale of years to decades) with the land biosphere and mixed layer, and much more slowly (time scale of centuries) with the deep ocean. Later in the chapter, I will explain why these time constants are so important for the climate change problem.

5.3   Atmosphere–Rock Exchange

Most of the carbon in the world – many millions of gigatonnes of carbon – is stored in rocks, such as limestone ($CaCO_3$), and this carbon slowly exchanges with the atmosphere–land biosphere–ocean system (Figure 5.3). Carbon dioxide is transferred from rocks directly into

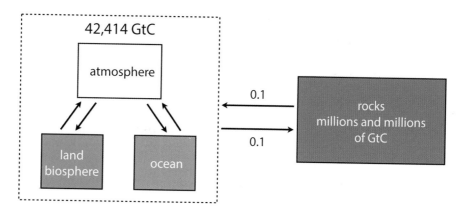

Figure 5.3 A schematic of exchange between the combined atmosphere–land biosphere–ocean reservoir and the rock reservoir. Arrows represent fluxes, with values in GtC per year.

the atmosphere by volcanic eruptions. This process releases an average of 0.1 GtC per year. Although this flux is small compared with other fluxes, over millions of years it can move huge amounts of carbon into the atmosphere–land biosphere–ocean system.

These natural emissions of carbon dioxide from the rock reservoir are roughly balanced by a process known as *chemical weathering*, which removes about an equal amount of carbon from the atmosphere and transfers it back into rocks. Chemical weathering starts when carbon dioxide in the atmosphere dissolves into raindrops falling toward the surface (remember that carbon dioxide dissolves readily in water). Carbonic acid (H_2CO_3) is produced in the raindrop via Equation 5.3, which makes the rain slightly acidic (pH = 5.6).

When this acidic rain falls on rocks, both the physical impact of the rain and chemical reactions break the rock down. A schematic chemical reaction is:

$$CaSiO_3 + CO_2 \rightarrow CaCO_3 + SiO_2 \qquad (5.5)$$

Note that this equation is a general description of the process of weathering, not the exact chemical reaction. Nonetheless, the essential message of Equation 5.5 is correct: The carbon dioxide molecule consumed in this reaction comes from the atmosphere, via rainwater, and it is transferred into a molecule of calcium carbonate ($CaCO_3$), which is chalk or limestone, and subsequently runs off with the rainwater, eventually reaching the ocean. The reaction also forms silicon dioxide (SiO_2), the primary component of sand, quartz, and glass.

Once in the ocean, the molecules of calcium carbonate are deposited through various mechanisms on the sea floor. Over many millions of years, plate tectonics carries this calcium carbonate deep within the Earth, where high temperatures and pressures turn the rock into magma. Eventually, this carbon is transferred back to the surface by volcanism, thereby releasing the carbon dioxide back to the atmosphere and completing the cycle.

Chemical weathering moves about 0.1 GtC per year from the atmosphere into the rock reservoir, about balancing the volcanic transfer in the other direction.

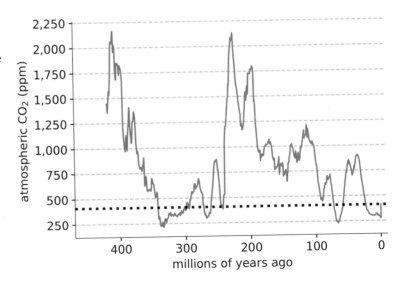

Figure 5.4 Atmospheric carbon dioxide over the past 420 million years, in ppm. The dotted line is the atmospheric abundance in 2020, 410 ppm. Based on Figure 1 of Foster et al. (2017).

A carbon atom will remain in the atmosphere–land biosphere–ocean system for approximately 42,000 GtC ÷ (0.1 GtC per year) = 420,000 years before it is transferred into the rock reservoir.

Figure 5.4 shows an estimate of atmospheric carbon dioxide over the past 420 million years. The abundance in 2020, 410 ppm, is relatively low when compared to the billion-year geologic record (although today's value is higher than it has been for several million years). During previous periods, atmospheric carbon dioxide reached more than five times higher than today's atmospheric amount.

On the geologic time scales of Figure 5.4, the variations in carbon dioxide are largely due to changes in the rate of cycling between the atmosphere and rock reservoirs. This includes variations in the rate at which carbon dioxide is emitted from volcanoes – during periods of extreme volcanism, for example, atmospheric carbon dioxide will increase — or variations in the rate of chemical weathering.

Variations in the rate of chemical weathering can be caused by the movement of the continents. For example, approximately 40 million years ago, the Indian subcontinent collided with the Asian continent, forming the Himalayas and the adjacent Tibetan Plateau. Changing wind patterns brought heavy rainfall onto the expanse of newly exposed rock. This increase in rainfall sped up the rate of chemical weathering, and the result was a long-term decline in the amount of carbon dioxide in our atmosphere.

5.4   How Are Humans Perturbing the Carbon Cycle?

As Figure 5.4 shows, carbon dioxide varies without any human activities. But, as we show in this section, humans can also affect the carbon cycle. Figure 5.5 shows the perturbed carbon cycle, with the flows of carbon caused by human activities indicated as the red lines.

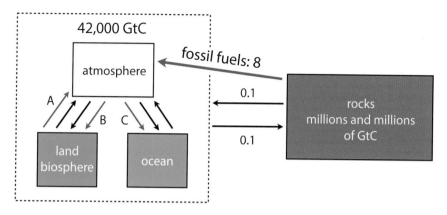

Figure 5.5 Diagram of the carbon cycle as perturbed by humans. Red arrows show net flows of carbon caused by human activities. Red arrows A, B, and C represent deforestation, enhanced absorption of carbon by the land biosphere, and enhanced absorption of carbon by the ocean, respectively.

The main perturbation comes from the combustion of *fossil fuels* for energy. Fossil fuels were formed when plants that grew hundreds of millions of years ago were buried before the carbon in them could be released back into the atmosphere by respiration (this is the same process that leads to a net production of oxygen, discussed earlier). Under high pressure and heat, applied over millions of years, the carbon in the plants was converted into the substances we know today as oil, coal, and natural gas.

When fossil fuels are burned, the net reaction is similar to the respiration reaction (Equation 5.2):

$$CH_x + O_2 \rightarrow CO_2 + H_2O + energy \tag{5.6}$$

Fossil fuels are represented in Equation 5.6 by CH_x because they are primarily carbon, with varying amounts of hydrogen (which is why they're often referred to as hydrocarbons). During combustion, the fossil fuel combines with oxygen to produce energy, carbon dioxide, and an amount of water vapor that depends on how much hydrogen was in the fuel. The resulting energy is used to power our world, and the carbon dioxide is vented directly into the atmosphere. Fossil fuels can also contain other trace species, such as sulfur. When burned, these trace species can also be released into the environment and lead to environmental problems of their own, such as acid rain. Note that Equation 5.6 is a schematic reaction, not an actual chemical reaction, so do not be concerned that it does not balance.

Before humans discovered them, fossil fuels were safely sequestered in the rock reservoir. The natural carbon cycle would have slowly released this carbon back to the atmosphere through geologic processes over many millions of years. Humans, however, are extracting and combusting fossil fuels at a breath-taking pace – fast enough that we will extract and burn most of the world's easily accessible fossil fuels in a few hundred years. The result is the creation of an additional pathway for carbon from rocks to the atmosphere (the line marked

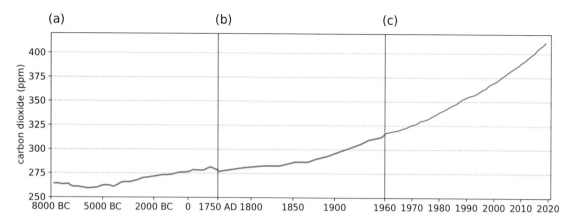

Figure 5.6 Abundance of annual-average carbon dioxide in our atmosphere (a) from 8000 BC to 1750 AD, (b) 1750–1960 AD, and (c) 1960–2020. Panels a and b are adapted from Figure SPM.1 of IPCC, 2007; data in panel c were measured at Mauna Loa, Hawaii by Dr. Pieter Tans, NOAA/GML and Dr. Ralph Keeling, Scripps Institution of Oceanography. Data downloaded from the NOAA Earth System Research Laboratory/Global Monitoring Division (www.esrl.noaa.gov/gmd/ccgg/trends/data.html, retrieved November 29, 2020).

"fossil fuels" in Figure 5.5). And this pathway is huge: over the period 2008–2017, the combustion of fossil fuels led to average emissions of approximately 9.5 GtC per year to the atmosphere.[4] This is nearly 100 times the natural flow rate of carbon from the rock reservoir to the atmosphere via volcanoes.

Humans have also been chopping down large tracts of forest – a process known as *deforestation* – in order to use the land for other activities, such as agriculture or grazing livestock. Frequently, the forest is removed by burning it, which releases the carbon stored in trees and other plants to the atmosphere. Even just bulldozing the forest releases the carbon to the atmosphere, albeit more slowly. In addition, the soil often contains large amounts of carbon stored in the form of dead organic plant material. When the forest is removed, this plant material can decompose following Equation 5.2, releasing the carbon back into the atmosphere.

Deforestation is just one of many ways that man's impact on the land can influence atmospheric carbon dioxide. Emissions associated with these changes are known collectively as *land-use changes*. Land-use changes are an important source of carbon dioxide for the atmosphere, and estimates are that it contributed approximately 1.5 GtC per year to the atmosphere from 2008 to 2017 – about one-sixth of the emissions from fossil fuel combustion. This flux is shown in Figure 5.5 as Arrow A.

Figure 5.6a shows that the abundance of carbon dioxide in our atmosphere has remained in a narrow range, 260–280 ppm, from 8000 BC until about 1800 AD. Beginning around that time, however, carbon dioxide began rising (Figure 5.6b). This coincides with the industrial revolution, when widespread burning of fossil fuels began.

---

[4] Cement production is lumped into this number; it makes up a few percent of this total.

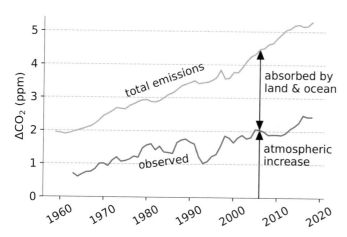

Figure 5.7 The amount of carbon dioxide released into the atmosphere by human activities (orange line) and the observed annual increase in atmospheric carbon dioxide (blue line). Emissions data are described by Friedlingstein et al. (2019) and were downloaded from www.icos-cp.eu/global-carbon-budget-2019, retrieved June 9, 2020. Observations of atmospheric carbon dioxide were obtained from the NOAA Earth System Research Laboratory/Global Monitoring Division and were downloaded from www.esrl.noaa.gov/gmd/ccgg/trends/data.html, retrieved October 11, 2020.

Figure 5.6c shows annual averages of the abundance of carbon dioxide in our atmosphere beginning in 1960. It clearly shows a long-term increase in carbon dioxide also seen in Figure 5.1a, from 315 ppm in 1960 to 410 ppm in 2020, caused by fossil fuel combustion and land-use changes.

We now want to understand the historical view in Figure 5.6 in terms of the carbon cycle. The blue line in Figure 5.7 shows the observed year-to-year increase in atmospheric carbon dioxide. In the late 1950s, the carbon dioxide was increasing at less than 1 ppm per year. By the late 2010s, atmospheric carbon dioxide was increasing by 2.5 ppm per year.

Now we can try to "balance the books," as an accountant might say. We have good records of exactly how much fossil fuel is extracted and burned each year, so we can know how much atmospheric carbon was added to the atmosphere; this is plotted as the orange line in Figure 5.7. As the plot shows, the increase in atmospheric carbon dioxide was on average only 44 percent of what we were emitting.

This is a puzzle – it's as if you deposited $10 in your bank account, but the balance only went up by $4.40. Where did the rest of our carbon dioxide emissions go? It turns out that the increase in atmospheric carbon dioxide is less than expected because the carbon cycle is continuously pulling carbon out of the atmosphere. About half of this "missing carbon" is dissolving into the ocean, indicated by Arrow C in Figure 5.5. The other half is going into the land biosphere (Arrow B).

The absorption of carbon dioxide by the atmosphere and ocean is doing us a tremendous favor. If those reservoirs were not absorbing some of the carbon we emit every year, the amount of carbon dioxide in the atmosphere today would be much higher and the climate would consequently be a lot warmer. However, this comes with a cost. As this carbon dioxide is absorbed by the ocean, excess carbonic acid is produced (Equation 5.3). Thus, human emissions of carbon dioxide, followed by absorption by the ocean, lead to changes in ocean chemistry, a process referred to as *ocean acidification*. As the ocean's chemistry changes, the biology of the oceans can change – and given human reliance on the oceans for food, this could lead to important impacts on humans. This will be discussed further in Chapter 9.

An emerging concern is whether the oceans and land biosphere can continue taking up as much carbon in the future as they are at present. It is unknown when or if we will reach a saturation point at which the reservoirs slow down or even cease their uptake. If that happens, then a higher fraction of emissions will remain in the atmosphere, and the abundance of carbon dioxide in our atmosphere will grow more rapidly. This leads to yet another worry for climate scientists: that climate change itself may alter the carbon cycle. In the next chapter, we will explore how such carbon cycle feedbacks may amplify climate change.

5.5   Some Commonly Asked Questions about the Carbon Cycle

Because of its central role in the climate change problem, climate skeptics occasionally challenge the claim that the increase in carbon dioxide since 1800 (Figure 5.6) is due to human activities. In this section I address this argument.

> How do we know that combustion of fossil fuels is responsible for the increase in carbon dioxide, rather than non-human sources such as volcanoes or plants?

This is a reasonable question. After all, the amount of carbon dioxide absorbed by plants during the year and balanced by plant decay (approximately 110 GtC per year) is much larger than human emissions (around 11 GtC per year) – ditto for the ocean fluxes. So it may seem reasonable that the increase in atmospheric carbon dioxide might be driven by a slight excess of plant respiration over photosynthesis, or a slight excess flux of carbon dioxide out of the ocean. Similarly, we know that volcanoes emit carbon dioxide, and that over millions of years, volcanoes are a primary source of carbon dioxide in the atmosphere. So maybe the increase in atmospheric carbon dioxide is due to enhanced volcanic activity.

There are, however, several independent lines of evidence that unanimously agree that fossil fuel combustion is the dominant reason for the increase in atmospheric carbon dioxide over the past few centuries. First, Figure 5.7 shows that, for the past half-century, each year's increase in carbon dioxide in the atmosphere has been on average 44 percent of what humans released into the atmosphere in that same year. Thus, when humans were emitting smaller amounts of carbon dioxide in the 1960s, atmospheric carbon dioxide was increasing at a slower rate than when humans were dumping large amounts of carbon dioxide in the atmosphere, as we are today. If the source of carbon dioxide emissions were non-human, there is no reason that it would track human emissions of carbon dioxide so closely.

Second, the carbon dioxide can be chemically "fingerprinted" to show that it comes from fossil fuels. The method is based on *isotopes* of carbon. All carbon atoms have six protons, but carbon's isotopes have different numbers of neutrons. The most abundant isotope is carbon-12, containing six neutrons to go with the six protons, and which makes up roughly 99 percent of the carbon on Earth. Carbon-13, with seven neutrons, makes up 1 percent of the carbon, and approximately one carbon atom out of a trillion is carbon-14, which has eight neutrons.

The chemical properties of an atom are for the most part set by the number of protons and electrons, so isotopes tend to have similar chemical properties. The chemistry, though, is not identical. Plants, for example, preferentially absorb carbon-12 when growing. And because fossil fuels are derived from plants, they reflect this preference. When the fossil fuels are burned, the carbon dioxide produced also reflects plants' preference for carbon-12 over carbon-13.

Scientists can measure the amount of carbon-12 and carbon-13 in atmospheric carbon dioxide, and those measurements show that the increase in atmospheric carbon dioxide over the past century is caused by carbon that is enhanced in carbon-12 – such as that which comes from plants. This allows us to rule out sources such as volcanoes or the ocean.

Thus, we know that the increase in atmospheric carbon dioxide is coming from plants, but is it coming from plants that died hundreds of millions of years ago (i.e., fossil fuels) or plants of today? To make that determination, we turn to carbon-14. Carbon-14 is produced in the atmosphere when a neutron created by a cosmic ray hits the nucleus of an atom of nitrogen-14. The nucleus absorbs the neutron and ejects a proton, thereby transforming itself into carbon-14. Carbon-14 atoms are incorporated into molecules of carbon dioxide and are then absorbed by plants and incorporated into plant material. If you walk outside and pull a leaf off a tree, a small fraction of atoms in that leaf would be carbon-14.

Carbon-14 is radioactive, meaning that its nucleus is unstable and reverts back to nitrogen-14 with a half-life of approximately 6,000 years (meaning that, after 6,000 years, half of the carbon-14 has converted back to nitrogen-14). To understand the implications of this, imagine a cotton plant that grew 6,000 years ago. As it grew, the plant absorbed carbon dioxide containing carbon-14 from the atmosphere, and the carbon-14 was incorporated into the plant. Immediately after the plant was picked, it would have the same proportion of carbon-14 as any living plant, and so would the cotton produced from it. But because it was no longer alive, it stopped absorbing carbon dioxide from the atmosphere. Over time, the amount of carbon-14 in the cotton slowly decreased as it was converted back to nitrogen-14.

Now imagine that modern-day archaeologists find a blanket made of this cotton and want to know how old it is. To do this, they measure the proportion of carbon-14 in the blanket and find that it has half the carbon-14 of a living plant. With a carbon-14 half-life of 6,000 years, the archaeologists conclude that the blanket is 6,000 years old. If they found that it had a quarter of the carbon-14 of a living plant, then it would be 12,000 years old. This process is known as *radiocarbon dating*.

Now let us turn our attention to fossil fuels. As we learned earlier, fossil fuels are produced when plant matter is buried for millions of years. After millions of years of being underground, all of the carbon-14 has converted back to nitrogen-14. Thus, fossil fuels contain no carbon-14, a condition known as radiocarbon dead. So when the fossil fuels are burned, the carbon dioxide produced also has no carbon-14 in it. Scientists measuring the isotopic composition of atmospheric carbon dioxide have found that the carbon dioxide being added to the atmosphere is indeed mostly radiocarbon dead, showing that it is primarily coming from long-dead plants – fossil fuels – and not modern plants.

Putting all of the evidence together, along with an absence of any counterevidence, we see that there is no question that human activities are increasing the amount of carbon dioxide in the atmosphere. As my colleague John Nielsen-Gammon puts it, not only can we see the smoking gun, but the smoke is a chemical match to the gunpowder.

> Why focus on carbon dioxide from fossil fuel combustion when plants and animals emit far more carbon dioxide to the atmosphere?

Humans, animals, bacteria, and plants do indeed emit enormous amounts of carbon dioxide to the atmosphere. As discussed earlier, the land biosphere emits 110 GtC per year, ten times present-day anthropogenic emissions. So why should we care about carbon dioxide from fossil fuels? To understand the answer, you need to understand the difference between carbon dioxide coming from fossil fuel combustion and from respiration by living organisms.

Let us begin by imagining that you plant a carrot seed, and over the next few months this seed grows into a carrot. As described by Equation 5.1, the plant grows by absorbing carbon dioxide directly from the atmosphere, and this reduces the amount of carbon dioxide in the atmosphere. Now let us imagine that the carrot is eaten by a goat. The goat metabolizes the carrot (in a manner approximately following Equation 5.2), which produces energy to power the goat's vital functions. The carbon dioxide produced is exhaled back into the atmosphere.

Thus, when an animal exhales carbon dioxide, it is releasing back into the atmosphere carbon dioxide that had been in the atmosphere just a few months before. Although this can lead to seasonal variations in carbon dioxide, as shown in Figure 5.1b, it does not cause long-term increases in carbon dioxide. Figure 5.6a confirms this by showing basically no change in carbon dioxide over the past 10,000 years – a period during which humans, plants, and animals were certainly releasing carbon dioxide to the atmosphere.

In contrast, when you burn fossil fuels, you are releasing to the atmosphere carbon that had been safely sequestered in rocks for hundreds of millions of years. This is a net addition to the atmosphere, so it does cause a long-term increase in carbon dioxide. Figure 5.6b confirms this: The increase in atmospheric carbon dioxide started with the industrial revolution, when society-wide burning of fossil fuels began.

5.6   The Long-term Fate of Carbon Dioxide

To get a feel for the long-term evolution of the climate over the next millennium, we need to know how long the carbon dioxide we release stays in the atmosphere. As a thought

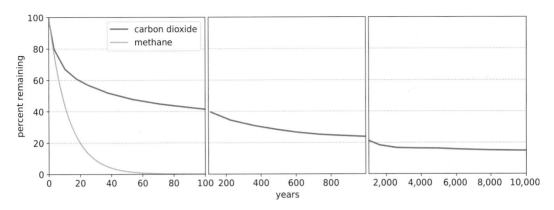

Figure 5.8 Fraction of carbon dioxide (blue) and methane (orange) remaining in the atmosphere after an initial pulse in year zero. The plot shows that it takes a very long time for carbon dioxide emitted to the atmosphere to be completely removed, whereas most of the methane is gone in a few decades. Carbon dioxide decay time is based on Figure 1 of Box 6.1 of Ciais et al. (2013). Methane decay time is based on an assumed lifetime of 12.4 years.

experiment, imagine that a pulse of carbon dioxide is instantaneously released into the atmosphere. At first, the land biosphere and mixed layer of the ocean rapidly remove carbon dioxide from the atmosphere – Figure 5.8 shows that about 50 percent of the carbon dioxide pulse is removed in 50 years.

Removing additional carbon dioxide requires transport into the deep ocean, which is a slower process. After 500 years, about 28 percent of the carbon dioxide pulse remains in the atmosphere. At this point, the deep ocean is in equilibrium with the atmosphere and cannot absorb any more carbon. Further removal of carbon dioxide requires reactions that transfer carbon between the ocean and rock reservoirs. But this process is very slow. After 10,000 years, 14 percent of the initial pulse of carbon dioxide is still in the atmosphere. The last 14 percent takes even longer to remove – a hundred thousand years or so.

The very long time it takes for carbon to be removed from the atmosphere is confirmed by measurements of carbon dioxide during the Paleocene–Eocene Thermal Maximum (discussed in Section 2.3.2; see Figure 2.11). This is an event about 55 million years ago when a huge pulse of carbon (several thousand GtC) was released into the atmosphere, leading to a sudden and significant warming of the planet. It took hundreds of thousands of years for that slug of carbon to be removed and for the warming it caused to dissipate.

While there are multiple time scales involved in the removal of carbon dioxide from the atmosphere, it's often useful to think of a single characteristic lifetime for carbon dioxide. If one uses the time to remove 70 percent of the carbon dioxide from the atmosphere, one gets a lifetime for carbon dioxide added to the atmosphere of around 500 years. Note that we're not talking about the lifetime of actual carbon dioxide molecules here — earlier in this chapter, we talked about how all of the carbon is cycled from the atmosphere and into the land biosphere or ocean in just a few years. Rather, we're talking about the lifetime of *a perturbation* to atmospheric carbon dioxide. If one increases the amount of carbon dioxide in the atmosphere by some amount, as we hypothesized in Figure 5.8, it takes a very long time for the atmospheric abundance to return to the value before the perturbation.

The upshot is that, if you drive your car to go grocery shopping this afternoon, the increase in atmospheric carbon dioxide caused by this will remain for a very long time. Some of it will still be around in 10,000 years, along with the warming it caused. We will revisit the grim implications of this in Chapter 8, but it is important to understand that actions we take today will reverberate for tens of thousands of years. If we fail to solve the climate problem, what will people living in the years 3000, 4000, or 10 000 AD think of us?

5.7   Methane

Most discussions of climate change and greenhouse gases focus on carbon dioxide. This is appropriate since, as we'll see in Chapters 6 and 8, carbon dioxide is by far the main driver of climate change. However, the other greenhouse gases play an important role. In this section, I will discuss methane, also known as natural gas, which is another significant greenhouse gas.

Methane is roughly 32 times more powerful than carbon dioxide per kilogram – meaning that it takes 32 kilograms of carbon dioxide to equal the warming from one kilogram of methane. This warming power relative to carbon dioxide is known as the *global warming potential*. Table 5.1 lists several important greenhouse gases and their global warming potential.

Methane has increased from 0.8 ppm in the pre-industrial atmosphere to about 1.9 ppm today — an increase of 1.1 ppm. Accounting for the global warming potential of 32, this increase in methane is equal to about a 30-ppm increase in carbon dioxide. Carbon dioxide has increased by 130 ppm since pre-industrial times, so this increase in methane since pre-industrial times provides about one-quarter of the global warming power of the increase in carbon dioxide. We'll discuss this more quantitatively in the next chapter.

Table 5.1 Greenhouse-gas metrics

Species	Lifetime	Global warming potential	Increase in abundance since pre-industrial times
Carbon dioxide	500 years	1	130 ppm
Methane	12.4 years	32	1.1 ppm
Nitrous oxide	109 years	260	75 ppb
Halocarbons	Years to millennia	100s to 1,000s	

ppb, parts per billion

Methane is emitted to the atmosphere from both human and natural processes. About 60 percent of human methane emissions are from agriculture and waste. Livestock is the largest source of methane in this category. Cattle, as well as goats and sheep, are ruminants, and these animals produce methane in their guts during the digestion of food. This methane is eventually released to the atmosphere (out of both ends of the animals). The next largest source in this category is bacterial processes in landfills and other waste repositories. Emissions from rice paddies are a third significant source. In the warm and wet environment of a flooded rice field, bacteria in the soil efficiently produce methane, the vast majority of which is then released to the atmosphere.

The release of methane from the petrochemical industry is responsible for about 30 percent of human emissions of methane. This comes from leakage of methane from natural gas wells as well as release of geologic methane from coalmines. Finally, burning of forest and other biomass primarily produces carbon dioxide, but it also produces methane if the combustion temperature is sufficiently low (e.g., a smoldering fire). This is responsible for the remaining 10 percent of human methane emissions.

During the 2000s, methane emissions from natural sources were about equal to human emissions. Approximately two-thirds of these natural emissions were from natural wetlands, which produce methane the same way that flooded rice paddies do. Minor contributions came from the ocean, from freshwater lakes and rivers, and from wild animals, particularly termites.

Besides differences in global warming potential, the different gases also have different lifetimes, which are also listed in Table 5.1. Methane, for example, is removed from the atmosphere by oxidation, which follows the following schematic reaction, which is similar to the respiration reaction (Equation 5.2) and the fossil fuel combustion reaction (Equation 5.6):

$$CH_4 + 2O_2 \rightarrow CO_2 + 2H_2O \tag{5.7}$$

On average, a molecule of methane is destroyed by this reaction 12.4 years after it was emitted. If we stopped emitting methane today, all of the human-emitted methane would be gone in a few decades (Figure 5.8) and the atmospheric abundance would be back down to pre-industrial amounts. This is much shorter than the time it takes to remove carbon dioxide from the atmosphere.

5.8   Other Greenhouse Gases

The most powerful greenhouse gases on a per molecule basis are the halocarbons, which are 100 percent human-made and emitted in a variety of industrial processes. While there are many different chemicals that fall into this category, and these have different chemical properties, in general one halocarbon molecule equals hundreds or thousands of carbon dioxide molecules – so despite being about 1/10,000 as abundant as carbon dioxide, even the small part-per-billion increases in these halocarbons make an important contribution to the greenhouse effect.

Ozone is not listed because its lifetime in the atmosphere is so short (weeks to months) that it is difficult to compare it to carbon dioxide using metrics in Table 5.1. Ozone is not emitted by human activities directly. Rather, humans emit the precursors, mainly oxides of nitrogen and volatile organics, and these react in the atmosphere to produce ozone. Despite these differences, ozone is also an important global warming agent.

Overall, the biggest contribution to global warming comes from carbon dioxide. And since most of this comes from fossil fuel combustion, this is why so much of the climate debate revolves around energy and how we produce it. That said, the other gases in the table are also clearly important.

These differences in lifetime have important implications when designing policies to address climate change. If we stopped emitting carbon dioxide today, the atmospheric abundance would decline slowly over the next few centuries, and this means that the warming would also persist for a very long time. But policies to address methane would lead, within a few decades, to significant reductions in atmospheric methane and a corresponding cooling of the climate system.

It is also clear that halocarbons are an important gas to focus on. Their atmospheric abundance is small, but the combination of very long lifetimes and high global warming potential means that, if we foolishly emit a lot of them, they could significantly alter our climate. Luckily, as we'll talk about in Chapter 13, many of these gases, particularly those that also deplete stratospheric ozone, are already being phased out.

5.9   Chapter Summary

- Greenhouse gases are the components of our atmosphere that absorb infrared photons. The three most important are (in order) water vapor, carbon dioxide, and methane. Nitrogen, oxygen, and argon, which make up approximately 99.9 percent of the dry atmosphere, are not greenhouse gases.
- While water vapor is the most important greenhouse gas in our climate system, carbon dioxide is the most important one for the problem of human-induced climate change.
- The carbon cycle describes how carbon cycles through its primary reservoirs: the atmosphere (containing 864 GtC), land biosphere (2,150 GtC), ocean (900 GtC in the mixed layer and 37,100 GtC in the deep ocean), and rocks (millions and millions of GtC).
- The atmosphere exchanges carbon with the land biosphere through photosynthesis and respiration. The atmosphere exchanges carbon with the ocean when carbon dioxide dissolves into or is emitted from the ocean. Over the course of several centuries, a carbon atom added to the atmosphere will cycle through all of the other reservoirs and return to the atmosphere.
- The atmosphere–land biosphere–ocean system also exchanges carbon with rock reservoirs through volcanism and chemical weathering. This exchange is extremely slow.

- Humans are perturbing the carbon cycle mainly by extracting and burning fossil fuels. The result is the creation of a new, rapid pathway moving carbon from rocks to the atmosphere. Between 2008 and 2017, fossil fuel combustion released an average of 9.5 GtC to the atmosphere from the rock reservoir, which is about 100 times the amount released from the rocks naturally. Land-use change is another important human source, releasing 1.5 GtC per year from the land biosphere into the atmosphere during this period.
- This has increased atmospheric carbon dioxide abundance from approximately 280 ppm in 1750, before the industrial revolution, to 412 ppm in 2020.
- It takes a long time for the carbon cycle to remove carbon that humans add to the atmosphere. About 50 percent of it is removed in a few decades, 75 percent in a few centuries, and the last 25 percent is removed over a hundred thousand years. This means that atmospheric carbon dioxide will be elevated by human activities for a very long time – even if we stop burning fossil fuels in the next few decades. If you want a single lifetime for carbon dioxide, a value of 500 years is a good one to use.
- Greenhouse gases besides carbon dioxide can also be important. Many of them are much more powerful on a per-molecule basis. One kilogram of methane, for example, has the warming power as 32 kilograms of carbon dioxide. Since before the industrial revolution, methane has increased from 0.8 ppm to 1.9 ppm, an increase of 1.1 ppm, which has the warming equivalent of an increase of about 30 ppm of carbon dioxide.
- Methane has a short lifetime of 12.4 years, so if we can reduce emissions, the atmospheric abundance of methane will decline significantly within a few decades.

See www.andrewdessler.com/chapter5 for additional resources for this chapter.

TERMS

Carbon cycle
Carbonic acid
Chemical weathering
Deep ocean
Deforestation
Fossil fuels
Global warming potential
Greenhouse gas
Halocarbons
Isotopes
Keeling curve
Land-use changes
Mixed layer
Ocean acidification
Parts per million
Photosynthesis

Radiocarbon dating
Respiration
Turnover time

PROBLEMS

1. (a) Describe the processes that transfer carbon from the atmosphere to the land, and from the land to the atmosphere. What are the chemical reactions that describe these processes?

   (b) How do these processes interact to produce the "sawtooth" annual cycle in the atmospheric abundance of CO_2 shown in Figure 5.1a?

2. A letter to the editor of the *Austin American-Statesman,* published on December 23, 2009, asks this question: "The trillion-dollar question that Copenhagen has not answered [is this]: Because carbon dioxide molecules are all identical, why is it that carbon dioxide from carbonated beverages, pets, cattle, farm animals, and humans, yeast, dry ice, fireplaces, charcoal grills, campfires, wildfires, alcohol and ethanol is good, and carbon dioxide from fossil fuel is bad? Can anyone in the United States answer this question?" What is your answer?

3. Your aunt asks you how we know that volcanoes are not responsible for the observed increase in carbon dioxide. What do you tell her?

4. Explain how isotopes help us identify human activities as the reason atmospheric carbon dioxide is increasing.

5. Your grandfather asks you to explain how humans are modifying the carbon cycle. What do you tell him?

6. Explain how "chemical weathering" removes carbon dioxide from the atmosphere. What is the weathering chemical reaction? Can this process play an important role in counteracting the increase in atmospheric carbon dioxide caused by humans?

7. Of the carbon dioxide humans add to the climate, approximately half is removed within a few decades. Where does it go? How would it affect the climate if, all of a sudden, all of the carbon dioxide we emit stayed in the atmosphere?

8. Why is rain naturally acidic? What then, does the term *acid rain* refer to? (Acid rain is not covered in the chapter, so you will have to do some outside research on it.)

9. The sawtooth in the carbon dioxide time series due to the annual cycle in northern hemisphere plant growth is dramatic. The data in Figure 5.1 come from Mauna Loa, in Hawaii. Based on the material in this chapter, predict how the magnitude of this annual cycle in the Arctic would compare to that in the Antarctic. Find the data online (link to data located at www.andrewdessler.com/data) and see if you can confirm your hypothesis.

6   Forcing, Feedbacks, and Climate Sensitivity

In Chapter 4, we showed that the temperature of a planet is a function of the solar constant, the albedo of the planet, and the composition of the atmosphere (Equation 4.5). In Chapter 5, we showed that humans are altering the composition of the atmosphere by adding greenhouse gases to it, thereby increasing the number of layers, so we would expect the planet's temperature to be increasing. In Chapter 2, we showed that temperature is indeed going up. If that were all there was to climate change, we would be done with the science. But, as we'll talk about in this chapter, there is more interesting physics that we have to consider to fully understand the evolution and magnitude of modern climate change.

6.1   Time Lags in the Climate System

All of the climate calculations in Chapter 4 were equilibrium situations in which we explicitly assume that E_{in} and E_{out} are equal. But modern climate change is not an equilibrium problem. To understand what I mean by this, consider a planet with no atmosphere that is in equilibrium, so that *energy in* equals *energy out*. Assuming the planet is Earth-like (so $E_{in} = E_{out} = 238$ W/m^2), we calculated in Chapter 4 that the planet's surface temperature would be 255 K. The energy fluxes for this planet are shown in Figure 6.1a.

Now let us imagine that a one-layer atmosphere is instantly added to the planet. What are the fluxes the instant after the layer is added? The temperature of the surface is still 255 K because objects have thermal inertia, which prevents their temperatures from changing instantly, just like a pot of water you put on the stove does not immediately boil. This means that the instant after the atmosphere is added, the surface is still 255 K and is still emitting exactly the same as it was before the atmosphere was added, 238 W/m^2.

The atmosphere, however, is now absorbing all of the photons coming from the surface. Half of the absorbed energy is re-emitted upward to space, and half is re-emitted downward back to the surface.[1] This is shown in Figure 6.1b. So E_{in} for the planet remains at 238 W/m^2, but the planet's E_{out} has dropped to 119 W/m^2. Because E_{in} for the planet now exceeds E_{out}, the planet is accumulating energy and begins warming.

How fast does the planet warm in response to an energy imbalance? This is set by the heat capacity of our massive ocean, which covers 70 percent of the surface to an average depth of

---

[1] I am implicitly assuming here that *energy in* always equals *energy out* for the atmosphere. In more technical terms, this means that the heat capacity of the atmosphere is zero. This is not a bad assumption because, while not zero, the heat capacity of the atmosphere is indeed much smaller than the heat capacity of the rest of the climate system.

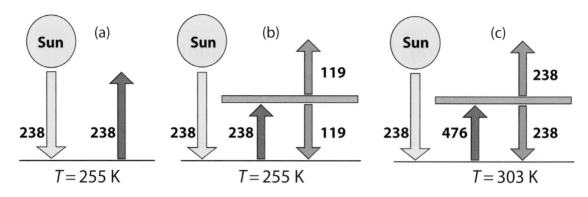

Figure 6.1 Schematic of energy fluxes on a planet (a) with no atmosphere, (b) the instant after a one-layer atmosphere is added to the planet, and (c) after the climate reaches its new equilibrium.

4,000 meters (2.5 miles). However, as in Chapter 5, you shouldn't think of the ocean as a single entity, but rather think of it split into two parts: a mixed layer on top, about 100 meters thick, which communicates rapidly with the atmosphere, and the deep ocean containing the other 97 percent of the ocean's mass, which communicates slowly with the atmosphere.

Figure 6.2a shows the temperature of the planet over time. When the atmosphere is instantaneously added at Year 0, the planet begins rapidly warming for about 20 years, which represents warming of the ocean's mixed layer. Because its mass is relatively small (compared to the mass of the entire ocean), this warming is fast. Warming after year 20 requires heating of the deep ocean. The deep ocean contains most of the mass of the ocean, so the warming rate is slow. It takes millennia for the deep ocean to reach equilibrium and the planet to cease warming.

The time series of *energy out* is shown in Figure 6.2b. Prior to year 0, *energy out* is 238 W/m^2. As discussed above, the addition of the layer at year 0 causes E_{out} for the planet to drop immediately, from 238 W/m^2 to 119 W/m^2. Because *energy in* does not change, this creates an energy imbalance (corresponding to the situation in Figure 6.1b), which causes warming after year 0 in Figure 6.2a.

As the planet heats up, *energy out* increases, as seen in Figure 6.2b. This occurs simply because, as we discussed in Chapter 3, warmer objects radiate more blackbody energy. Eventually, after many millennia, E_{out} reaches 238 W/m^2, at which point E_{in} and E_{out} balance, and the planet reaches a new equilibrium – but at a warmer temperature. This situation is shown schematically in Figure 6.1c.

The scenario just described is basically what happens when greenhouse gases are added to our atmosphere. The greenhouse gases intercept some of the energy escaping to space and redirect it back toward the surface. In so doing, greenhouse gases knock the system out of equilibrium and force the climate system to warm. The planet warms until *energy out* again balances *energy in* for the planet as a whole and for each individual component of the climate system.

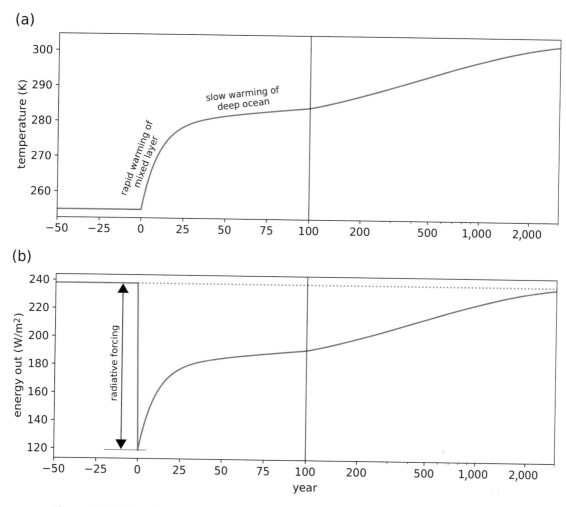

Figure 6.2 (a) Plot of temperature for the planet shown in Figure 6.1 as a function of time, (b) plot of *energy out* for the planet. A one-layer atmosphere is added instantaneously in year 0, and E_{in} for the planet remains constant at 238 W/m² (the dotted red line in panel b).

Viewed this way, one can think of climate change as the way the planet restores energy balance after that energy balance is perturbed. In the next section, I will quantify how much humans have perturbed the planet's energy balance, thereby causing modern climate change.

6.2   Radiative Forcing

The discussion in the last section leads us to one of the most important concepts in climate science: *radiative forcing*. Radiative forcing (often abbreviated RF) is the change in $E_{in} - E_{out}$ for the planet as a result of some change imposed on the planet *before the temperature of the planet has adjusted in response*:

$$RF = \Delta(E_{in} - E_{out}) = \Delta E_{in} - \Delta E_{out} \tag{6.1}$$

In the example just given, ΔE_{out} is -119 W/m^2; that is the change in E_{out} the instant after the atmosphere is added but before the warming temperature has caused E_{out} to increase (indicated by the arrow in Figure 6.2b). Note that ΔE_{in} is zero because *energy in* does not change when an atmospheric layer is added. Thus, the radiative forcing of adding a one-layer atmosphere is $0 - (-119) = +119$ W/m^2. The sign convention is that positive radiative forcings correspond to changes that warm the climate, whereas negative ones correspond to changes that cool the climate.

Example 6.1: What is the radiative forcing of a 5 percent increase in solar constant for the Earth that occurs over 100 years?

Let us begin by calculating ΔE_{in}, the change in *energy in*. From Chapter 4, we know that $E_{in} = S(1 - a)/4$, which for the Earth is 238 W/m^2. If the solar constant S increased by 5 percent, then S would increase to $1{,}360(1.05) = 1{,}428$ W/m^2. For this new value of the solar constant, $E_{in} = 250$ W/m^2. Thus, E_{in} has increased from 238 W/m^2 to 250 W/m^2, so $\Delta E_{in} = +12$ W/m^2.

What is ΔE_{out} for this solar constant change? E_{out} is determined entirely by atmospheric composition (i.e., number of layers) and temperature. Atmospheric composition is not changing in this example, and radiative forcing is defined as the response to an instantaneous change, before the temperature of the planet has adjusted to the change. Thus, E_{out} does not change and $\Delta E_{out} = 0$. Putting it together using Equation 6.1, we find that the radiative forcing for this change in the solar constant is $+12$ W/m^2.

The fact that the change occurred over the course of 100 years does not enter into the calculation. Radiative forcing calculations are done under the assumption that the climate is not allowed to respond to the change, so the length of time the change is imposed over is irrelevant.

The imposition of a radiative forcing on a planet, such as a change in solar constant, will take the planet out of energy balance – so that E_{in} and E_{out} are no longer equal to each other. In response, the temperature of the planet will adjust so that E_{in} once again equals E_{out}, as we discussed in the last section. In the case of an increasing solar constant, the planet will warm, increasing E_{out}, until E_{in} and E_{out} are once again in balance.

Radiative forcing is a quantitative measure of how much some perturbation (e.g., an increase in solar constant, increase in greenhouse gases) will change the climate. The advantage of using radiative forcing is that it allows us to express diverse changes to the climate system using a common metric. For example, it allows us to quantitatively compare the climate-changing effect of a 100-ppm increase in carbon dioxide to a 1 percent increase in the solar constant. Correspondingly, radiative forcing of $+1$ W/m^2 will produce similar warming of the climate, regardless of whether that change was caused by a brightening of the Sun, an increase in carbon dioxide, an increase in methane, or some other change.

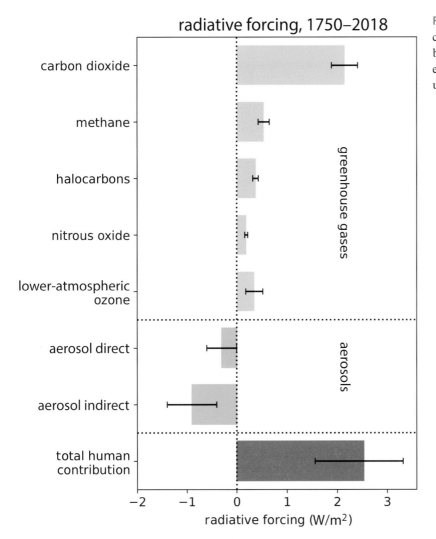

Figure 6.3 Radiative forcing caused by human activities between 1750 and 2018. The error bars indicate the uncertainty of the estimate.

Figure 6.3 shows the major radiative forcings that have influenced our climate over the past few centuries. In much the same way that temperature anomalies are the change in temperature from a reference period, radiative forcings are the changes in E_{in} and E_{out} relative to a reference climate. The values in Figure 6.3 are radiative forcing relative to 1750, which is considered the pre-industrial climate. Almost all of the radiative forcings in Figure 6.3 are the result of human activities. In the rest of this section, I describe each one of these factors.

6.2.1 Greenhouse Gases

The atmospheric abundance of carbon dioxide increased from 280 to 407 ppm between 1750 and 2018; this corresponds to a radiative forcing of $+2.2\,\text{W/m}^2$. Because of the long lifetime of carbon dioxide in our atmosphere (many centuries), a fraction of the radiative forcing from carbon dioxide the Earth is experiencing right now is due to carbon dioxide emitted in the early 1800s.

Increases in methane, nitrous oxide, and the halocarbons between 1750 and 2018 produced radiative forcings of +0.54, +0.19, and +0.38 W/m^2, respectively. Ozone in the lower atmosphere is both a greenhouse gas and one of the primary components of photochemical smog. As the world has become more industrialized, lower atmospheric ozone has increased along with the other components of air pollution. This increase contributes a positive radiative forcing of +0.35 W/m^2. Ozone in the stratosphere, in contrast, has been declining as a result of ozone depletion caused by halocarbons. This contributes a negative radiative forcing of −0.05 W/m^2 (not shown in Figure 6.3).

Virtually all of these changes in these greenhouse gases were due to human activities. Together, they imposed a radiative forcing of +3.5 W/m^2 between 1750 and 2018. Carbon dioxide contributed about 60 percent of this, so it was the single most important greenhouse gas emitted by human activities. But the combined radiative forcing from the other greenhouse gases was also important.

Lastly, there's one more number that it's good to remember: radiative forcing from doubled carbon dioxide. If carbon dioxide in our atmosphere doubled, the radiative forcing would be +4 W/m^2. This turns out to be a benchmark that's frequently used in climate science, and we will use this later in the chapter when we introduce the concept of climate sensitivity.

6.2.2   Aerosols

Aerosols are particles so small that they do not fall under the force of gravity but remain suspended in the atmosphere for days or weeks. Aerosols can affect planetary energy balance, thereby altering the climate. There are several types of aerosols, and their composition determines how they affect E_{in} and E_{out}.

When fossil fuels containing sulfur impurities are burned, the sulfur is released to the atmosphere with the other products of combustion. Sulfur is also released into the atmosphere during biomass burning and from natural processes in the ocean. Once in the atmosphere, the sulfur gases react with other atmospheric constituents to form small liquid droplets, known as sulfate aerosols.

Sulfate aerosols are highly reflective and reflect incoming solar radiation back to space, so their net effect is to cool the climate. As a result of human activities over the past two centuries, the abundance of sulfate aerosols has increased and this generates a negative radiative forcing, which has tended to cool the climate.

These sulfate aerosols exist in the lower atmosphere, so their lifetime is short – after the aerosols form, it takes just a few weeks before they are either washed out of the atmosphere by rain or fall to the ground. This means that the radiative forcing the Earth is experiencing at any given time from these aerosols is due entirely to emissions that occurred in the past month or two. This should be contrasted with carbon dioxide, which stays in the atmosphere for centuries.

Another important – but episodic – source of sulfur gases for the atmosphere is volcanic eruptions. Volcanoes emit enormous amounts of sulfur gas, and energetic eruptions can inject it directly into the stratosphere. Aerosols in the stratosphere can remain there for several years, much longer than an aerosol resides in the lower atmosphere. This long lifetime, combined with the massive amounts of sulfur released, means that a single volcano can produce a negative radiative forcing of several watts per square meter that lasts for several years after the eruption (Figure 6.4).

This negative radiative forcing can lead to a noticeable cooling of the climate following an eruption. In 1816, for example, after three major eruptions in three years, the United States and Europe experienced the "year without a summer," in which snow fell in Vermont in June, and heavy summer frosts caused crop failures and widespread food shortages. When that summer was followed by a winter so cold that the mercury in thermometers froze (this happens at −40°C), many residents fled the northeast United States and moved south.

A few years after a volcanic eruption, volcanic aerosols fall out of the stratosphere and the climate warms back up. Combined with the fact that such massive volcanic eruptions occur infrequently (as we can see in Figure 6.4), the long-term impact of volcanoes on the climate has been relatively small over the past 150 years.

Black carbon aerosols, such as soot, are another important aerosol type. This type of aerosol is produced by incomplete combustion, such as a smoldering fire or by two-stroke gasoline engines, so they are frequently of human origin. Because they are dark, they absorb solar radiation and decrease the planet's albedo, thereby warming the planet. Over the past few centuries, black carbon aerosol abundance has increased as more people burn more stuff, leading to a positive radiative forcing. Much like sulfate aerosols, these black carbon aerosols typically have atmospheric lifetimes of a few weeks.

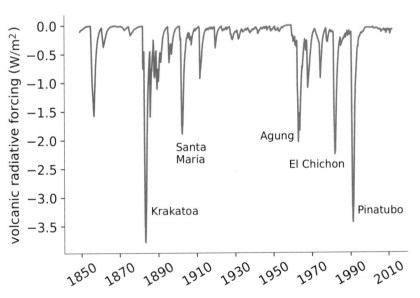

Figure 6.4 Radiative forcing (W/m^2) from volcanic aerosol. These estimates were obtained from NASA GISS; https://data.giss.nasa.gov/modelforce/strataer/, retrieved October 14, 2020.

Another type of aerosol is mineral dust. Most of this dust comes from natural processes, such as dust picked up off the world's deserts by strong winds. But approximately 20 percent of mineral dust comes from anthropogenic sources – mainly agricultural practices (e.g., harvesting, plowing, overgrazing), changes in surface water features (e.g., drying out of lakes such as the Aral Sea and Owens Lake), and industrial practices (e.g., cement production, transport). The net effect of dust is to cool the planet. Like other types of aerosols, these dust aerosols have atmospheric lifetimes of a few weeks.

Overall, humans have caused the amount of aerosol in the atmosphere to increase. Combining all types of aerosols (those discussed earlier as well as several not discussed), the direct radiative effect of aerosols is to cool the climate, with an estimated negative radiative forcing of about -0.3 W/m^2. This is known as the *aerosol direct effect*.

In addition to this direct cooling effect, aerosols also have an indirect effect on the climate by altering clouds. There are several ways that this can occur. One of the clearest mechanisms is by increasing the number of particles in a cloud. Cloud particles generally form when water condenses onto *cloud-condensation nuclei*, or CCN, which are small hydrophilic aerosols, meaning that they attract water. If you go outside and look at a cloud, at the center of each cloud droplet is a CCN. In fact, it is the number of CCN that determines how many cloud droplets are found in a cloud.

Aerosols can act as CCN, so if you add aerosols to a cloud, you increase the number of CCN. This leads to an increase in the number of droplets making up the cloud. But the total liquid water contained in the cloud is more or less fixed. Thus, the increase in the number of droplets means that each droplet has less water and is therefore smaller. This is akin to cutting a pie into more slices: The total amount of pie is fixed, so more slices means that each slice must be smaller. This situation is shown in Figure 6.5.

It turns out that a cloud containing smaller droplets is more reflective than one containing large droplets. A familiar example of this can be seen in your kitchen in the difference between regular table sugar and powdered sugar. Chemically, the two substances are identical, but powdered sugar is made up of much smaller particles. Because smaller particles tend to be more reflective, the pile of powdered sugar is a brighter white than a pile of table sugar.

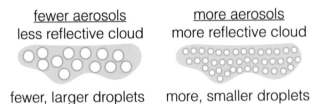

Figure 6.5 Schematic of how aerosols affect clouds. The cloud on the left developed in a low-aerosol environment, so the cloud particles are relatively large. The cloud on the right developed in an environment in which humans have added aerosols to the atmosphere. The increased abundance of aerosols generates a cloud comprised of a larger number of smaller particles. This means the cloud on the right reflects more sunlight back to space than the cloud on the left.

Thus, as human activities add aerosols to the atmosphere, some of these are entrained in clouds, making the clouds brighter and more reflective. This can be seen in what are called *ship tracks.* The exhaust from diesel engines contains fine particulates that can serve as CCN. As ships steam across the ocean, these fine aerosol particles from their engines are transported by the winds into low-level clouds, leading to increases in numbers of droplets and brighter clouds. These can be seen from a satellite (Figure 6.6) as lines of bright clouds tracing the paths of these ships.

This effect on cloud reflectivity is just one way in which aerosols affect clouds. By making the cloud particles smaller, aerosols also slow down the coagulation process whereby cloud droplets combine to form raindrops. This reduces rainfall from a cloud, so the clouds last longer. Aerosols can also change the height of the cloud, as well as the phase (ice versus liquid). The addition of black carbon to clouds can lead to local warming that can cause clouds to evaporate.

Taken together, the impact of aerosols on clouds, known as the *aerosol indirect effect*, produces a negative radiative forcing of between $-1.4\,\mathrm{W/m^2}$ and $-0.4\,\mathrm{W/m^2}$, with a best-guess estimate of $-0.9\,\mathrm{W/m^2}$. Combining the direct and indirect effects, aerosols produce a total negative radiative forcing of roughly $-1.1\,\mathrm{W/m^2}$.

Because aerosols last only a few weeks in the atmosphere before they are removed, they do not have time to become well mixed throughout the atmosphere (which takes a year or so). As a result, the distribution of aerosols in our atmosphere is highly variable, with most aerosols found near their sources. Figure 6.7 shows their distribution, and from this we can infer the major sources of aerosols across the globe: Saharan dust that is blown westward from North Africa into the Atlantic, smoke from biomass burning over central Africa, and an aerosol soup sitting over Asia.

It is also apparent that aggressive air-pollution control efforts in the United States and Western Europe have worked – these regions have low levels of aerosol abundance despite

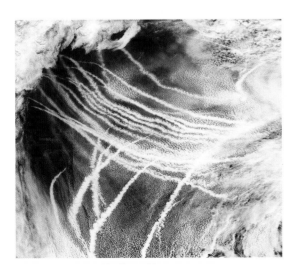

Figure 6.6 Ship tracks in clouds off the West Coast of the United States (image obtained from the Earth Observatory, https://earthobservatory.nasa.gov/images/37455/ship-tracks-south-of-alaska).

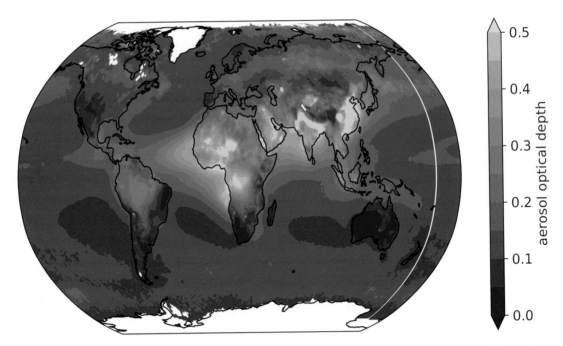

Figure 6.7 Global map of annual average aerosol optical depth (a measure of the abundance of aerosols) for the years 2005–2019. White areas denote regions where no data were obtained. Data are the MYD08 monthly aerosol fields from the Moderate Resolution Imaging Spectroradiometer onboard NASA's Aqua satellite. This plot was produced on May 25, 2020, using the Giovanni online data system (https://giovanni.gsfc.nasa.gov/giovanni/), developed and maintained by the NASA GES DISC.

large economies. It is the countries with laxer environmental regulations, such as China and India, that are responsible for much of the anthropogenic aerosols in the atmosphere.

So although the global average radiative forcing from aerosols is $-1.1\,\mathrm{W/m^2}$, this is not evenly distributed over the globe. In regions where aerosol abundance is high, aerosols can have a local radiative forcing of many times this value, whereas in regions that have low aerosol abundance, the local radiative forcing can be near zero. This can be contrasted to greenhouse gases such as carbon dioxide or methane, which are well mixed in the atmosphere because of their long atmospheric lifetimes (many years), resulting in a radiative forcing evenly distributed across the globe.

From a global average perspective, the negative radiative forcing from aerosols offsets about 30 percent of the positive radiative forcing from anthropogenic greenhouse gases. In this way, aerosols benefit us, because without them the net radiative forcing would be higher and global warming would be worse. But aerosols have a dark side – they are also one of the main components of air pollution around the world, which kills millions of people every year.

As poorer countries begin to clean up their environment, we expect to see the aerosol abundance in the atmosphere diminish. Although such reductions improve public health, they also make global warming worse by reducing the cooling that aerosols provide. This is another factor that must be considered in climate change policy.

6.2.3 Total Net Forcing

Summing all of the radiative forcings discussed above, as well as some minor ones that I did not discuss, we get a net radiative forcing of $+2.5$ W/m^2 between 1750 and 2018. This total comes from positive forcings, primarily the greenhouse gases, partially canceled by negative radiative forcing, primarily aerosol forcing. Virtually all of these radiative forcings are tied to human activities.

Let me repeat what this value means: If we made all of the changes in greenhouse gases, aerosols, and other factors that occurred over this period instantaneously and without letting the atmosphere warm, $\Delta(E_{in} - E_{out})$ would be $+2.5$ W/m^2. This means that human activities have perturbed the Earth's energy balance in such a way that the planet is accumulating energy, leading to warming.

As the planet warms, E_{out} increases (e.g., Figure 6.2b). Measurements of the Earth's energy balance show that, for the present-day Earth, E_{in} exceeds E_{out} by 0.8 W/m^2. This means that the planet has warmed up enough in the past 250 years to erase $+1.7$ W/m^2 of the radiative forcing. The planet needs to continue warming in order to erase the remaining radiative forcing – this is warming that we are already committed to and can do little to stop.

You should now be able to see the foundation of the policies we might undertake to stabilize our climate. The temperature of the climate is on an upward trajectory because we are increasing the net radiative forcing through emissions of greenhouse gases. If we stabilize net radiative forcing, then the climate will stabilize. There are two obvious ways to do this. First, we can stop activities that produce positive radiative forcing – this basically means ceasing emissions of greenhouse gases to the atmosphere. In the policy world, this is known as mitigation. Alternatively, we could intentionally engage in activities that produce stronger negative radiative forcing – for example, we could add aerosols to the atmosphere – thereby canceling out the increasingly positive radiative forcing from continued greenhouse-gas emissions. This latter approach is what is commonly referred to as solar-radiation management geoengineering. I will have more to say about these approaches in Chapter 11.

6.3   Climate Sensitivity

6.3.1 No-feedback Calculation

The previous section described the first half of the climate problem: how humans have perturbed the planet's energy balance. In this section, we answer the second half of the climate problem: how much the climate must warm to re-establish energy balance.

Let's begin with a simple calculation. Let's assume an Earth-like planet with no atmosphere. E_{in} for this planet is 238 W/m^2, and the surface temperature is 254.55 K (in previous sections, we've rounded this to 255 K, but we need the extra digits of precision here). Now let's imagine that the Sun gets brighter so that E_{in} increases by $1\,W/m^2$. In other words, we are applying a $+1\,W/m^2$ radiative forcing to the planet.

In response, the planet will warm until energy balance is re-established, which occurs when E_{out} has increased to $239\,W/m^2$. We can figure what temperature this corresponds to by solving

$$E_{out} = 239 = \sigma T^4$$

for T, which yields a new equilibrium temperature of the planet of 254.80 K. This means that the application of a $+1\,W/m^2$ radiative forcing caused this planet to warm by 0.25 K.

This value, 0.25 K of warming per W/m^2 of radiative forcing, is our first estimate of what we call *climate sensitivity*.[2] We can use this to figure out how much warming will result from the application of an arbitrary amount of radiative forcing. For example, if the Sun gets brighter, resulting in a radiative forcing of $+9\,W/m^2$, this planet would warm up by $9\,W/m^2 \times 0.25\,K/(W/m^2) = 2.3\,K$.

For historical reasons, climate sensitivity is most frequently expressed as the warming per doubled carbon dioxide. Earlier in the chapter, I told you that doubled carbon dioxide imposed a radiative forcing of $+4\,W/m^2$, so $0.25\,K$ per W/m^2 could be equivalently expressed as 1.0 K per doubled carbon dioxide. When scientists talk, the "for doubled carbon dioxide" is frequently left off, and scientists often just say "the climate sensitivity of the planet is 1 K" with everyone understanding that this is the warming for doubled carbon dioxide.

6.3.2 Fast Feedbacks

But this answer is not complete because it ignores a set of important processes that have a huge impact on the climate: *feedbacks*. Feedbacks do not initiate warming, but they amplify an initial warming. One such feedback is summarized in Figure 6.8, and it starts with an initial warming, due, for example, to a brightening Sun or addition of greenhouse gases to the atmosphere. Because ice melts reliably at 0°C, this initial warming reduces the amount of ice on the Earth's surface – and, as discussed in Subsection 2.2.3, we actually see this happening today. If the melting ice uncovers a dark surface, such as ocean, then this decreases the average planetary albedo (i.e., makes the planet less reflective), which leads to more absorption of solar radiation and additional warming. This additional warming leads to even more melting of ice, which leads to further decreases in albedo and further warming, and so on. This is known as a feedback loop.

The net effect of the feedback loop shown in Figure 6.8 is to amplify the initial warming from the addition of greenhouse gas. This amplification of the warming is referred to as a

---

[2] What we have calculated should technically be referred to as the *equilibrium climate sensitivity* because it is the warming after the system reaches equilibrium. However, the world "equilibrium" is normally dropped, so when a scientist refers to climate sensitivity, she almost always means equilibrium climate sensitivity.

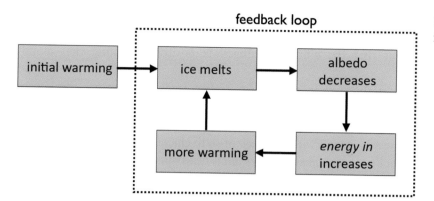

feedback loop

Figure 6.8 The ice-albedo feedback loop.

positive feedback. You can also have a *negative feedback,* which acts to reduce the initial warming. Imagine a planet that is covered with flowers of two colors: white and black. As the temperature of the planet goes up, the white flowers prosper while black flowers die. This means that, as a planet warms, the planet also becomes whiter – i.e., the albedo goes up. Such a process would lead to less warming than we would get if the albedo were constant. Thus, the flowers generate a negative feedback.

There are several important feedbacks in our climate system. The feedback just described, in which warmer temperatures melt ice, leading to reduced albedo and additional warming, is known as the *ice-albedo feedback*. The most important feedback in our climate system is the *water-vapor feedback*, which arises because a warmer atmosphere can hold more water vapor. Thus, global warming leads to increased atmospheric humidity, and because water vapor is itself a greenhouse gas, this leads to additional warming. Both the ice-albedo and water-vapor feedbacks are positive, meaning that they amplify an initial warming.

The biggest negative feedback is known as the *lapse-rate feedback*. Because power radiated by a blackbody is equal to σT^4, a warmer atmosphere radiates more power to space. It turns out that the upper atmosphere warms more than the surface in a warming climate, meaning that the increase in E_{out} is larger than for a planet where the atmosphere and surface warm in unison. This enhanced warming and radiation from the upper atmosphere offsets some of the initial warming.

The biggest debate among scientists today is about *cloud feedback*. Clouds affect the climate in two opposite ways. First, they reflect sunlight back to space, reducing *energy in*, which tends to cool the climate. Second, they absorb infrared radiation emitted by the surface, decreasing *energy out* just like a greenhouse gas, and this tends to warm the climate. The net effect of clouds on the climate is therefore the difference of these two opposing effects. In our present climate, the reflection of solar radiation is slightly larger than the heat-trapping effects, so clouds reduce $E_{in} - E_{out}$ for the Earth by roughly 25 W/m².

This could, however, change in the future. If, in response to an initial warming, the cooling effect of clouds is enhanced, then the effect of clouds on the planet's energy budget will become more negative, and clouds will act to reduce the initial warming and therefore be a negative feedback. In contrast, if the heat-trapping effect is enhanced, then the clouds' radiative effect will become less negative, and clouds will amplify the initial warming and therefore be a positive feedback. Although the exact magnitude is uncertain, the scientific community is confident that the climate feedback is positive, meaning that clouds amplify warming.

Feedbacks discussed in this section are known as fast feedbacks because they occur rapidly enough in response to changes in surface temperature that they will play an important role in the evolution of climate change over the coming century. Water vapor, clouds, and the lapse rate all respond within a week or so to changes in surface temperature, and therefore their impact on *energy in* and *energy out* is nearly instantaneous. The response time of much of the ice on the planet is more seasonal, and the associated feedbacks are also categorized as fast.

6.3.3   Impact of the Fast Feedbacks

To get more quantitative about feedbacks, let us first go over some basic feedback math. For each feedback discussed in the previous section, we can express its strength as g, which is the additional fractional warming produced by one trip through this feedback loop per degree of initial warming. Thus, in response to an initial warming ΔT_i, the first trip through the feedback loop produces additional warming of $g\Delta T_i$. But the feedback operates on this additional warming, and this produces additional warming of $g(g\Delta T_i) = g^2\Delta T_i$. The feedback then operates on this additional warming too, leading to an additional warming of $g^3\Delta T_i$. This goes on forever, so the final warming ΔT_f after this feedback amplifies the initial warming is

$$\Delta T_f = \Delta T_i + g\Delta T_i + g^2\Delta T_i + g^3\Delta T_i + g^4\Delta T_i + \cdots \tag{6.2}$$

We can write this more compactly as

$$\Delta T_f = \sum_{k=0}^{\infty} g^k \Delta T_i \tag{6.3}$$

The math ninjas among you will recognize that this infinite series can be rewritten more simply as

$$\Delta T_f = \frac{\Delta T_i}{(1-g)} \tag{6.4}$$

If $g = 0$, then there is no feedback, and the final temperature change is equal to the initial temperature change. If g is between 0 and 1, then ΔT_f is larger than ΔT_i, meaning the feedback is positive. If g is less than 0, then ΔT_f is less than ΔT_i, meaning the feedback is negative.

As positive feedbacks get stronger and g approaches 1, the denominator in Equation 6.4 approaches 0 and ΔT_f approaches infinity. This should make sense from visual inspection of Equation 6.2: If $g = 1$, then each subsequent term is as big as the previous one and, because the series is infinite, the sum must also be infinite. In this situation, strong positive feedbacks generate what is referred to as a "runaway greenhouse effect" where an initial temperature perturbation leads to a very, very large temperature rise.

With multiple feedbacks operating, the g term in Equations 6.2–6.4 is the sum of the feedback values from the individual feedbacks:

$$g = g_{ia} + g_{wv} + g_{cloud} + g_{lr} \tag{6.5}$$

where g_{ia} is the ice-albedo feedback, g_{wv} is the water-vapor feedback, g_{cloud} is the cloud feedback, and g_{lr} is the lapse-rate feedback.

The strongest feedback is the water-vapor feedback, with a magnitude $g_{wv} \approx 0.6$. This feedback is big enough that, by itself, it would more than double the initial warming ΔT_i. The ice-albedo feedback is substantially weaker, with a magnitude $g_{ia} \approx 0.15$. Because it is a negative feedback, the lapse-rate feedback has a negative magnitude $g_{lr} \approx -0.25$. Finally, the cloud feedback is quite uncertain, but most scientists would put its magnitude at $g_{cloud} \approx 0-0.25$.

Summing these individual feedbacks, we get a total feedback parameter for our climate of $g = 0.5-0.75$. Plugging this into Equation 6.4, we find that $\Delta T_f = 2-4 \, \Delta T_i$. Thus, half to three-quarters of the warming we experience comes from feedbacks rather than the direct heating from greenhouse gases. This is why feedbacks occupy much of the scientific debate over climate change.

In Subsection 6.3.1, I calculated the no-feedback climate sensitivity for our mythical no-atmosphere Earth to be 1 K for doubled carbon dioxide. This turns out to be a surprisingly good estimate for the Earth – estimates using detailed computer simulations of the Earth predict a warming of about 1.2 K in response to doubled carbon dioxide but before any amplifications by feedbacks.

Using $\Delta T_i = 1.2$ K, the warming after feedbacks have amplified it will be $\Delta T_f = 2.4-4.8$ K. More sophisticated analyses conclude that the climate sensitivity is likely in the range 2.5 K to 4.0 K, with a best estimate of 3 K.

Given that doubled carbon dioxide corresponds to a radiative forcing of $+4$ W/m^2, we can also express the sensitivity as the warming per unit of radiative forcing. The climate sensitivity in these units is $0.63-1.0$ K/(W/m^2), with a best estimate of 0.75 K/(W/m^2). Knowing the climate sensitivity in these units is very useful. For example, in Section 6.2 we calculated that the radiative forcing for a 5 percent increase in solar constant is $+12$ W/m^2. We can now calculate how much warming that would produce by multiplying this radiative forcing by the climate sensitivity of 0.75 K/(W/m^2), yielding a warming of 9 K.

6.4 Slow Feedbacks

In contrast to fast feedbacks, *slow feedbacks* include processes that respond slowly to increasing surface temperature, so they require long periods of warmth before they significantly alter *energy in* or *energy out*. For example, the Greenland and Antarctic ice sheets are so big that they will take millennia to completely respond to a change in temperature. The ice-albedo feedback associated with ice sheets would therefore be categorized as a slow feedback. These slow feedbacks will cause additional warming beyond that predicted by the fast feedbacks.

Another slow feedback revolves around the fact that there are large amounts of carbon stored in the ground. One of these carbon reservoirs is permafrost, which was discussed in Subsection 5.2.1. This permafrost contains dead organic plant matter that is kept intact as long as the ground remains frozen. If a warming climate leads to the thawing of permafrost, then the organic matter in it thaws out and decays, releasing the carbon back into the atmosphere in the form of either carbon dioxide or methane.

We know that permafrost is indeed thawing, which is consistent with the large warming in the Arctic over the past few decades (e.g., see Figure 2.3b). In Alaska, for example, roads and buildings constructed on permafrost under the assumption that it would never thaw are now suffering damage as the permafrost thaws and the ground underneath begins shifting. In Siberia, thawing permafrost formed during the last ice age is revealing frozen oddities such as intact woolly mammoths that died 20,000 years ago.

This opens the possibility of a *carbon-cycle feedback*, in which an initial warming leads to the release of large amounts of carbon dioxide and methane that are currently frozen in the ground or otherwise sequestered. The release of these greenhouse gases leads to more warming and the further release of greenhouse gases. The occurrence of such a feedback in the next few centuries is speculative, but there is reasonably strong evidence that they have occurred in the past, such as during ice-age cycles. I will return to this point when I discuss ice ages in Chapter 7.

Another slow feedback involves vegetation. It has long been known that the distribution of vegetation on the Earth's surface is governed to a large extent by the climate, through the distribution of precipitation, temperature, sunlight, and other such factors. Recently, however, it has been realized that changes in vegetation can also affect the climate. For example, the conversion of a forest to grassland will increase the albedo (because the forest is darker than the grassland), thereby tending to cool the climate. Changes in vegetation can also directly impact exchanges of heat, water, and momentum between the surface and atmosphere, or modify the rate of uptake of carbon dioxide by the vegetation. This introduces the possibility of vegetation feedbacks in which changes in climate lead to changes in vegetation, which in turn lead to additional changes in climate.

Probably the slowest feedback is the weathering thermostat, which I talked about in Section 5.3. As the Earth's surface warms, the total amount of rainfall will also increase. The increase in rainfall in turn increases the rate of chemical weathering, which removes carbon dioxide from the atmosphere. The reduction in atmospheric carbon dioxide acts to offset some of the initial warming, so this is a negative feedback that tends to stabilize the Earth's temperature. That is certainly good news, but the bad news is that the weathering thermostat operates on geologic time scales, so it only has an impact on the climate over millions of years. We should not expect the weathering thermostat to ameliorate warming over the next century – or over any time period that human society cares about.

In general, slow feedbacks are much more uncertain than fast feedbacks because they are so slow that modern Earth science, which is really only a few decades old, simply does not have data extending over periods long enough to observe, understand, and quantify them. Nevertheless, most of the evidence we have is that they are net positive, meaning that they will increase warming over the coming millennia above what would be predicted with just the fast feedbacks. They also continue to compel our attention because many of the worst-case climate scenarios involve these slow feedbacks and the long-term warming they cause.

Aside 6.1: Feedback versus radiative forcing

It is worth explicitly discussing the differences between radiative forcings and feedbacks. Feedbacks are processes that are initiated by changes in the climate, so feedbacks do not cause climate change. Rather, positive feedbacks amplify and negative feedbacks ameliorate an initial warming.

Water vapor, for example, is considered a feedback because the amount of water vapor in the atmosphere is set by the surface temperature of the Earth. If the surface temperature increases, then the amount of water in the atmosphere will also increase, leading to additional warming.

Radiative forcings, in contrast, affect the climate but are themselves unaffected by the climate. The changes in carbon dioxide, methane, and the like between 1750 and 2005 are fundamentally unrelated to the Earth's temperature; instead, they are driven by economic activities of human society. Ditto for aerosols.

A confusion arises because some things can be both a radiative forcing and a feedback. For example, although carbon dioxide has been a radiative forcing over the past two centuries, it can also be a feedback if warming temperatures lead to the release of carbon dioxide. Changes in vegetation are a radiative forcing when humans are modifying the vegetation, but they are a feedback when it is the climate that causes the modification.

In most cases, it is clear whether a process is a radiative forcing or feedback. The increase in carbon dioxide over the last two centuries is clearly driven by human activities, not surface temperature, so it is certainly a radiative forcing. Other processes are more ambiguous. For example, changes in clouds are a forcing if they are altered by aerosols emitted from human activities, but a feedback if they are altered by changes in surface temperature. Scientists have done their best to separate these processes in our evaluation of the evidence, but this remains an uncertainty in our understanding.

6.5   Chapter Summary

- A radiative forcing is an energy imbalance imposed on the Earth. It is calculated as the change in *energy in* minus *energy out* after the imposition of the specific change in the climate but *before the temperature of the planet has adjusted in response*.
- In response to a radiative forcing, the Earth's temperature adjusts so that energy balance is re-established.

- Because of the Earth's thermal mass, this adjustment happens over time. There is a relatively rapid warming in the first few decades after the application of a radiative forcing as the ocean's mixed layer warms. After that, it is the warming of the deep ocean that sets the pace of warming. Given the enormous heat capacity of the deep ocean, this warming takes millennia.
- The increase in greenhouse gases since 1750 has imposed a radiative forcing of $+3.5$ W/m^2. The increase in carbon dioxide is responsible for $+2.2$ W/m^2, or more than half of the total forcing. The change in aerosols since 1750 has imposed a net radiative forcing of -1.1 W/m^2. This means that aerosols offset approximately 30 percent of the radiative forcing from increasing greenhouse gases. Summing these and several other small changes, we get a net radiative forcing over this time period of $+2.5$ W/m^2, almost entirely due to human activities.
- Positive feedbacks amplify and negative feedbacks ameliorate an initial warming. For the problem of modern climate change, we are mainly concerned with the following fast feedbacks: water vapor, ice-albedo, lapse rate, and clouds. Together, they double to quadruple an initial warming.
- Feedbacks are processes that respond to changes in the surface temperature, whereas forcings are unrelated to the surface temperature. Thus, feedbacks do not initiate climate change, but forcings do.
- The Earth's climate sensitivity, which is conventionally defined as the equilibrium temperature increase caused by a doubling of carbon dioxide, is likely 2.5–4.0 K, with a best estimate of 3 K. In terms of radiative forcing, the climate sensitivity is 0.63–1.0 K/(W/m^2), with a best estimate of 0.75 K/(W/m^2).
- On long time scales, slow feedbacks become important and could cause significant temperature increases beyond those predicted by the fast feedbacks. These slow feedbacks include destruction of large parts of the Greenland and Antarctic ice sheets, which will change the planet's albedo, thawing permafrost releasing carbon dioxide and methane, or large-scale changes in the distribution of vegetation.

See www.andrewdessler.com/chapter6 for additional resources for this chapter.

TERMS

Aerosol direct effect
Aerosol indirect effect
Aerosols
Carbon-cycle feedback
Climate sensitivity
Cloud-condensation nuclei (CCN)
Cloud feedback
Feedbacks (positive and negative)

Ice-albedo feedback
Lapse-rate feedback
Radiative forcing
Ship tracks
Slow feedbacks
Water-vapor feedback

PROBLEMS

1. How much does the Earth's solar constant have to increase in order to generate a radiative forcing of $+1\,\text{W/m}^2$ for the Earth?

2. Define climate sensitivity. What is the currently accepted range and our best estimate for our climate?

3. Assume an n-layer planet with a specified E_{in}. The surface temperature for this planet can be written (by combining Equations 4.2 and 4.5):

$$T = \sqrt[4]{\frac{(n+1)E_{\text{in}}}{\sigma}} \tag{6.6}$$

   (a) One way to calculate the no-feedback climate sensitivity is to estimate the change in temperature for a $+1\,\text{W/m}^2$ increase in E_{in}. Take the derivative of Equation 6.6 to obtain the formula for dT/dE_{in}.

   (b) Plug in values for $n = 0$ and $E_{\text{in}} = 238\,\text{W/m}^2$. Do you get the same answer we got in Subsection 6.3.1?

   (c) What is the no-feedback sensitivity (in K per W/m^2) for a one-layer planet with the same E_{in}?

4. Imagine that our Sun brightens by 1 percent instantaneously.

   (a) How long would it take for the Earth to reach its new equilibrium temperature? Is this longer or shorter than the time it would take Mars or Mercury to reach their respective equilibrium temperatures?

   (b) What radiative forcing does this change correspond to?

   (c) Approximately how much warming would this brightening eventually cause?

   (d) How would the calculated radiative forcing change if the brightening takes place over 1,000 years instead of instantaneously?

5. Explain why changes in ice, which modify albedo and therefore affect planetary energy balance, are considered a feedback and not a forcing.

6. The albedo changes from 0.3 to 0.31 on the Earth. What is the radiative forcing associated with this change?

7. When considering how long it takes for radiative forcing to warm up the planet, it is useful to think about the heat capacity of the climate system, which tells us how many joules are required to raise the temperature by 1 K.

The heat capacity of the climate system comes mainly from the ocean, and we can estimate it to be 6×10^{24} J/K (this means that, if you add 6×10^{24} J to the Earth system, the climate will warm by 1 K).

(a) Imagine you impose a radiative forcing of $+2.3$ W/m^2, what rate of warming will result? Express your answer in °C/century.

(b) How does this compare with the actual rate of warming of the Earth? (This was discussed in Chapter 2.)

8. Imagine a planet where $S = 1,360$ W/m^2 and $\alpha = 0.3$.

   (a) If $n = 0$, what is the temperature of this planet?

   (b) If S increases to $1,370$ W/m^2 and n remains equal to 0, what is the new temperature?

   (c) Let us include a water-vapor feedback: S increases to $1,370$ W/m^2, but the number of layers, n, is a function of surface T: $n(T) = (T - 254.5)/100$. What is the new surface temperature?

   (d) Using the answers to b and c and assuming that no other feedbacks are operating, what is the value of g for this climate?

9. How much of a change in albedo is required to completely cancel a doubling of carbon dioxide on the Earth (put another way, how much of a change in albedo is required to generate a radiative forcing of -4 W/m^2)?

10. Imagine that, in addition to the fast feedbacks discussed herein, there was also a fast negative "flower" feedback like that described in this chapter (as the planet warms, white flowers prosper while black ones die out), and that it had a magnitude $g = -0.3$. Estimate the Earth's climate sensitivity.

11. Assume that the Earth has warmed by 5 K since the last ice age, and the change in radiative forcing over that time was $+6.7$ W/m^2. On this basis, calculate the climate sensitivity.

    (a) Express the climate sensitivity in K per W/m^2.

    (b) Express the climate sensitivity in K per doubled CO_2.

12. In the northern hemisphere, E_{in} maximizes on June 21, when the Sun is most directly overhead. You might therefore expect temperatures to be highest on that day. But for the US Gulf Coast, temperatures do not reach their hottest until mid-August – several months after the maximum in E_{in}. Why?

13. Imagine a planet with a solar constant of $1,500$ W/m^2 and an albedo of 0.6. Which would cause that planet's climate to warm more, a 1 percent increase in solar constant or a 0.01 decrease in albedo?

14. Imagine a planet with a solar constant of $3,500$ W/m^2 and an albedo of 0.8. The planet has no atmosphere.

    (a) What is the planet's climate sensitivity in K per W/m^2?

    (b) If the Sun gets 10 percent dimmer, how does the temperature change?

15. Aerosols have a short lifetime, so once we stop emitting them, their atmospheric abundance will go to zero in a few months. This is a very important goal – aerosols are one of the primary components of air pollution, which kills millions of people

around the world every year. However, these aerosols are also cooling the climate, so cleaning up the air and saving these lives will remove something that's masking about one-third of the radiative forcing from greenhouse gases. Estimate how much warming we will eventually experience if we clean up the air and aerosol radiative forcing goes to zero (assume all other sources of radiative forcing are unchanged).

7   Why Is the Climate Changing?

In Chapter 2, we detailed the overwhelming evidence that the Earth's climate is changing – evidence so overwhelming that the IPCC describes the warming as "unequivocal." At this point, the most heated argument is over the cause of the warming: Is it caused by human activity, or is it natural? In this chapter, we address this question.

7.1   Context of the Recent Warming

Back in Chapter 2, you saw that the climate has varied widely over the Earth's 4.5-billion-year history – from an ice-covered snowball Earth hundreds of millions of years ago to the Eocene, 50 million years ago, a period so warm that there was no permanent ice anywhere on the planet. Humans obviously played no role in these changes.

Thus, it's clear that natural mechanisms exist that are capable of driving large changes in the climate. On the other hand, we saw in Chapter 5 that humans have dumped hundreds of billions of tonnes of carbon dioxide into the atmosphere since the industrial revolution, and based on what we learned in Chapter 4, we expect this to warm the climate. It is therefore completely reasonable to ask whether natural mechanisms, human activities, or some combination are responsible for the warming of the last two centuries.

Our strategy to answer this is to examine all of the mechanisms that we know can change the climate and assess the evidence supporting each one as the cause of the modern warming – a climate whodunit, if you will. We will then reject those mechanisms with an alibi and identify the one that looks guiltiest.

You will see that a careful assessment of all of the possible causes yields the quite certain conclusion that greenhouse gases released by human activities are guilty beyond a reasonable doubt for the recent warming.

7.2   The First Suspect: Plate Tectonics

As you probably know, the Earth's continents are moving. Not fast, mind you – they move at about the rate that your fingernails grow – but over tens of millions of years, this *plate tectonics* can substantially alter the arrangement of the continents across the Earth's surface. Such changes can lead to large changes in the climate through several mechanisms.

For example, the location of continents determines whether ice sheets form. The most important requirement for growth of an ice sheet is summer temperatures cool enough that snow falling during the winter does not melt during the following summer. This is most favorable for land at high latitudes, which get the least sunlight. Ice sheets matter to the climate because they reflect sunlight, so the formation of an ice sheet increases planetary albedo, thereby increasing the reflection of solar radiation back to space and cooling the planet.

In addition, the location of the continents determines the ocean circulation. The oceans carry prodigious amounts of heat from the tropics to the polar regions, so changing the ocean circulation can alter the relative temperatures of the tropics and polar regions. A good example of this happened 30 million years ago when the Antarctic Peninsula separated from the southern tip of South America, opening the Drake Passage. This isolated Antarctica and allowed winds and water to flow unhindered around it. This intense circumpolar flow reduced the transport of warm water and air from the tropics to the South Polar region, cooling the Antarctic and helping build the Antarctic ice sheet.

Plate tectonics can also indirectly affect the climate by regulating atmospheric carbon dioxide. As I discussed in Chapter 5, carbon dioxide is slowly removed from the atmosphere by chemical weathering, which occurs when atmospheric carbon dioxide dissolves in rainwater and then reacts with sedimentary rocks. The movement of the continents can change the pattern of rainfall and expose new rock to the atmosphere, changing the locations and rate of chemical weathering – thereby altering the amount of carbon dioxide in the atmosphere.

For example, 40 million years ago the Indian subcontinent collided with Asia, forming the Himalayas and the adjacent Tibetan Plateau. This change in surface topology led to changing wind patterns, bringing heavy rainfall onto a vast expanse of newly exposed rock. The resultant chemical weathering drew down atmospheric carbon dioxide over a period of tens of millions of years. This is one of the reasons the planet cooled over the past 40 million years (as shown in Figure 2.11).

Thus, plate tectonics can indeed affect the climate. But could it be responsible for the rapid warming of the past few decades? The answer is no because the movement is too slow – it takes millions of years for continental movement to cause significant climate change. Continental movements simply cannot significantly modify the climate over a few decades.

7.3   The Sun

As we saw in Chapter 4, one of the factors that controls our climate is the solar constant S. So if the Sun brightens or dims, we expect the climate to respond by warming or cooling. It is therefore reasonable to ask whether the recent warming of the climate can be explained by an increase in the brightness of the Sun.

It is well known that the Sun's output varies on many time scales. For example, solar physicists believe that, over the Sun's 5-billion-year life, as the Sun burned hydrogen and produced helium, the rate of fusion in the Sun has increased as the buildup of helium increased in the density of the Sun's core. This has caused the Sun to become about 30 percent brighter over this time.

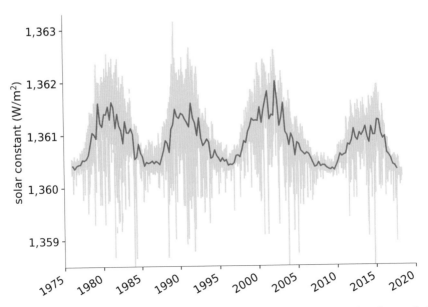

Figure 7.1 Satellite measurements of the solar constant over the last few decades. Seasonal changes in the Earth–Sun distance have been removed. Data are from PMOD/WRC, Davos, Switzerland, version 42_65_1805, including data from the VIRGO Experiment on the cooperative ESA/NASA Mission SoHO (ftp://ftp.pmodwrc.ch/pub/data/irradiance/composite/DataPlots/, accessed May 2, 2020).

Since the late 1970s, instruments on satellites have been accurately measuring the solar constant; the measurements are plotted in Figure 7.1. Over this period, there is a clear 11-year cycle, during which the solar constant varies by about 0.1 percent (about 1 W/m²). The climate system does not respond to such high-frequency variations, however. In order for the Sun to be responsible for the recent warming, there would need to be a sustained, long-term increase in the solar constant over the past few decades. The measurements show no evidence of this.

The Sun's influence on climate prior to the 1970s is more difficult to determine because there were no satellite measurements of the solar constant. Instead, the Sun's output for this period must be inferred indirectly from other measurements, such as the number of sunspots, which people have counted for many hundreds of years, or from chemical proxies such as the carbon-14 content of plant material. Such estimates suggest that the output of the Sun has changed little over the past few hundred years.

Thus, we find that observations of the Sun rule out a significant role of changes in the solar brightness as an explanation of modern climate change.

7.4   The Earth's Orbit

The solar constant is determined not just by the energy emitted by the Sun but also by the Earth–Sun distance. If, for example, the Earth moved closer to the Sun, then the solar constant would increase even if the brightness of the Sun did not change.

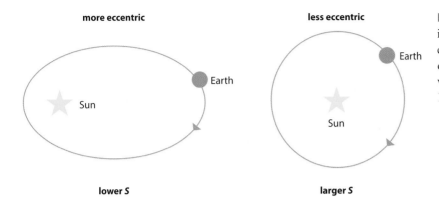

more eccentric

less eccentric

Earth

Sun

Earth

Sun

lower *S*

larger *S*

Figure 7.2 Schematic illustrating how the eccentricity of the Earth's orbit (how elliptical it is) varies with a period of 100,000 years or so.

This is relevant because the Earth's orbit is not a perfect circle: It is an ellipse whose *eccentricity* – the ratio of the length of the ellipse to the width – varies with time. Over the course of 100,000 years or so, the orbit cycles between an orbit that is more eccentric (more elliptical) and one that is less eccentric (more circular) (Figure 7.2).[1] As the orbit becomes more elliptical, the average Earth–Sun distance increases, and the average amount of solar energy falling on the Earth decreases. For the Earth's orbit, this causes the annual average solar constant to vary by approximately 0.5 W/m^2 over the 100,000-year cycle.

Other aspects of the Earth's orbit can also vary, such as the timing of the closest approach of the Earth to the Sun. Today, the Earth is closest to the Sun during January, when it is wintertime in the northern hemisphere (Figure 7.3). Over time, the date of closest approach will move through the calendar, reaching July in 11,500 years. Over the following 11,500 years, it will complete the cycle.

Another important variation is the tilt of the Earth (also known as the *obliquity*). Today, the Earth's spin axis is tilted 23.5° from vertical (Figure 7.4). However, over the next 41,000 years, the Earth's tilt will complete a cycle through a range of tilt angles from 22.3° to 24.5°.

Changing the date of closest approach to the Sun or the tilt of the Earth does not change the Earth–Sun distance, so it does not change the solar constant. Rather, these variations change how sunlight is distributed over the planet, in both latitude and season. For example, increasing the tilt of the planet increases the amount of sunlight hitting the polar regions and decreases the amount hitting the tropics. Because the polar regions tend to be covered by ice, more sunlight falling on the poles means more sunlight reflected back to space. Thus, increasing the tilt of the planet can alter the climate.

We see in the paleoclimate record nearly perfect agreement between the ice-age cycles (Figure 2.13) and the variations in the Earth's orbit. As I discussed earlier in this chapter, the growth of big, continental-scale ice sheets, such as existed during the last ice age, is

[1] When we specify the length of a cycle (e.g., the 100,000-year eccentricity cycle), this is the length for the eccentricity to execute one complete cycle. This means that it takes 50,000 years for the eccentricity to vary from its maximum value to its minimum, and another 50,000 years to return to its starting value.

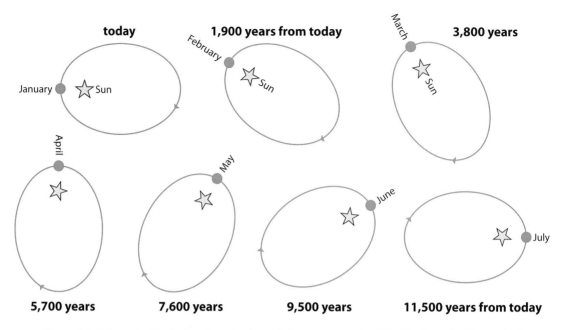
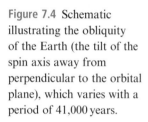

Figure 7.3 Schematic illustrating how the date of closest approach of the Earth to the Sun varies from January to July over 11,500 years.

Figure 7.4 Schematic illustrating the obliquity of the Earth (the tilt of the spin axis away from perpendicular to the orbital plane), which varies with a period of 41,000 years.

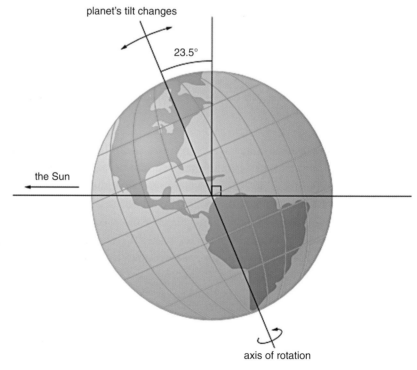

determined by high-latitude summertime temperatures – because this determines whether snow that falls during the winter survives the subsequent summer. Orbital variations regulate how sunlight is distributed over the planet and over the seasons, so they play a key role in regulating these temperatures. These orbital variations and the climate effects that follow are often referred to as *Milankovitch cycles*, after Serbian mathematician Milutin Milankovitch, who was the first one to recognize that the ice-age cycles corresponded to variations in the Earth's orbit.

But while these orbital variations are critical in ice ages, are they responsible for the warming of the past few decades? They are almost certainly not. These orbital variations are so slow that it takes thousands or tens of thousands of years to make any significant change in the amount or distribution of incoming sunlight. The warming of the past century has been much too fast to be caused by these slow orbital variations. The warming must be due to other causes.

7.5   Unforced Variability

Climate change due to changes in the output of the Sun or in the Earth's orbit are examples of *forced variability*: changes in the Earth's climate in response to an imposed energy imbalance, i.e., a radiative forcing. However, the Earth's climate system is so complex that it can also vary without an imposed energy imbalance driving it. Such changes, which are caused by complex internal physics of the climate system, are often referred to as *unforced variability*.

The best-known example of unforced variability in our climate is the El Niño/Southern Oscillation (referred to by scientists as ENSO). El Niño events, which make up the warm phase of ENSO, occur every few years and last a year or so, and alternate with cooler La Niña events. These ENSO events are associated with large-scale shifts of rainfall and temperature patterns around the globe, and these have enormous consequences for humanity. Some regions see more rainfall during an El Niño, and some see less; some regions experience warmer temperatures than normal, while others are cooler. During a La Niña, regions typically experience the opposite of what they experience during an El Niño.

Figure 7.5 shows that these ENSO events have a big impact on the global climate – during El Niño events, the climate warms, while during La Niña events, the climate cools. In fact, many of the short-term variations in the temperature record can be traced back to ENSO events.

ENSO is the dominant and best-known source of unforced variability in the climate system. However, other modes of variability, with names like the Pacific Decadal Oscillation (PDO), are known to exist, although they are less well understood. So the relevant question is this: Could the warming of the past few decades be due to unforced variability?

There are three reasons why it's unlikely.

1. **There is no theory.** All modes of unforced variability must be traceable back to physical processes. ENSO, for example, arises from a well-studied interaction

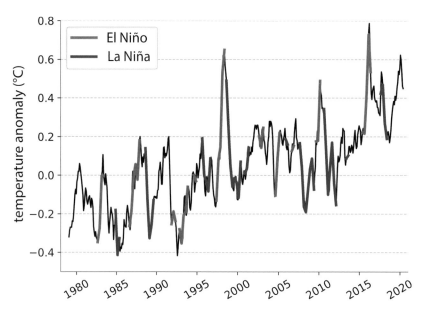

Figure 7.5 Satellite measurements of the global monthly average temperature anomaly. Red segments indicate El Niño conditions, blue segments indicate La Niña conditions, and black segments indicate neutral conditions. Temperature anomalies are relative to the 1981–2010 period. Satellite temperature data obtained from the University of Alabama, Huntsville (http://vortex.nsstc.uah.edu/data/msu/v6.0/tlt/uahncdc_lt_6.0.txt). ENSO index obtained from NOAA Physical Science Laboratory (https://psl.noaa.gov/enso/mei/). All data accessed October 15, 2020.

between the ocean and atmosphere. However, no one has identified a physical process for unforced variability that could produce a large, long-term global warming like the one we have been experiencing since the nineteenth century, as well as all of the other things we have observed in the climate system: an increase in heat content of the ocean, cooling of the stratosphere (discussed below), amplification of warming at high latitudes, etc.

2. **Observations do not support it.** Human activities probably had minimal impact on climate before 1800, so the climate record data before 1800 should provide a good picture of recent natural climate variability and tell us whether unforced variability is large enough to cause the modern warming. As we can see in Figure 2.15, the record between 0 AD and 1800 AD shows nothing similar to the rate and magnitude of warming of the twentieth century. Thus, the paleoproxy data provide no support for unforced variability as a possible cause of the recent warming.

3. **Computer simulations of climate do not support it.** We can also gain insight into natural climate variability by using detailed computer simulations of the climate (these will be discussed in more detail in the next chapter). These computer simulations, which are also referred to as climate models, contain all of the physics we think

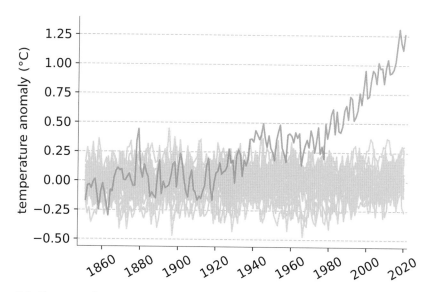

Figure 7.6 Computer simulations of the climate without any radiative forcing. The gray lines are 170-year segments from pre-industrial control runs of 26 different computer simulations. The orange line is the observed surface thermometer record (also plotted in Figure 2.2). Computer simulations are from the CMIP6 archive (https://esgf-node.llnl.gov/search/cmip6/), the orange line is the global average temperature anomaly from the Berkeley Earth temperature record (http://berkeleyearth.lbl.gov/auto/Global/Land_and_Ocean_summary.txt).

is going on in the climate system, and they have a good track record of simulating the climate system.

One use of these computer simulations is to perform "what if" scenarios in order to see what the climate would look like in worlds that do not exist. For example, we can run the models with no radiative forcing, in which case all temperature variations are due to unforced variability. Such simulations, shown in Figure 7.6, exhibit variations in temperature that are similar to unforced variability seen prior to 1800 in Figure 2.15, but they produce nothing resembling the rapid warming since 1900.

Ultimately, we cannot definitively exclude unforced variability in the same way we can definitively exclude, say, a brightening Sun. However, there is little evidence to support this explanation, either. So unforced variability is like a suspect in a criminal investigation who has no alibi but for whom there is also no evidence linking him to the crime. You would be hard-pressed to convict him based only on a lack of an alibi.

7.6 Greenhouse Gases

The last potential explanation for the recent warming is the increase in greenhouse gases in our atmosphere. As I'll argue here, there is a mountain of evidence that the warming of the

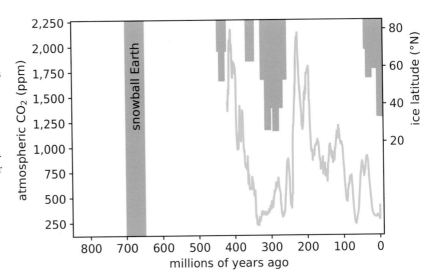

Figure 7.7 Atmospheric carbon dioxide over the past 900 million years (orange line). The blue bars indicate the latitudinal extent of continental ice deposits. The snowball Earth bar indicates global or near-global ice coverage. Based on Figure 1 of Foster et al. (2017).

last two centuries is almost certainly dominated by the increase in greenhouse gases. This is based on a number of separate threads of evidence.

1. **We have a robust theory**. Chapter 4 provided the physical basis for why an increase in greenhouse gases would be expected to warm the planet, and Chapter 5 showed that greenhouse gases are indeed increasing, almost entirely due to human activities. Based on this, world-famous scientist Svante Arrhenius predicted – in 1896! – that our climate would undergo a long-term warming due to emissions of carbon dioxide from fossil fuel combustion.

2. **The geologic record supports the theory**. We talked in Chapter 2 about how the Earth fluctuated between periods of large-scale glaciation (icehouse periods) and periods with little permanent ice on the planet (greenhouse periods).[2] Estimates of atmospheric carbon dioxide in our atmosphere (Figure 7.7) show that icehouse conditions occur when atmospheric carbon dioxide is lower than average.[3] Since ice extent is a proxy for temperature, these data allow us to conclude that variations in carbon dioxide and temperature have generally been associated with each other for much of the Earth's history.

[2] Once again, do not confuse the icehouse–greenhouse cycles with ice-age cycles. Icehouse–greenhouse cycles last tens of millions of years, while ice age cycles last 100,000 years. See Section 2.3.2 to review this material.

[3] Over this same time, the Sun brightened by several percent. Thus, the climate associated with a certain level of carbon dioxide a few hundred million years ago would be much cooler than the climate would be for the same amount of carbon dioxide today. This explains why widespread glaciations were occurring hundreds of millions of years ago with carbon dioxide abundances much higher than today's.

Aside 7.1: How does science deal with outliers?

Figure 7.7 also provides a good example of why climate science is hard. Although most glaciations are associated with low carbon dioxide, the eagle-eyed among you will notice that approximately 400 million years ago there were glaciations when carbon levels were very high. Such a point is known as an *outlier* – a point that does not agree with the rest of the data. So-called climate skeptics might take this single point and argue that it disproves the connection between climate change and greenhouse gases. Is that a reasonable conclusion? What would a scientist think about this outlier?

There are several possible explanations for the outlier. First, the theory connecting carbon dioxide with climate may indeed be wrong, as the skeptic suggests. Second, the data may be wrong – perhaps there was no glaciation, or maybe carbon dioxide was really much lower than suggested by the proxy data. After all, we are trying to infer the conditions on the planet nearly half a billion years ago, and there are lots of ways that the proxy data could mislead us. Finally, both the data and greenhouse-gas theory could be right: there may have been something else offsetting the warming from carbon dioxide. For example, massive volcanism could have injected enough aerosols into the atmosphere to lead to low temperatures despite high abundances of carbon dioxide.

In his seminal work, *The Structure of Scientific Revolutions*, Thomas Kuhn described how incorrect scientific paradigms accumulate anomalies – places where the observations do not match theory. These anomalies accumulate until there are so many that the paradigm is simply no longer tenable, and a scientific revolution overthrows the old paradigm and replaces it with a new one.

For example, at the beginning of the twentieth century, physics was in trouble. Classical physics could not explain several well-validated observations, including the T^4 dependence of blackbody radiation (discussed in Chapter 3), atomic and molecular spectra, and the photo-electric effect. Eventually, it became apparent that classical physics simply did not work at the atomic level, and a scientific revolution occurred. What emerged was a new paradigm, known as quantum mechanics, which ruled small, atomic domains, while classical physics ruled our macroscopic, everyday world.

It is important to recognize that outliers occur in all fields, not just climate science. For example, you can find – contrary to expectations – people who smoke four packs of cigarettes each day yet who live to be 90 years old. Such anomalies frequently allow scientists to refine and extend their theories: Given that smoking causes cancer, why are some people less susceptible than others? Is it just luck, or is there a physiological basis? Importantly, though, the existence of some smoking anomalies does not cause scientists to reject the underlying idea that smoking is bad for your health.

The question that each scientist must ask individually, and the scientific community must ask collectively, is whether a particular paradigm has accumulated enough anomalies that it is no longer tenable. At present, there are not enough anomalies like the glaciation 450 million years ago to reject the dominant paradigm that greenhouse gases play a major role in determining our climate. But scientists are always looking for new anomalies – and if enough of them accumulate, eventually this theory of climate will be replaced by another one.

Aside 7.1: (cont.)

From a practical standpoint, though, no one expects that to occur. The paradigm that carbon dioxide exerts a strong influence on climate is based on simple, fundamental physics, and it has successfully predicted so many aspects of our climate that it is quite unlikely that the theory will turn out to be substantially wrong. This is akin to our views on smoking and lung cancer. Although it is possible that future research may disprove the link, it is a very unlikely eventuality.

More evidence of the connection between greenhouse gases and climate is the event 55 million years ago known as the Paleocene–Eocene Thermal Maximum or PETM. This event began with a massive release of either carbon dioxide or methane, which in turn led to an increase in the Earth's global average temperature of ~5°C over the following few thousand years (blue line in Figure 7.8). The mass of carbon was so immense that when it dissolved into the oceans, the oceans became significantly more acidic (as I discussed in Chapter 5, carbon dioxide forms carbonic acid after it dissolves in water). This in turn dissolved calcium carbonate (the material that makes up shells) in the sediments at the bottom of the ocean (orange line in Figure 7.8).

The PETM temperatures remained elevated for 100,000 years or so, which is about the length of time it takes the carbon cycle to fully remove the carbon from the atmosphere. Interestingly, the mass of carbon released, a few thousand gigatonnes, is comparable with the amount contained in all of the Earth's fossil fuels. Thus, the PETM is frequently viewed as a good analog to what will happen if humans burn all of the fossil fuels over the next few centuries.

Figure 7.8 Temperature during the Paleocene–Eocene Thermal Maximum (blue line, left-hand axis) and calcium carbonate content of ocean sediments (orange line, right-hand axis) over time (adapted from Figure 6.2 of Jansen et al., 2007).

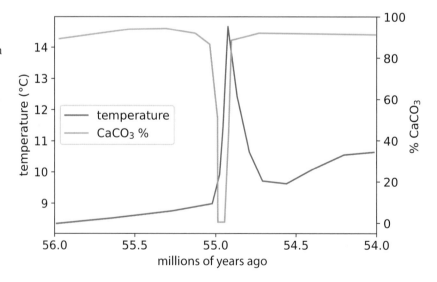

The association between carbon dioxide and temperature is even clearer over the past few hundred thousand years. Figure 2.13 shows how carbon dioxide and temperature varied in lock step as the Earth cycled between ice ages and warm interglacials. The association between temperature and carbon dioxide, however, is a bit more complicated than the plot may at first suggest. There is strong evidence that ice-age cycles are initiated by small variations in the Earth's orbit (as discussed in Section 7.4). However, the changes in sunlight falling on the Earth in response to these slight orbital changes are too small to explain the wide temperature swings during ice-age cycles. Something must be helping the orbital variations produce the observed variations.

What is missing is carbon dioxide. It appears that small changes in climate from orbital variations lead to changes in ocean circulation, which in turn changes the uptake of carbon dioxide by the ocean. Given the large fluxes of carbon into the ocean discussed in Chapter 5, small changes in this flux can lead to large changes in atmospheric carbon dioxide. These changes in carbon dioxide amplify the initial climate perturbation. In other words, the orbital variations are the forcing, and carbon dioxide is acting here as a positive (amplifying) feedback.

Aside 7.2: A skeptical argument

During the ice ages, carbon dioxide began rising after the temperature. This proves that carbon dioxide responds to temperature, and not the other way around. Ergo, carbon dioxide cannot be causing the present-day warming. – Someone who's never read this book

As with most skeptical arguments, this one begins with a grain of truth. If you look at Figure 2.13, you can see that changes in carbon dioxide come *after* the changes in temperature. What's incorrect is what this means: It does *not* mean carbon dioxide is not an important regulator of our climate system.

The problem with this argument is that it misunderstands the difference between a climate forcing and a feedback. When you have a forcing, such as the Sun getting brighter or the addition of greenhouse gases to the atmosphere, the forcing occurs first and the temperature change occurs thereafter.

A feedback, however, is more complicated. There is an initial temperature change, followed by the feedback mechanism, followed by additional warming. For the ice-albedo feedback shown in Figure 6.8, for example, there is an initial warming, followed by a loss of ice, followed by increased absorption of solar energy, followed by more warming. It is therefore wrong to conclude that, because the temperature change occurs first, the melting ice has no effect on the climate. It does.

During the ice-age cycles, carbon dioxide acted as a feedback – a warming planet led to the release of carbon dioxide, which then caused additional warming. In that case, the warming comes first, then the increase in carbon dioxide. Thus, the lag does not mean that carbon dioxide is not affecting our climate today. In modern times, carbon dioxide is a climate forcing – humans are adding it to the atmosphere, and that is causing warming – so the increase in carbon dioxide is today occurring before the warming.

3. **Computer simulations of climate provide support**. More support for the link between greenhouse gases and climate comes from computer simulations of the climate. Computer simulations of the twentieth century that exclude the observed increase in greenhouse gases fail to simulate the increase in temperature over the second half of the twentieth century. This can be seen in Figure 7.9. The simulations in Figure 7.9a include natural forcings – primarily volcanoes – but no human impact on climate. This calculation reproduces many of

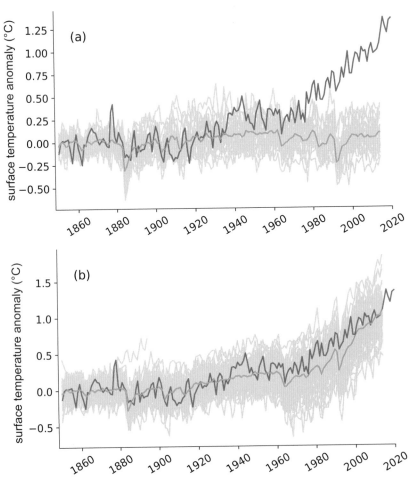

Figure 7.9 Global mean surface temperature anomalies from the surface thermometer record (blue lines) compared with simulations from climate simulations (gray lines are individual runs of different computer models, the orange line is the average of all simulations). The models include (a) only non-human natural climate forcing, mainly volcanic forcing, and (b) natural forcing and human greenhouse-gas emissions, aerosols, and ozone depletion. Anomalies are relative to the 1850–1900 mean. Climate models are from the CMIP6 archive (https://esgf-node.llnl.gov/search/cmip6/), surface temperature measurements are from Berkeley Earth (http://berkeleyearth.lbl.gov/auto/Global/Land_and_Ocean_summary.txt). All data accessed November 15, 2020.

the bumps and wiggles in the record, showing that these are not due to human activity. But this simulation completely fails to capture the rapid warming that began around 1960.

The simulations in Figure 7.9b include natural forcings as well as forcings from human activities – mainly greenhouse-gas emissions but also increases in aerosols and decreases in stratospheric ozone. This model captures the rapid warming since 1960 that the model with only natural forcing fails to simulate. This supports the conclusion that human greenhouse-gas emissions are responsible for the rapid late-twentieth-century warming.

4. **Fingerprints of warming**. Just like criminals leave unique fingerprints at the scene of a crime, different warming mechanisms have unique signatures in the pattern of warming. For example, if a brightening Sun were the cause of modern warming, we would expect the entire atmosphere to warm up. Greenhouse gases, on the other hand, leave a different fingerprint: for reasons we will not cover here, warming due to increases in greenhouse gases causes the lower atmosphere to warm, but the stratosphere to cool. Measurements from weather balloons and satellites show that the stratosphere has cooled as the lower atmosphere warms. There are many of these "fingerprints" of warming, and they provide strong support for the conclusion that the warming we are experiencing at present is due to the observed increase in greenhouse gases in our atmosphere.

7.7   Putting It Together

As we learned in Chapter 2, the Earth's climate has varied more or less continuously for the past billion years, and probably for the entire history of the planet. Except for the climate change of the last century or so, these variations had nothing to do with human activities. Thus, when we consider the recent warming, the first thing we should do is investigate whether today's warming is due to natural variations. We have done that and found that most natural explanations (e.g., plate tectonics, orbital variations, variations in the output of the Sun) can be decisively eliminated. Unforced variability cannot be definitively eliminated, but there is little evidence to support that it is responsible for the modern warming.

That leaves one obvious suspect. There is overwhelming evidence that the increase in greenhouse gases is the cause of the recent warming. Physics tells us that increases in greenhouse gases in our atmosphere should warm the planet, as detailed in Chapter 4. And as we saw in Chapter 5, human activities have been increasing greenhouse gases in our atmosphere. There is also observational evidence that carbon dioxide has played a key role in our climate over the past billion years. Computer simulations of the climate system cannot reproduce the observed warming without including the warming from increasing greenhouse gases. Finally, the fingerprints of warming match what we theoretically would expect from warming caused by greenhouse gases.

Taken together with the lack of a competing hypothesis, the totality of evidence that carbon dioxide is the main cause of the recent warming makes a compelling case that clearly exceeds the threshold used in US criminal court cases of "beyond a reasonable doubt." If you were on a jury, you should have no qualms about convicting carbon dioxide of warming the climate.

Reflecting this, there are three different conclusions we can reach, each with different levels of confidence. First:

> Due to these multiple independent lines of evidence, human influence on the climate system since the mid-20th century is now an established fact.

Thus, the scientific community is 100 percent certain that humans are currently influencing the climate. Note that this statement applies only to warming since the middle of the last century, because it is only after that time that observations of the Earth system are sufficiently numerous and reliable to be able to reach this conclusion. That does not mean that humans had no influence on the climate before then – in fact, it is almost certain that we did – but rather it reflects the fact that we do not have good enough observations prior to the mid-twentieth century to prove it with enough confidence to call it a "fact."

Saying that humans have had an influence does not tell you how big the influence is. With that in mind, we can also conclude:

> It is extremely likely that human influence is the main driver of the observed warming.

Using the terminology of the IPCC, *extremely likely* denotes a confidence of 95 percent. So while human influence on the climate system is 100 percent certain ("a fact"), we are 95 percent certain that humans are the main driver – meaning responsible for more than half of the observed warming.

This is still not a terribly precise statement. It only says that we can be very confident that humans are the dominant driver of the warming. However, we can also say:

> Humans are likely responsible for 100% of the observed warming since the mid-19th century.

This means that our best estimate is that humans are responsible for all (or nearly so) of the observed warming since the industrial revolution. However, our confidence in this statement is lower – in the IPCC's parlance, *likely* means about a 66 percent change the statement is true. To summarize, the scientific community has concluded: (1) it is *certain* humans are influencing the climate, (2) it is *extremely likely* that humans are the dominant cause of the warming since the industrial revolution, and (3) it is *likely* that humans are responsible for all (or nearly all) of the warming.

7.8   Chapter Summary

- To determine a cause for the present-day warming, we examine all of the natural processes that are capable of changing our climate. Plate tectonics and orbital variations can be decisively rejected as explanations for the present-day warming because they are too slow.

Variations in the solar constant can be decisively rejected because we have measurements since the late 1970s and these do not show the Sun getting brighter.

- Unforced variability, such as El Niño cycles, cannot be definitively eliminated as a significant cause of long-term warming. However, there is no theory of how unforced variability could reproduce all of the changes we are observing in the climate system, nor does the climate record prior to industrial human activity show historical evidence of such changes, nor do computer simulations of the climate reproduce them. Given that, the scientific community has concluded this is an unlikely explanation for modern warming.
- There is abundant evidence that the increase in greenhouse gases, which is due primarily to human activities (Chapter 5), can explain the present-day warming. There is strong theoretical evidence that greenhouse gases warm the planet, including the simple arguments detailed in Chapter 4. And sophisticated calculations by climate models are only capable of reproducing the recent warming if the increase in greenhouse gases is included. There is also strong observational evidence that carbon dioxide has played a key role in our climate over the past billion years.
- On the basis of this evidence, the scientific community has concluded that: (1) it is *certain* humans are influencing the climate, (2) it is *extremely likely* (95 percent confidence) that humans are the dominant cause of the warming since the industrial revolution, and (3) it is *likely* (66 percent confidence) that humans are responsible for all (or nearly all) of the warming.

See www.andrewdessler.com/chapter7 for additional resources for this chapter.

TERMS

Eccentricity
Fingerprints
Forced variability
Milankovitch cycles
Obliquity
Outlier
Plate tectonics
Unforced variability

PROBLEMS

1. (a) List all of the physical processes that can alter the climate.
   (b) For all processes in part (a) except greenhouse gases, explain why they are unlikely to be the cause of the warming over the past few decades.
   (c) List the evidence that greenhouse gases are responsible for the recent warming.

2. In this chapter, we reached three different conclusions about the attribution of recent warming to humans. The three different statements had different levels of uncertainty. What are the statements, and how certain is each one?

3. Why are feedbacks (e.g., increases in water vapor) not discussed as potential causes of climate change?

4. Explain the physical mechanism for the occurrence of ice ages. Make sure you explain the role of carbon dioxide and its timing with respect to the temperature change.

5. Critique this statement: "It is clear that it was warmer around 1000 AD, during the Medieval Warm Period, than it is today. Therefore, humans cannot be causing today's warming." Assume that the claim that the Medieval Warm Period was warmer than today is correct (it probably isn't). Is the logic of this argument correct? Why or why not?

6. What are the three ways that the Earth's orbit varies? How does each variation affect the climate?

7. Explain how the Paleocene–Eocene Thermal Maximum provides support for the claim that today's warming is caused by humans.

8. How does plate tectonics affect our climate?

8 Predictions of Future Climate Change

In Chapter 6, we discussed the concept of radiative forcing, which is an imposed change in planetary energy balance. In response, the planet's temperature adjusts so as to restore energy balance, with the climate sensitivity (Section 6.3) determining how much warming is required. Thus, predictions of future climate require predictions of how radiative forcing will evolve in the future combined with an estimate of the Earth's climate sensitivity.

Predicting future radiative forcing basically comes down to predicting how much greenhouse gas and aerosol will be emitted into the atmosphere each year from human activities. Such projections, known as *emissions scenarios*, therefore form the backbone of our predictions of climate change. In this chapter, I describe how they are constructed and what they tell us about our future climate.

8.1 The Factors That Control Emissions

At its simplest, the amount of greenhouse gas released by a society is determined by the total amount of goods and services consumed by that society. This is true because the production of any good or service – be it a car, an iPhone, a university lecture, a cheeseburger, or an hour of tax consulting – requires energy. And energy today is mostly derived from the combustion of fossil fuels, which leads to the release of carbon dioxide to our atmosphere. The emissions of other greenhouse gases and aerosols also generally scale with the amount of consumption, although the causal linkages may not be as direct.

The total value of goods and services produced by an economy is known as the *gross domestic product,* abbreviated GDP. Thus, total emissions by a society are basically set by that society's GDP. If the GDP doubles, then we expect emissions to roughly double. This strong link between GDP and emissions can be seen during recessions. During the economic downturn of the late 2000s, global carbon emissions posted their biggest drop in more than 40 years as the global recession froze economic activity and slashed energy use around the world. As I write this in late 2020, during the coronavirus pandemic, we are experiencing another drop in emissions due to lower consumption of goods and services caused by people staying home.

Rather than consider GDP as a whole, it is useful to break it into the product of two factors: population and affluence. It should be obvious that GDP scales with population. Every person in a society consumes goods and services, so if the population doubles (and everything else remains the same), then total GDP will also double. Emissions will therefore be proportional to population.

In addition to the number of people, how rich each person is also matters because, as people get richer, they consume more. To illustrate the effect of affluence on GDP and emissions, consider three families. The first is a family of four who live as subsistence farmers in sub-Saharan Africa. This family lives in a small one-room house without electricity or running water. They do not own a car and are too poor to buy anything but the bare necessities of life. They farm by hand or with a draft animal. Because the members of this family are so poor and consume so little, they are responsible for little greenhouse-gas emissions.

Now consider a family of four near the bottom of the economic ladder in the United States. They live in an apartment and they own one car. Their apartment is not air-conditioned; they own a television and one or two heavy-duty electrical appliances, such as an oven. Compared with the subsistence farming family in Africa, this family is far richer and consumes far more, and is therefore responsible for more greenhouse-gas emissions.

But their emissions are far below an upper-class family of four in the United States. This family lives in a 4,000 square foot single-family house and owns three cars (for the husband, wife, and a teenage child). The house is air-conditioned and has televisions in almost every room, several computers, VCRs, game consoles, and a rich assortment of electrical appliances. The family flies to several vacation destinations every year. Because of the significant consumption allowed by their affluence, this family is responsible for more emissions than the poorer US family and many, many times the emissions of the subsistence farming family.

This wealth effect leads to enormous disparities in emissions per person. In the United States, emissions were 16.2 tonnes of carbon dioxide per person in 2017.[1] Emissions in China are 6.9 tonnes per person – about 45 percent of US per capita emissions. However, China's population is so large that they nevertheless lead the world in total carbon emissions. Emissions in Nigeria are 0.6 tonnes per person – about one-thirtieth of the United States – reflecting that country's poverty.

Aside 8.1: Units of carbon dioxide emissions

In our discussions of the carbon cycle in Chapter 5, we used gigatonnes of carbon (GtC) as our unit. As we discussed at the time, this unit counts just the mass of the carbon in the carbon dioxide molecule. This is done because the carbon atom is incorporated in different molecules in the different reservoirs: it might be in a carbohydrate molecule when stored in the land biosphere or in a carbonate when stored in the ocean, or a carbon dioxide molecule when stored in the atmosphere. It therefore makes the most sense to consider just the mass of carbon as carbon flows around the reservoirs.

When quantifying emissions of carbon dioxide into the atmosphere, however, the convention is to count the mass of both the carbon atom *and* the oxygen atoms. A carbon atom has an

---

[1] From https://ourworldindata.org/per-capita-co2, retrieved October 16, 2020.

Aside 8.1: (cont.)

atomic weight of 12, while a molecule of carbon dioxide has a molecular weight of 44. Thus, 1 Gt of carbon (GtC) is equal to $44/12 = 3.67$ Gt of CO_2 (GtCO$_2$) (remembering that a Gt is a gigatonne, which is a billion tonnes). The difference in these values is the mass of the oxygen atoms.

This means that emissions of carbon dioxide to the atmosphere from human activities, expressed in Chapter 5 as 11 GtC per year, would be expressed in this chapter as 40 GtCO$_2$ per year. In the rest of this chapter, we'll use GtCO$_2$ as our standard unit for emissions in order to be consistent with the convention of the scientific community.

We need a third factor to convert a level of total consumption, expressed in dollars, to greenhouse-gas emissions. This last factor relates how much greenhouse gas is emitted for every dollar of consumption; it is known as the *greenhouse-gas intensity*. Putting these all together, we can now relate emissions to the factors that control it in a simple equation:

$$I = P \times A \times T \tag{8.1}$$

Here I represents the total emissions of greenhouse gases into the atmosphere (these emissions then cause climate impacts, which is why emissions are represented by the letter I); P is the population, A is the affluence, and T is the greenhouse-gas intensity. The decomposition of emissions into these factors is often referred to as the *IPAT relation* or the Kaya Identity.

The greenhouse-gas intensity term T can be usefully broken down as the product of two terms:

$$T = \text{EI} \times \text{CI} \tag{8.2}$$

EI stands for *energy intensity* – the number of joules of energy it takes to generate one dollar of goods and services. The EI of an economy is primarily determined by two factors. First is the mix of economic activities that make up the economy. For example, it takes much more energy for a steel mill to produce one dollar's worth of steel than for a university to produce one dollar's worth of teaching. The steel mill must run blast furnaces and other heavy equipment, whereas the university only requires lighting, air-conditioning, computers, and the like. More generally, industrial manufacturing has a higher energy intensity than white-collar service-oriented activities. The more industrial manufacturing an economy has, the higher its energy intensity.

The second factor in determining the energy intensity of an economy is the efficiency with which the economy uses energy. For any economic activity, there are usually several technologies to accomplish it. For lighting, for example, there is the old-fashioned incandescent light bulb (the kind with the filament) or the LED light bulb. As described in Chapter 3, incandescent light bulbs are dreadfully inefficient, requiring 60 W of power to produce the same light as a LED light bulb drawing 10 W. Both light-bulb technologies can light a room, but they consume vastly different amounts of energy doing it. The trade-off is that better technology is often more expensive. As a result, it takes a certain level of wealth to make an upfront investment in energy-efficient technology that will pay for itself over time. Because of this, the efficiency with which different countries utilize energy can vary greatly.

CI in Equation 8.2 stands for *carbon intensity* – the amount of greenhouse gas emitted per joule of energy generated – which reflects the mix of technologies used to generate energy, i.e., whether the economy uses fossil fuels (coal, oil, gas) or low-emission technologies (nuclear, wind, solar, etc.). Among fossil fuels, combustion of natural gas (methane or CH_4) produces the least carbon dioxide per joule of energy generated. Thus, it has the lowest carbon intensity, which is one of the reasons it is often considered to be the "greenest" of the fossil fuels. Oil produces more carbon dioxide per joule than methane, so it has a higher carbon intensity. The most carbon-intensive fossil fuel is coal – it produces roughly twice as much carbon dioxide per joule as methane – which explains why many people who are concerned with our climate are opposed to the construction of new coal-fired power plants. Energy sources that produce no carbon dioxide, and therefore have a CI of zero, include hydroelectric, nuclear, wind, and solar energy sources.

For a country such as France, which generates most of its electricity from nuclear energy, the carbon intensity will be smaller than for a country such as China or the United States, which both rely heavily on fossil fuels for electricity.

Aside 8.2: Check the units!

One of the most powerful ways to check your work is to make sure that the units in a problem work out. We do this now to close the loop on our understanding of the factors that regulate carbon emissions.

Population is obviously the number of people. Affluence is dollars of GDP per person. The product of population and affluence is therefore GDP, which has units of dollars:

$$\text{Number of people} \times \frac{\$GDP}{\text{person}} = \$GDP$$

Energy intensity has units of joules per dollar, and carbon intensity has units of carbon dioxide emitted per joule. Greenhouse-gas intensity is the product of energy intensity and carbon intensity, and therefore it has units of carbon dioxide emitted per dollar:

$$\frac{J}{\$GDP} \times \frac{CO_2}{J} = \frac{CO_2}{\$GDP}$$

Finally, the product of population, affluence, and technology has units of carbon dioxide emitted:

$$\text{Number of people} \times \frac{\$GDP}{\text{person}} \times \frac{CO_2}{\$GDP} = CO_2$$

8.2   How These Factors Have Changed in the Past

In the last section, emissions of carbon dioxide were deconstructed into the controlling terms: population, affluence, energy intensity, and carbon intensity. Let us look at how these terms have changed over the past few decades and how they might change in the future.

Population: Population has been rapidly increasing for most of human history. Global population reached 1 billion in 1804. The 2-billion-people mark was reached 123 years later, in 1927, and the 3-billion-people mark was reached 33 years later, in 1960. Since then, world population has been increasing by 1 billion people every 12 to 13 years, reaching 6 billion in 1999 and 7 billion in 2011. In mid-2020, when I wrote this, the population was 7.8 billion, and Figure 8.1a shows that this is 2.5 times the value in 1960. Today, world population is increasing by roughly 200,000 people per day, a population growth rate of approximately 1 percent/year. Most of this growth is occurring in the developing world, where fertility rates remain high.

Affluence: Figure 8.1a shows that affluence, measured as GDP per person, also more than doubled since 1960. This reflects my own personal experience. My teenage kids have far more material possessions (computers, TVs, cell phones) than I did as a child, and I had far more than my parents did. My parents, in turn, were far richer than my grandparents.

Energy intensity: The first part of the technology term, the energy intensity term, has markedly decreased over the past half century as our society has developed more efficient ways to use energy (Figure 8.1b). Some of this increasing efficiency has been driven by market forces: Because energy costs money, a more energy-efficient piece of equipment or process will reduce costs, which consumers want. As a result, just about everything you buy today is more energy-efficient than the comparable version of a few decades ago.

Much of this increase in efficiency is incremental, meaning that each new generation of a particular piece of equipment uses slightly less energy than the previous version. Sometimes, however, there is a revolution in technology that greatly reduces energy consumption. A good example is the revolution in lighting technology we are now experiencing. As the world switches from incandescent bulbs to LED lighting, the amount of energy being consumed by lighting will experience a substantial one-time drop.

Changes in the mix of goods and services produced by the world's economy has also led to decreases in energy intensity. Over the past century, the fraction of the world economy based on energy-intensive heavy industry and manufacturing has declined, while the fraction based on services has increased.

Carbon intensity: Figure 8.1b shows that carbon intensity, the amount of carbon dioxide released per joule of energy generated, decreased from 1960 to about 2000 as the world shifted from dirty energy, like coal, to cleaner energy sources, like natural gas. In the 2000s, coal staged a resurgence as China built out their coal fleet to support their rapid economic growth. In the 2010s, however, cheap natural gas from the development of new drilling techniques, in particular hydraulic fracturing (more commonly known as fracking) flooded

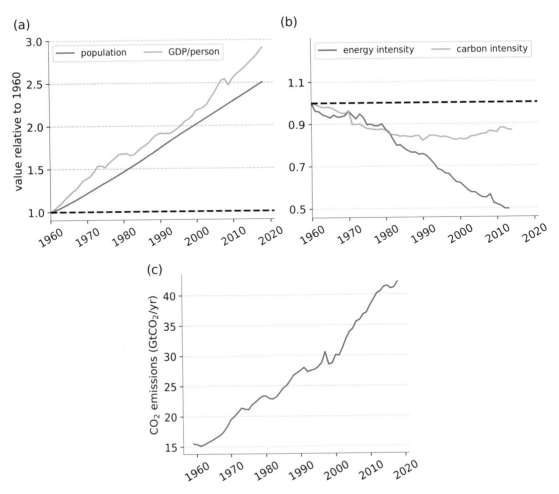

Figure 8.1 (a) Population and affluence ($/person) values, relative to values in 1960. (b) Carbon intensity (CO_2/J) and energy intensity (J/$), also relative to 1960. (c) Total emissions of carbon dioxide, in $GtCO_2$ per year. Data for population, GDP per person, and carbon intensity come from the World Bank, downloaded from https://data.worldbank.org/, retrieved June 12, 2020. Energy intensity is calculated from estimates of energy consumed and GDP downloaded from De Stercke, 2014, accessed via http://tntcat.iiasa.ac.at/PFUDB, retrieved June 13, 2020. Emissions data are described by Friedlingstein et al. (2019) and were downloaded from www.icos-cp.eu/global-carbon-budget-2019, retrieved June 9, 2020.

the energy market and began displacing coal, thereby reversing the trend towards increasing carbon intensity.

Combining the changes in these terms gives us the overall change in emissions. Over the past few decades, population (*P*) and affluence (*A*) have increased faster than energy intensity (EI) and carbon intensity (CI) have declined. This has led to an overall increase in emissions of nearly a factor of 3 between 1960 and 2018 (Figure 8.1c).

8.3   Emissions Scenarios

We can talk about the past all day, but the climate problem is really about the future. If our ultimate goal is to predict the future climate, we first need estimates of how much greenhouse gas human society will emit. That, in turn, requires predictions of the factors that control greenhouse-gas emissions — population, affluence, and technology.

8.3.1   Factors That Drive Emissions

But, as the old saying goes, "It's hard to make predictions – especially about the future."[2] For example, predicting future population trends requires predictions of a range of factors from the rate of poverty to the evolution of religious and social views on birth control, the rate of education of women in high-fertility regions, available healthcare in these regions, and so on.

Because of this, the community of experts does not make a single prediction of the future. Rather, they have developed a set of alternative pathways that they believe span the range of different futures the world may experience over the next century or two. These are based on five different narratives of the future, which are referred to as *Shared Socioeconomic Pathways*, usually abbreviated SSPs:[3]

SSP1: Sustainability. *The world shifts gradually, but pervasively, toward a more environmentally friendly path. The world becomes a more equal place, with economic growth in poor countries causing them to close the wealth gap with the rich world. Population growth is slow, peaking in mid-century, and the world shifts towards renewable energy.*

SSP2: Middle of the road. *The world follows a path in which social, economic, and technological trends are similar to historical patterns.*

SSP3: Regional rivalry. *The rich get richer, but the poor do not, leading to increasing conflict between regions. Nationalism is ascendant. Population growth is low in rich countries, but high in poorer ones. Consumption is resource-intensive and technological development is slow, leading to a reliance on high-carbon-intensity fuels like coal.*

SSP4: Inequality. *Like SSP3, the world is a divided place, but this scenario features more rapid technological development and deployment of energy technologies with low carbon intensities.*

SSP5: Fossil fueled development. *This world is similar to the optimistic SSP1 world, but it is powered by fossil fuels rather than SSP1's shift towards more sustainable energy. There is an emphasis on economic growth rather than sustainability.*

For each of these narratives, scientists can make predictions of population, affluence, and technology. Population (Figure 8.2a) peaks in mid-century in all SSPs except SSP3. Affluence

---

[2] This statement has been attributed to various people, including Niels Bohr and Yogi Berra.
[3] These are adapted from Riahi et al. (2017).

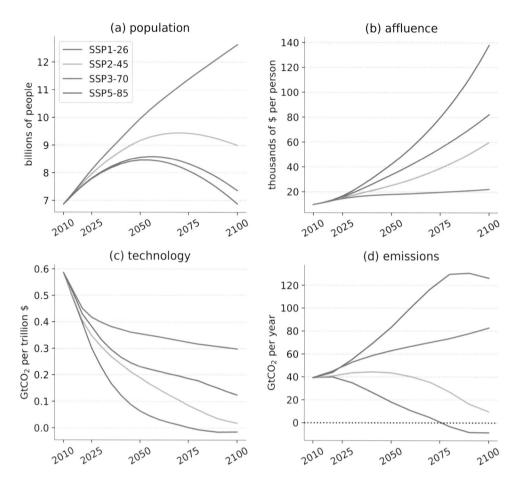

Figure 8.2 (a) Population (in billions), (b) affluence, (dollars of GDP per person), (c) technology term (GtCO$_2$ per trillion dollars of GDP), and (d) emissions of carbon dioxide (GtCO$_2$ per year). Data in panels a–c from Riahi et al. (2017), panel d from Rogelj et al. (2018) and Gidden et al. (2019), all downloaded from https://tntcat.iiasa.ac.at/SspDb, accessed July 4, 2020.

(Figure 8.2b) increases in all pathways, although there is considerable spread between them. SSP3 has the lowest affluence growth, about 1 percent per year, while SSP5 has the highest growth, about 3 percent per year. SSP1 also features strong growth, but it is lower than SSP5 because the SSP1 world is more focused on sustainability than consumption.

A key feature of these narratives is that they are internally consistent. For example, population growth is connected to affluence, with poor countries having higher fertility rates than rich ones. In extremely poor societies, children can be put to work at a young age and are therefore a source of income. This is generally not the case in rich countries, where children are a net drain on family resources for many years (trust me on that). In addition, high rates of childhood death in poor countries mean that parents must have many children to ensure that some of them survive into adulthood, while in richer countries with better health care, parents can reasonably expect their children to survive into adulthood. Women tend to get better educated in richer countries, which also leads to declining fertility rates as good-paying jobs become available to women as an alternative to child rearing. Because of this, the scenarios in which the world's poor become richer (SSP1 and SSP5) feature slower population growth than the scenarios in which poverty is maintained (SSP3).

The last thing needed to obtain emissions of greenhouse gases is to determine values for the technology term, which mainly reflect the technology used to produce energy (Figure 8.2c). The units for this term are emissions per dollar, with lower values reflecting more climate-safe energy being used. In all scenarios, this term declines over time as the world relies more and more on climate-safe energy. But the rate of adoption varies significantly between the scenarios. Because the development and deployment of new climate-safe technology take money, such development and deployment are slowest in the low-affluence SSP3 world and fastest in the much richer SSP1 world. But wealth is not the only determinant. The SSP5 world is also a rich, high-growth world, but it is one that nevertheless relies predominantly on fossil fuels, so it has a larger value for this term than the SSP1 world.

8.3.2 Emissions

Given estimates of population, affluence, and technology, we can estimate emissions (Figure 8.2d) . The highest emissions scenario is the SSP5, which features both high growth and a reliance on fossil fuels. In that world, 2100 emissions are 126 $GtCO_2$ per year, about 3 times today's emissions. The SSP3 world is actually a dirtier world, more reliant on fossil fuels. But that world is poorer than SSP5, so total emissions end up being lower. Despite that, SSP3 emissions in 2100 are more than double emissions in the late 2010s.

SSP3 and SSP5 are worlds where it is assumed that no efforts to address climate change are made beyond what the world has already done. SSP1 and SSP2 represent worlds where more strenuous efforts are made to reduce emissions. In SSP2, emissions peak around 2050 and decline thereafter. In SSP1, emissions are peaking around today and decline throughout the rest of the century. In fact, SSP1's emissions go negative around 2075, meaning that humans are pulling more carbon out of the atmosphere than they are releasing. We will discuss these negative emissions and what they mean for climate policy later in the book.

8.3.3 Atmospheric Abundance and Radiative Forcing

Given an emissions scenario, the atmospheric concentrations of carbon dioxide can be calculated by feeding those emissions into a carbon-cycle model. The carbon-cycle model calculates how much atmospheric carbon dioxide is removed by the carbon cycle and how much remains in the atmosphere (this was discussed in detail in Chapter 5).

Figure 8.3a shows atmospheric carbon dioxide abundances over the twenty-first century. As can clearly be seen, the different scenarios correspond to very different atmospheric abundances of carbon dioxide. Given these atmospheric abundances,

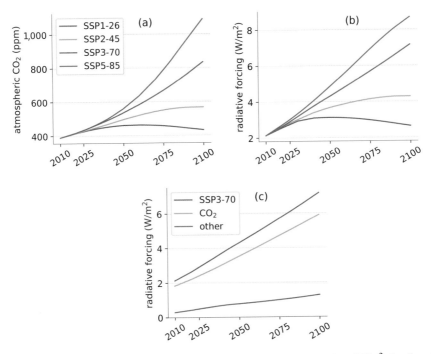

Figure 8.3 (a) Atmospheric carbon dioxide (ppm) and (b) radiative forcing (W/m^2) for four key emissions scenarios, (c) radiative forcing (W/m^2) in the SSP3–70 scenario from all constituents, from just carbon dioxide, and from everything else. This figure is based on the SSP data of Riahi et al. (2017), downloaded from the IIASA Energy Program at https://tntcat.iiasa.ac.at/SspDb, accessed July 4, 2020.

along with abundances of other greenhouse gases and aerosols, the radiative forcing can then be calculated. Figure 8.3b shows the radiative forcing predicted for each scenario over this century.

Aside 8.3: How are SSPs named?

Up above, I laid out the storylines for five SSPs, numbered SSP1 through SSP5. But in the figures, the pathways have two-digit numbers appended to them (e.g., SSP1–26). What does the "26" mean? It turns out that each SSP storyline is associated with a large number of possible futures, each with its own emissions profile and associated radiative forcing. There is a baseline scenario, meaning that it contains no climate policy (other than policies already adopted) as well as a number of other pathways that assume different policies to reduce emissions.

Thus, just specifying SSP1, for example, does not tell you which of the SSP1 emissions pathways I'm referring to. This problem is solved by adding the radiative forcing in 2100 to the SSP name. Thus, SSP1–26 is the emissions scenario that follows the SSP1 storyline and that has radiative forcing of 2.6 W/m^2 in 2100. This is just one of a number of SSP1 scenarios having radiative forcing in 2100 ranging from 1.9 W/m^2 to 5.0 W/m^2.

Aside 8.3: (cont.)

In this book, I refer to the most commonly used emissions scenario from each pathway: SSP1–26, SSP2–45, SSP3–70, and SSP5–85, which have radiative forcings in 2100 of 2.6, 4.5, 7.0, and 8.5 W/m², respectively. The SSP4 pathway is less frequently analyzed, and I won't analyze it further.

Emissions scenarios are updated every decade or so as our knowledge of how society may evolve over the coming century changes. Prior to the SSPs, the set of scenarios used were known as the Representative Concentration Pathways, abbreviated RCPs. The RCPs were estimates of atmospheric concentrations of greenhouse gases over time designed to give particular trajectories of radiative forcing. The key difference from the SSPs is that there are no economic and social drivers associated with the RCPs — they are simply concentration pathways that give particular values of radiative forcing.

There were four main RCP scenarios having radiative forcing values in 2100 of 2.6, 4.5, 6.0, and 8.5 W/m² (known as RCP2.6, RCP4.5, RCP6.0, and RCP8.5). The choice of the main SSPs mirrors these values, so the RCP2.6 scenario is comparable to the SSP1–26 scenario, and the RCP4.5 and RCP8.5 scenarios are comparable to the SSP2–45 and SSP5–85 scenarios.

Figure 8.3c shows radiative forcing from the SSP3–70 scenario, along with the radiative forcing broken down into the contribution from carbon dioxide and from everything else. The plot shows that, as we go into the future, carbon dioxide is responsible for most of the increase in radiative forcing. The reason for this is carbon dioxide's long lifetime in the atmosphere (discussed in Chapter 5) – once emitted, carbon dioxide stays in the atmosphere for centuries. So carbon dioxide accumulates in the atmosphere like water in a stopped-up sink, and the radiative forcing from it accumulates too. This explains why there is such a strong focus on carbon dioxide in policy debates over climate change.

8.4   Predictions of Future Climate

8.4.1   Over the Next Century

The estimates of atmospheric radiative forcing shown in Figure 8.3 can then be translated into projected climate change for each scenario. These are plotted in Figure 8.4, and they show that the set of emissions trajectories translates into a wide range of potential future climates. The large emissions associated with the SSP5–85 scenario lead to temperature increases of 5.5°C above the pre-industrial climate in 2100 (about 4.5°C above 2020 temperature), while the low emissions associated with the SSP1–26 scenario lead to temperature increases of 2°C above pre-industrial temperatures (about 1°C above 2020 temperature).

It is worth noting that, despite huge differences in emissions (Figure 8.2d), the scenarios predict relatively similar warming until they begin to diverge around 2040–2050. This occurs because the lifetime of carbon dioxide is so long that carbon dioxide is essentially just

Figure 8.4 Average of 17 computer simulations of global and annual average surface temperature anomaly under four emissions scenarios. Temperatures prior to 2014 are from model runs driven by historical forcing. Estimates are from the CMIP6 model archive, processed by N. Swart, downloaded from https://github.com/swartn/cmip6-gmst-anoms, on October 16, 2020.

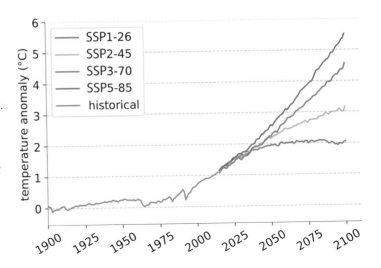

accumulating in the atmosphere. The amount presently in the atmosphere is large enough compared to annual emissions that it takes several decades for differences in the scenarios to translate into significant differences in the amount of carbon dioxide in the atmosphere. In 2045, for example, there is a factor of 3 difference between the highest and lowest emissions scenario, but atmospheric carbon dioxide differs by only 16 percent. The upshot is that the temperature trajectory over the next few decades has already been largely determined by emissions that have already occurred.

But Figure 8.4 also clearly shows that we do have significant control over the amount of warming experienced during the second half of the twenty-first century – there is nearly 4°C difference in temperature between the lowest (SSP1–26) and highest scenario (SSP5–85). Many of the people reading this book will live through the second half of the century, so you can look at Figure 8.4 as the range of possible futures you might experience. As we'll talk about in the next chapter, the differences in the impacts of climate change between these possible futures are *huge*.

Aside 8.4: Will the evolution of the climate over the twenty-first century look like the trajectories plotted in Figure 8.4?

If you look at Figure 2.2, you will see that, over the past 130 years, the climate has generally warmed, but it also shows significant year-to-year variability, which is caused by things such as El Niño cycles and volcanic eruptions. Such variability means that temperatures can decline for a few years, even as the climate is experiencing a long-term warming (this was shown in Figure 2.5).

This short-term variability is missing from the projections of the future in Figure 8.4. The reason is that what is plotted in that figure is an average of many computer simulations. Individual computer simulations also show year-to-year variability that is similar to that in the

Aside 8.4: (cont.)

observations. But in the individual simulations going into the average, the highs and lows caused by the short-term variability do not occur at the same time, so when you average many simulations together, as I have done in this figure, the short-term ups and downs tend to cancel out and you get a smooth increase in temperature throughout the century. In reality, short-term variability is going to be important, and we can expect the same kinds of ups and downs seen in the past 130 years to continue to occur in the future.

8.4.2 Climate Change Beyond 2100

Even though Figure 8.4 stops in year 2100, climate change does not stop at that date. In Chapter 5, we talked about the long lifetime of carbon dioxide in our atmosphere: Of carbon dioxide emitted into the atmosphere today, about 25 percent will still be in the atmosphere in several centuries (Figure 5.8), and it will take a hundred thousand years or so to remove all of the added carbon from the atmosphere. The impact of the long residence time of carbon dioxide in our atmosphere can be seen in Figure 8.5a, which shows atmospheric carbon dioxide over the next 1,000 years for emissions scenarios in which atmospheric carbon dioxide increases until it reaches 550, 850, and 1,200 ppm, at which point emissions decline instantly to zero.

After emissions cease, carbon dioxide declines slowly. Even by the year 3000, eight to nine centuries after carbon dioxide emissions ceased, atmospheric carbon dioxide in all scenarios remains well above pre-industrial values (280 ppm). This is simply a reflection of

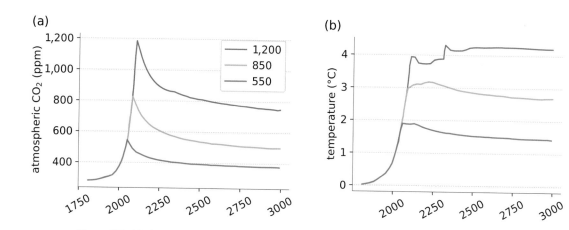

Figure 8.5 (a) Amount of carbon dioxide in the atmosphere as a function of time, for the next 1,000 years. Carbon dioxide emissions rise at 2 percent/year until it hits a peak abundance (550, 850, and 1,200 ppm); then emissions are decreased instantly to zero. (b) The temperature time series corresponding to each carbon dioxide time series. Adapted from Figure 1 of Solomon et al. (2009).

how long it takes for the carbon dioxide we're adding to the atmosphere to be removed by the carbon cycle.

The long-term evolution of temperatures associated with these carbon dioxide time series is shown in Figure 8.5b. Much like carbon dioxide, the temperatures do not significantly decline over the next 1,000 years. This is a consequence of three factors. First, carbon dioxide remains elevated throughout the millennium, so it continues to trap heat for a very long time after emissions stop. Second, the ocean's large heat capacity means that the planet cools off very slowly. This is the flip side of the situation in which the warming lags the carbon dioxide increase – the cooling will lag any decrease in atmospheric carbon dioxide abundance. Third, slow feedbacks, such as the very slow destruction of the planet's big ice sheets, will also act to oppose any cooling.

The important point here is that emitting large amounts of carbon dioxide to the atmosphere this century commits the planet to elevated temperatures for thousands of years. Once the temperatures rise, reducing emissions will not bring the temperature back down quickly. We can therefore think of climate change as being irreversible over any time period that we conceivably care about. This also means that actions we take (or do not take) to curb emissions over the next few decades will essentially determine the climate for thousands of years. It is sobering indeed to realize that people of the year 3000, 4000, or 10 000 AD will be so affected by actions we take today.

8.5   Is the Climate Predictable?

One criticism of climate predictions goes something like this: "We cannot predict the weather next week, so why does anyone believe predictions of the climate in 100 years?" This may sound reasonable, because it is based on the correct observation that weather predictions are only accurate a week or so into the future. However, the argument is built on a fatal flaw – it makes the mistake of equating weather predictions with climate predictions. In fact, it *is* possible to predict the climate in 100 years even if weather is only predictable for a few days.

The root cause of this conundrum is that predicting the weather and predicting the climate are fundamentally different problems. A weather forecast is a prediction of the exact state of the atmosphere at an exact time: "At 8 AM tomorrow, the temperature in Washington, DC, will be 3°C, and it will be raining." If you get the time of an event wrong – for example, you predict rain for 8 AM but it does not rain until 6 PM – then you have blown the forecast. If you predict rain for the Washington, DC, area but the rain falls 50 km to the west in Northern Virginia, then you have blown the forecast. And if your temperature is off by a few degrees and snow falls instead of rain, and it completely snarls traffic on Interstate 495, then you have *really* blown the forecast.

A climate prediction, in contrast, does not require predicting the exact state of the atmosphere at any particular time; instead, it requires predicting the *statistics* of the weather over time periods of years. Thus, a climate prediction for the month of March for the years between 2080 and 2090 for a particular location might be as follows: average monthly temperature of 12°C, with an average high of 16°C and an average low of 5°C; monthly average precipitation of 6.0 cm; and so on.

Being unable to predict the exact state of a complex system (e.g., the weather) does not preclude the ability to predict the statistics of the system (e.g., the climate). As an analogy, consider that it is virtually impossible to predict the outcome of a single flip of a coin. However, the statistics of coin flips are well known: If you flip a coin 10,000 times, I can tell you that you will get between 4,918 and 5,082 heads (90% confidence interval). In other words, the inability to accurately predict any single coin flip does not preclude the ability to accurately predict the long-term statistics of the coin.

To make this point more concretely, answer the following question: "Is it going to be hotter in Texas next January or next August?" If you know Texas weather, you can predict with 100 percent certainty that August is the hotter month, and you can make this prediction months, years, or decades in advance. Think about that for a minute: You just made a climate prediction that is valid years in advance – far beyond the ability to predict weather.

More technically, weather forecasts belong to a class of problems known as initial value problems. This means that, to make a good prediction of the future state of the system, you must know the state of the system now. If you have a marble rolling down a slope, and you want to predict where it will be in one second, you need to know where it is now to make that prediction. Similarly, to make a good weather forecast for tomorrow, you have to accurately know the state of the atmosphere today. The state of today's atmosphere is then input into a forecast model, which turns out a prediction of tomorrow's atmosphere. However, small errors in our knowledge of today's atmosphere grow exponentially, so that a forecast more than a week or so in the future is dominated by the errors in our knowledge of today's atmosphere. That is what sets the range of weather forecasts.

Climate forecasts are a class of problems known as boundary value problems. This type of problem does not require knowledge of today's atmospheric state but rather requires a knowledge of the radiative forcing of the climate. This is why, for example, we can predict with 100 percent certainty that August in Texas will be on average hotter than January in Texas. We know this because we know that more sunlight falls on Texas and the rest of the northern hemisphere during summer, leading to higher temperatures.

Increases in greenhouse gases also increase the heating of the surface, although by infrared radiation rather than visible. Thus, we can have confidence that, if we add greenhouse gas to the atmosphere, the increase in surface heating will warm the planet – just as we can predict that summer will be hotter than winter.

One should not take this to mean that predicting the climate is an easier problem than predicting the weather, only that they are different problems. Some aspects of the climate problem are, in fact, harder than the weather problem. For example, because weather forecasts cover only a few days, weather models can assume that the world's oceans and ice fields do not change. Climate models, however, cannot make this assumption, because both the world's oceans and its ice fields can significantly change over a century. Climate models must therefore predict changes in these and other factors in order to accurately predict the evolution of the climate system over a century.

8.6   Chapter Summary

- Projections of future climate require projections of future emissions of greenhouse gases from human activities. Such projections are known as emissions scenarios.
- The factors that control emissions are population (P), affluence (A), and greenhouse-gas intensity (T). This is expressed by what is known as the IPAT relation: $I = P \times A \times T$, where I is carbon dioxide emissions. Affluence has units of dollars of economic output per person, and greenhouse-gas intensity has units of carbon dioxide emitted per dollar of economic output.
- Greenhouse-gas intensity is the product of energy intensity and carbon intensity. Energy intensity reflects the efficiency with which the society uses energy as well as the mix of economic activities in the society, with units of joules of energy consumed per dollar of economic output. The carbon intensity reflects the technologies the society uses to generate energy, and it has units of carbon dioxide emitted per joule of energy produced.
- Because predictions of the future are so uncertain, scientists have constructed a set of plausible, alternative scenarios of how the world might evolve. Taken as a group, these Shared Socioeconomic Pathways (referred to as SSPs) span the likely range of the future evolution of the world's society. Emissions scenarios have been estimated for each pathway.
- Putting these emissions scenarios into a climate model yields predictions of warming in 2100 of 2.0°C to 5.5°C above pre-industrial temperatures (1°C to 4.5°C above temperatures in the 2010s). Except in the most optimistic scenario, future warming will be much larger than the warming of ~1°C that the Earth has experienced prior to 2020.
- Climate change does not stop in year 2100. Carbon dioxide stays in the atmosphere for centuries after it is emitted, so large emissions of carbon dioxide this century will cause the Earth's temperatures to remain elevated for thousands of years. This means that the decisions we make in the *next few decades* will determine the climate for the next few millennia.
- Even though weather is not predictable beyond a few days, we can nevertheless make climate predictions decades in advance. A climate prediction is a prediction of the statistics of the system. For many complex systems, predicting the statistics is possible even in situations where predicting the specific state of the system is not.

See www.andrewdessler.com/chapter8 for additional resources for this chapter.

TERMS

Carbon intensity
Emissions scenario
Energy intensity
Greenhouse-gas intensity

Gross domestic product (GDP)
IPAT relation
Shared socioeconomic pathways

PROBLEMS

1. (a) Someone asks you about how much the climate will warm over the next 100 years. How do you answer?
   (b) What determines whether we are at the bottom end of the range or the top end of the predicted range?
2. (a) Define each term in the IPAT identity.
   (b) What are the units of each term? Show how the units cancel so that the I term has units of emissions of greenhouse gases.
3. (a) The T term can be broken into two terms. What are these two terms, and what are their units?
   (b) If we switch from fossil fuels to solar energy, which of the terms changes, and does this term increase or decrease?
   (c) If we convert from traditional incandescent lighting to LED lights, which of the terms changes, and does this term increase or decrease?
   (d) If we switch from natural gas to coal, which of the terms changes, and does this term increase or decrease?
4. Consider this argument: "We cannot predict the weather in a week, so there is no way we can believe a climate forecast in 100 years." Is this argument right or wrong? Explain your answer.
5. If we emit significant amounts of carbon dioxide this century, how long will the planet remain warm?
6. Assume population grows at 2 percent per year and affluence grows at 3 percent per year.
   (a) How fast does the technology term have to decrease (in percent per year) so that total emissions do not change?
   (b) How fast does the technology term have to decrease (in percent per year) to reduce emissions by 20 percent in 20 years?
7. Explain how your level of wealth impacts how much emission of carbon dioxide you are responsible for. Where do you think you fall in the spectrum of people on the Earth today? Are you a high-emissions person or a low-emissions person? What could you do to reduce your emissions?
8. In 2002, the Bush Administration set a goal of reducing greenhouse-gas intensity by 18 percent by year 2012. Estimate the historical rate of decline of greenhouse-gas intensity between 1960 and 2000 and determine whether the Bush goal was ambitious or not. Did it represent a real effort to address climate change?

9 Impacts of Climate Change

Before the summer of 2010:

> Russia is a northern country and if temperatures get warmer, it's not that bad. We could spend less on warm coats. – Vladimir Putin, President of Russia[1]

After the summer of 2010:

> Practically everything is burning. The weather is anomalously hot... What's happening with the planet's climate right now needs to be a wake-up call to all of us, meaning all heads of state, all heads of social organizations, in order to take a more energetic approach to countering the global changes to the climate. – Dmitri Medvedev, President of Russia[2]

You might have wondered as you read the first eight chapters, "OK, the climate is changing because of human activities. Why should I care?" In fact, warmer temperatures might sound good – you might associate them with fun things like vacations at the beach or summer cookouts. But reality is quite different. We rely in important ways on the stability of the climate for things such as food and fresh water.

Most people do not notice this reliance because it has been obscured by two centuries of scientific, technological, and economic advancements. Nevertheless, it is there. And every once in a while, Mother Nature reminds us of the impact of climate on our lives. Whether it's the Russian heat wave of the summer of 2010, forest fires in California or Australia in the late 2010s, or Hurricane Harvey's impact on Texas in 2017, we are learning the hard way that warmer temperatures do not mean tank tops and grilled hot dogs but instead mean economic devastation and suffering.

In this chapter, I cover the impacts of a changing climate. As you will see, the worst-case scenarios are very bad. You may well live through most of the century and, if you don't, your kids and grandkids surely will. So, make no mistake, you have skin in the game.

9.1 Why Should You Care about Climate Change?

In Chapter 8, we saw that if the world does nothing to address climate change, we can expect global average temperatures to increase by a few degrees Celsius during the twenty-first

---

[1] Quoted in "Nyet to Kyoto, Blow for Campaign as Putin Jokes about Global Warming," *The Mirror*, September 30, 2003, p. 4.

[2] Quoted in "Will Russia's Heat Wave End Its Global-Warming Doubts?" *Time Magazine*, August 2, 2010.

century. This may not seem like much warming to you. After all, in many places, the hottest summer days are 50°C warmer than the coldest winter days, and daytimes can be 25°C warmer than the following night. And one day can be several tens of degrees Celsius warmer or cooler than the next. None of those temperature changes are catastrophic, so a change in the global average of a few degrees may sound insignificant.

In this case, however, your intuition is wrong. Although the temperature in any single place can vary considerably by season, by day, and even within a day, the variations tend to cancel when averaged over the entire globe. When you are experiencing the warmth of daytime, someone on the other side of the globe is experiencing the coolness of night. When it is summer where you live, it is winter in the other hemisphere. Heat waves in one location are generally canceled by a cold spell somewhere else.

In other words, the large temperature variations in your locale are nearly completely canceled by opposite variations somewhere else on the Earth. Because of this cancellation, the global average temperature of the Earth is very stable. We saw this in Figure 2.2, which shows year-to-year global average temperature variations of just a few tenths of a degree.

Moreover, seemingly small changes in global average temperature are associated with significant shifts in the Earth's climate. For example, the global annual average temperature during the last ice age was about 6°C colder than that of our present climate. At that time, the Earth was basically a different planet. Glaciers covered much of North America and Europe, leading to a very different distribution of ecosystems, and because so much water was tied up in glaciers, sea level was approximately 100 m (330 ft) lower than it is today.

Thus, warming of a few degrees will remake the planet that we live on. Furthermore, it is not just the size of the warming but the rate of warming that is of concern. It took about 10,000 years for the planet to warm 6°C and emerge from the last ice age, an average rate of 0.06°C per century. The rate of warming predicted for the twenty-first century is a few degrees per century – about 50 times faster. Rate matters because the faster the warming occurs, the less time people and natural ecosystems have to adapt to the changes. If the sea level rises 1 m in 1,000 years, it seems likely that we could adapt gracefully to that change. But a 1-m increase in sea level in a century would be much harder to adjust to, and a 1-m increase in a decade would be a disaster, displacing millions of people and destroying trillions of dollars of infrastructure.

Another argument often made is that a warming of a few degrees should not cause concern because the Earth has gone through such warmings and coolings many times during its 4-billion-year history. This is undoubtedly true, as was discussed in Section 2.3. However, modern human society, with a population of billions, metropolitan areas with tens of millions of people, and reliance on industrial farming and large-scale built infrastructure, is only a century or so old. Over this time, the Earth's climate has been stable, warming by less than 1°C. Human society as we know it has never had to face several degrees of warming in a century, and therefore history provides no reason for us to think adjusting to projected warming will be easy.

Finally, you might be asking, "How do I know that a warmer climate will not be better?" The reason it will not be is because both human society and natural ecosystems have adapted to our present climate. If the climate changes, then we will be less well adapted to our environment. As an analogy, imagine that you go to the tailor and get a suit fitted exactly to the shape of your body. At that point, no change in your body shape will improve the way the suit fits – for example, either gaining or losing weight will cause the suit to fit less well. In a similar fashion, any changes in the climate, either warmer or cooler, wetter or drier, etc., will result in negative outcomes for human society because of our adaptation to the present climate.

As an example of how we rely on the climate, many structures in Alaska are built on permafrost (ground that remains frozen year-round) with the implicit assumption that the ground will remain frozen. As long as that is true, the structures are stable. If the permafrost thaws, however, the ground softens and can shift, potentially destroying structures (e.g., houses, bridges, roads) built on it. Thus, building on permafrost is a classic example of relying on an unchanging climate. Unfortunately, given the warming in the Arctic over the last century, assuming permafrost remains frozen is turning out to be a bad bet.

Agriculture provides another example of adaptation to our present climate. We farm where the climate provides suitable growing-season temperature and precipitation. Around these farms we build essential infrastructure to support agriculture: grain silos, processing plants, tractor dealers, seed suppliers, and cities for all of these people to live. If the climate shifts, and the temperature and precipitation are no longer conducive to farming, all of these investments to support agriculture will no longer be useful. We may have to abandon them and rebuild the infrastructure in whatever region becomes conducive to farming.

Not every single change in every region will be negative. Reductions in extreme cold events will have benefits: less cold-weather mortality, fewer freezing events (which can destroy some crops). Plant growth may well be enhanced in some regions. But these positive effects are expected to be outweighed by the more pervasive negative effects.

The upshot of this discussion is that, when it comes to climate, *change is bad.*

9.2   Physical Impacts

In this section, I will go over a few ways that the physical climate system has been changing and will continue to change.

9.2.1   Temperature

Although the global average temperature is currently increasing and is certain to continue increasing from each decade to the next, warming is not uniform across the globe. Figure 9.1 shows the distribution of future warming under a low and a high emissions scenario. In a continuation of the observed patterns (Figure 2.3a), we see continents warm more than oceans and more warming in the northern hemisphere than in the southern.

We also see that, under both the low and high emissions scenarios, the temperatures in the 2040s are quite similar. As mentioned in the last chapter, this occurs because the lifetime of

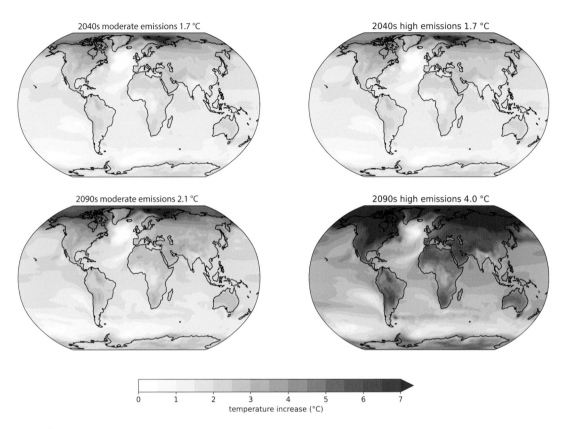

Figure 9.1 The distribution of annual-average warming in the 2040s (top row) and the 2090s (bottom row) for a moderate emissions scenario (RCP4.5, left column) and a high emissions scenario (RCP8.5, right column). Temperature increases are relative to the 1859–1880 average. These are averages of 19 members of an ensemble of climate model runs (Maher et al., 2019).

carbon dioxide is long, so carbon dioxide is essentially just accumulating in the atmosphere. As a result, it takes a while for differences between the emissions scenarios to lead to significant changes in the amount of carbon dioxide in the atmosphere. So even though emissions in the 2040s might be quite different between the low and high emissions scenarios, the amount of carbon dioxide in the atmosphere in the two scenarios is similar, and so therefore is the temperature. Thus, for the next few decades at least, our climate is already largely determined.

While we have limited ability to influence the climate over the next few decades, Figure 9.1 shows that actions we take will have an enormous impact on the climate in the 2090s. There is, of course, uncertainty in the exact magnitude of the warming, both from our understanding of the climate system and from uncertainty in the amount of greenhouse gases we dump into the atmosphere. In addition, unforced variability may distribute the warming in slightly different ways. But we can be confident that the general distribution of the warming will be in accord with these model predictions because they are based on simple physical principles.

Figure 9.1 shows average temperature change. However, many of the negative impacts of a warmer climate come from increased occurrence of extreme temperatures. For example, during the summer of 2003, a heat wave struck Europe in which the average summer temperature in Europe was 3°C above average. Despite this seemingly small amount of warming, this heat wave caused tens of thousands of excess deaths.

Figure 9.2 shows the distribution of daily minimum and maximum temperatures from a computer simulation of July for an area around San Antonio, Texas during two periods, 2015–2019 and 2090s. The simulation assumes a high emissions scenario in which the Earth warms 2.5°C between the 2015–2019 period and 2090s, about twice as much warming as we've already experienced since pre-industrial times. The average July warming in this location in the 2090s is 3.7°C (6.7°F), much larger than the global and annual average, consistent with larger warming over northern hemisphere land.

Figure 9.2 shows that the distribution of both minimum and maximum temperatures has shifted to warmer temperatures. This means that extreme warm temperatures will occur much more frequently. Of particular note, temperatures that never occurred in the 2015–2019 period will become commonplace in the future: The daily minimum in July in the 2015–2019 period never exceeded 29°C, whereas in the 2090s, the July daily minimum exceeds this value 39 percent of the time.

The daily maximum temperature in July never exceeded 39°C in the 2015–2019 period, while in the 2090s, the July daily maximum exceeds this 55 percent of the time. We already see this happening in the historical record, where temperatures that never occurred in past decades now occur regularly (e.g., Figure 1.1).

9.2.2   Precipitation

As greenhouse gases and surface temperature increase, there is an increase in the rate of evaporation at the surface. Because precipitation must balance evaporation, precipitation must therefore also increase. More quantitatively, total global precipitation is projected to increase by a few percent for every degree Celsius of global average warming.

However, the increase will not be distributed evenly. Predictions of the spatial pattern of changes in annual average precipitation rate in the 2090s are shown in Figure 9.3a. Scientists often refer to this pattern as "wet gets wetter, dry gets drier," meaning that regions that get a lot of rain today will tend to get more in the future, while places that are dry today will get drier in the future.

Figure 9.3b shows the average change in precipitation rate as a function of latitude. Precipitation increases at most latitudes, with the obvious exception being 30° in both hemispheres, a region that sees a clear decrease. This latitude is already dry – most of the world's major deserts are located around this latitude – so it is consistent with the dry getting drier. The comparison of different emissions scenarios in Figure 9.3b shows that these changes get larger as warming increases.

In addition to changes in the pattern of precipitation, more rainfall will fall in the heaviest downpours, which continues a trend observed over the last few decades. During a heavy

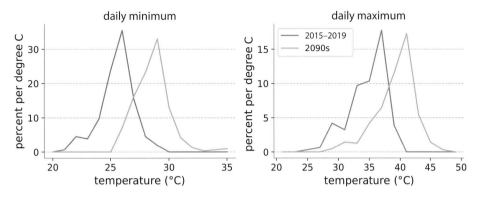

Figure 9.2 Frequency of occurrence of (left) daily minimum and (right) daily maximum temperatures in July for the region around San Antonio, Texas for two time periods: 2015–2019 (blue) and 2090–2099 (orange). Data from a computer simulation by the GFDL-ESM4 model driven by the SSP3–70 scenario. Data were downloaded from the CMIP6 archive (https://esgf-node .llnl.gov/search/cmip6/, accessed July 30, 2020).

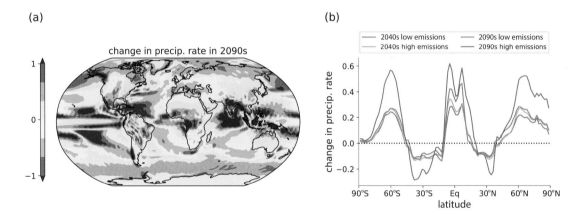

Figure 9.3 (a) Change in annual mean precipitation rate (mm/day) in the 2090s relative to the 1859–1880 period predicted by a climate model driven by a high emissions scenario (RCP8.5). (b) Change in precipitation rate as a function of latitude in the 2040s and 2090s under a moderate emissions scenario (RCP4.5) and a high emissions scenario (RCP8.5), also relative to the 1859–1880 period. Values in both panels are the average of 19 members of an ensemble of climate model runs (Maher et al., 2019).

downpour, the soil saturates before the end of the rain event, and the remaining rain runs off, leading to a number of negative consequences, such as increased risk of flooding and loss of fresh water for use by humans and natural ecosystems.

An increase in the fraction of heavy events also tends to increase the time between rain events. Combined with warmer temperatures, which will increase the rate at which water is lost from soils by evaporation, this is expected to increase drought occurrence. Thus, we get the surprising result that both wet and dry extremes will grow more likely in the future: wet extremes, with associated risks of flooding, increased erosion, and landslides; and dry extremes, with associated risks of water shortages and drought.

There will also be shifts in the form of precipitation. Less wintertime precipitation will fall as snow and more will fall as rain. This is more important than it might sound. When snow falls in winter, the water does not run off until the snow melts in spring. Rain, on the other hand, runs off immediately, so changing the form of precipitation will change the timing of runoff, increasing the availability of water in winter and spring and decreasing it in summer.

Aside 9.1: How do computer simulations work?

Many of the results in Chapters 7, 8, and 9 come from computer simulations of the climate. These are produced by what are known as *global climate models*, frequently referred to by the initials GCMs.[3] GCMs have been making predictions of future climate for decades, long enough that we can test how well they do. The answer is quite well – analysis of predictions made decades ago shows that they accurately predicted the future climate.[4] From a more personal perspective, I've spent a good fraction of my career looking at the output of GCMs, and I am always impressed at how well they simulate our climate system.

The way GCMs work is that they break the atmosphere down into boxes that are tens of kilometers in the latitude and longitude directions and a kilometer or so in height – this discretization of the atmosphere is often referred to as the model's "grid." Models then assume that each box is a uniform chunk of the atmosphere and use the laws of physics (conservation of energy, momentum, and mass) to calculate how the climate in each box evolves over time given the level of radiative forcing from a particular emissions scenario. Even with such a coarse grid, there are about a million grid boxes making up our atmosphere, so predicting the evolution of our climate system over decades requires using some of the biggest supercomputers on Earth.

Many processes in our atmosphere occur on scales comparable to or larger than these grid boxes, and those processes can be directly simulated by GCMs. This includes the large-scale flow of atmospheric winds or the pattern of surface temperature. There are some processes, however, that occur on much smaller scales than the model's grid boxes. Clouds and precipitation are good examples. Clouds are a few kilometers in size, and they are composed of an enormous numbers of individual droplets tens of microns in diameter. Directly simulating the physics of clouds droplets would require breaking the atmosphere down into boxes just microns across. This is completely impossible given available or even imagined computing technology.

But these processes must be included in GCMs for them to accurately simulate our climate. To do that, we rely on *parameterizations*. Parameterizations relate small-scale processes that

[3] GCM can also stand for General Circulation Model since it simulates the three-dimensional structure of the atmospheric circulation.
[4] Hausfather et al. (2020).

Aside 9.1: (cont.)

the models cannot directly simulate, like the interaction of droplets in clouds and the evolution of cloud cover, to things that the model can simulate, such as average temperature and water vapor in that box. Because these parameterizations are usually empirical relations, they typically need to be tuned in order for the model to generate a realistic climate.[5] This is why parameterizations are generally considered to be the weakest and most uncertain part of computer simulations of the climate.

Precipitation, which occurs when cloud droplets coalesce and become large enough that they begin to fall at significant speeds, is one of the most important processes that relies on parameterization. Other important processes that must be parameterized include changes in clouds, sea ice, vegetation and other land-surface processes, and turbulent processes in the atmosphere.

Because rainfall must be parameterized (see Aside 9.1), predictions of future precipitation patterns (like Figure 9.3) are considered less certain than predictions of temperature (like Figure 9.1), which are mostly based on processes directly represented by the physics of the climate model. Nevertheless, we should have confidence in the general aspects of the models' predictions of precipitation. For example, climate models robustly predicted that intense rainfall would become more common, a result subsequently verified by observations. Such successful predictions indicate that climate models know something fundamental about how rainfall will change as the climate warms. While not every prediction will turn out to be correct, we ignore predictions from climate models at our peril.

9.2.3   Sea-level Rise

Sea-level rise is a 100 percent certain impact of climate change. As we learned in Chapter 2, the sea rises in response to warming temperatures for two reasons. First, as grounded ice melts, the melt water runs into the ocean, increasing the total amount of water in the ocean and, therefore, sea level. Second, like most things, water expands when it warms, which also tends to raise sea level. Measurements (e.g., Figure 2.9) confirm that sea levels have been rising as temperatures have gone up, and we can be certain that the seas will continue to rise into the next century.

Scientists predict that sea level will rise 47 to 73 cm (19 to 29 inches) above 1995–2014 levels by 2100. This may not sound like a significant challenge, but it is much larger than the 18 cm of sea level experienced over the twentieth century, which is already challenging for many who live near sea level.

Like temperature, these predictions of sea-level rise might sound small but, also like temperature, they are not. In Florida, for example, a sea-level rise in the middle of the projected range would inundate 9 percent of Florida's current land area at high tide.[6] This

---

[5] Schmidt et al. (2017).   [6] See Stanton and Ackerman (2007).

includes virtually all of the Florida Keys as well as 70 percent of Miami-Dade County. Almost one-tenth of Florida's current population, or nearly 2 million people, live in this vulnerable zone, and it includes residential real estate valued at hundreds of billions of dollars. It also includes important infrastructure, such as two nuclear reactors, three prisons, and 68 hospitals. And this is just Florida. Multiply these impacts to account for all of the places on the planet where people live near sea level, and you can get a feel for how big a problem this is going to be.

But this is just the beginning. Over thousands of years, the sea can rise much more, mainly owing to melting of grounded ice. To get a more quantitative estimate of how big that increase might be, we can examine previous changes in climate. During the last ice age, which was 6°C colder, sea level was about 100 m (~300 ft) lower, mainly from the transfer of ocean water to continental ice sheets. During the Eocene, 55 million years ago, the climate was about 15°C warmer and the seas were 80 m higher, mainly because there was little to no permanent ice anywhere on the planet. This gives us a rough rule-of-thumb that we can expect a few meters of sea-level rise for every 1°C of warming.

Given these numbers, the 1°C of warming we have already experienced means that we are *already* committed to several meters of sea-level rise. So why are we only predicting 1 m of sea-level rise over this century, when temperatures might rise several degrees Celsius? The reason is that it takes a very long time to melt ice. If you take an ice cube out of your freezer and put it on your counter, it does not melt instantly even though the room is well above freezing. It may take tens of minutes for the ice cube to melt. Similarly, ice sheets do not respond instantly to increases in temperature. It may take millennia for sea level to fully respond to the warming of the twenty-first century.

Put another way: If we experience several degrees of warming this century, we will commit the planet to many tens of meters of sea-level rise over the coming millennia. While we won't live to see it, nor will any near descendant of ours, it will nevertheless irreversibly alter the shoreline of the planet, for a very long time. People alive in 5,000 years may be living in a world with much higher sea levels owing to decisions you and I make in the next decade or two.

9.2.4 Ocean Acidification

Ocean acidification is another 100 percent certain consequence of emissions of carbon dioxide to the atmosphere. As I explained in Chapter 5, a significant fraction of carbon dioxide emitted to the atmosphere by humans ends up in the oceans where, in the liquid environment, carbon dioxide is converted into carbonic acid (Equation 5.3). The net result is that, as the oceans absorb more and more carbon dioxide, the oceans will become more and more acidic.[7] Because of emissions that have already occurred, surface-water pH, a measure

---

[7] The present pH of the ocean is approximately 8, meaning that it is a base. Acidification here means that the pH is decreasing, not that the ocean will actually become acidic. For the ocean to become acidic, its pH would have to drop below 7, which is very unlikely.

of acidity where lower values mean more acidic, has not been as low as today in the last 2 million years. And this will continue as long as humans are burning fossil fuels.

This can have important impacts on ocean ecosystems. Decreasing the ocean's pH reduces the availability of carbonate ions, making it harder for calcifying critters to build and maintain their shells and skeletons. These species will at first find it more difficult to extract carbonate from the water for use in their shells or skeletons. Eventually, the acidity will increase to the point where it is fatal for these species. It is important to realize that ocean acidification is not just a theory – it has happened before. During the PETM, a massive amount of carbon was emitted into the atmosphere, which subsequently dissolved into the ocean. That event was accompanied by an acidification of the ocean that dissolved much of the carbonate sediment there (Figure 7.8).

9.2.5 Hurricanes

One topic of great interest is tropical cyclones, which are referred to as hurricanes, typhoons, or cyclones depending on which ocean the storm appears in. These are some of the most dramatic weather events we face, and they can cause enormous damage around the world every year. How will tropical cyclones and their impacts change as the climate warms? First, we can say with certainty that tropical cyclones are becoming more destructive because their *storm surge* is getting worse. Storm surge is the wall of water that the storm blows onto shore – imagine a 5-m wall of water coming ashore at the speed of a freight train and it is not hard to see how it can destroy entire seaside communities. As sea levels rise, which is already happening because of climate change and will continue to occur, storm surges will become bigger and more destructive.

There is also high confidence that rainfall from tropical cyclones will increase as the climate warms. This is a consequence of more evaporation from warmer oceans. This in turn leads to more moisture flowing into the storm and, since moisture that flows into the storm eventually comes out as rain, an increase in rainfall.

We have moderate confidence that the number of tropical cyclones will stay roughly the same or may even decrease as the climate warms. That is the good news. The bad news is that we also have moderate confidence that the tropical cyclones that do form will be more intense. Given that most of the damage from hurricanes comes from the most intense storms, this suggests another way that the amount of damage from hurricanes might increase significantly.

9.2.6 Attribution Science[8]

After every weather disaster, someone asks, "Did climate change cause this?" In the most literal sense, that answer is almost always no. Climate change is never the sole cause of

---

[8] I thank my colleague, Prof. John Nielsen-Gammon, for his help on this section.

hurricanes, heat waves, droughts, or any other disaster, because weather variability always plays a role in the genesis of the events. However, climate change can make these events worse and, over the last two decades, a new field of science, known as *extreme-event attribution*, has begun to give us the capability to quantify climate's role.

There are various ways to do the analysis. If you have good enough observations of the climate over a long enough period, the data set can be statistically analyzed to determine the likelihood that an observed extreme event occurring today could have occurred prior to human-induced warming.

But even if the observations are good enough for that sort of analysis, they usually can't tell you whether an observed trend was caused by global warming or by something else because correlation does not prove causality. That's where computer simulations of the climate made by GCMs come in. The most common approach is to produce two different simulations of the climate: One simulation is of the real world, so it includes increasing greenhouse gases and a warming climate. The other simulation is what's known as a counterfactual world – an imaginary world in which humans are not adding greenhouse gases to the atmosphere, so the climate is not warming.

Let's imagine that we're analyzing a heat wave in a particular region to determine whether climate change played a role. First, the ability of the GCM to accurately simulate the overall statistics of the temperature of the region must be verified by comparing the statistics of the real world to the statistics of the simulation of the real world. Once the ability of the GCM to simulate our climate is established, the simulation of the counterfactual world is analyzed in order to determine how often the heat wave occurs in a world without global warming. If we find that the heat wave rarely or never occurs in the counterfactual world, then it increases our confidence that climate change was a causal factor in the event.

A final piece of evidence is our understanding of the physics of the phenomenon. It should be obvious to readers of this book why, in a warmer world, we expect to get more frequent heat waves. This physical understanding adds to our confidence that climate change is a factor in the occurrence of heat waves. For other things, such as tornado occurrence or severity, we do not have a simple understanding based on the laws of physics that gives us insight into how they will evolve in a warming world. This lowers our confidence that any particular tornado outbreak was affected by global warming.

Extreme-event attribution studies typically frame their conclusions in one of two ways: either in terms of the fractional contribution of climate change to the extreme or in terms of the change in probability of the event occurring. For example, Hurricane Harvey was an intense hurricane that struck southeast Texas in August 2017 and dumped over 1.5 m of rain on the region. Attribution studies of the storm concluded that climate change increased the storm's total rainfall by about 15 percent,[9] or, equivalently, made the event about three times more likely to occur.

---

[9] van Oldenborgh et al. (2017).

To summarize, there are three possible lines of evidence we can use to determine the role climate change played in a weather event: observed trends in the data, GCM experiments, and physical understanding. If you've got all three (e.g., 2003 European heat wave), you can be confident that climate change made the event worse. If you have zero (e.g., tornadoes), you can't confidently conclude anything – at least for now. The evidence for most types of extreme events is somewhere in between.

Attribution studies are now carried out for most extreme weather events around the world and, while not every event has a strong contribution from global warming, they frequently find that climate change contributed to the extreme. It is therefore correct to say that *climate change is already making many extreme weather events more extreme.*

Aside 9.2: The public debate over the cause of disasters

In the aftermath of horrific forest fires in California during the summer of 2020, an ardent debate about the causes of the disaster ensued. The Trump Administration and its allies claimed that forest management was the reason the fire season was so bad. And they had a point: For decades, forest management policy was to put out fires as soon as they started. This suppression of small fires led to the buildup of flammable material in the forests, meaning that, when a fire did start, there was a lot more material to burn, and the fires could quickly rage out of control.

On the other side were those who claimed that climate change was the cause. They also had a point: Global warming drives warmer temperatures, which tend to dry out vegetation so that fires are easier to start and burn more efficiently once a fire starts.

In reality, both sides were correct. The policy of immediately putting out every fire did indeed cause flammable material to build up, contributing to the ferocity of the fires. But the science is clear that climate change contributed by drying out vegetation, which also made the fires more severe. Random weather variability also played a role: The timing of rainfall during the winter and spring generated a lot of vegetation, which then dried out and built up the fuel load going into fire season.

Thus, arguing over whether the fires were either 100 percent caused by climate change or 100 percent caused by other factors is an intellectual dead end. Disasters have multiple causes, and climate change is usually only one. In some cases, climate change is the dominant cause of the disaster; in other cases, it's a minor contributor. But whatever it's doing today, this is just a small preview of what it will do in the future as the climate continues to warm.

In this section, I've described just a few of the most important ways that climate change will affect the world around us. These are not speculative: Climate change is already making weather disasters worse. In the next section, I will discuss how this impacts human society and the things we care about.

9.3   Impacts of These Changes

As described in the previous section, climate change will bring about a set of certain impacts on our climate system (e.g., increasing temperatures), as well as a host of potential ones (e.g., more intense hurricanes). These will fundamentally change the world, just as they did when the climate transitioned out of the last ice age to the present interglacial. For some people, the potential for rapid, massive changes in the planet is sufficient for them to support policies to stop human-induced climate change. Others, however, view changes in the environment, however regrettable they may be, as a side effect of humanity – we've been doing it in many ways for thousands of years, after all. For them, climate change is a problem because of its impact on humans. In this section, I'll describe how climate change will degrade human welfare – and in some cases is already doing so.

9.3.1   Non-linearity of Climate Impacts

As described in the previous section, we can be confident that humans are making extreme weather events more frequent and intense. And there are good reasons to believe that, as the climate warms, things are going to get a lot worse. If this worries you, join the club – it worries me a lot.

But perhaps you're not terribly worried. The climate has already warmed 1°C, and it's likely that nothing too bad has happened to you yet. You might therefore conclude that climate change *is* a problem – but not for you right now. Perhaps it is causing other people problems now, and it may cause problems for you at some point in the future, but you can worry about it later.

This view fundamentally misunderstands how climate impacts us. For individuals, it is not true that, as the climate warms, things slowly but steadily get worse year after year until, after many years, the sum of the small yearly impacts adds up to a large impact. Rather, the damages are strongly *non-linear*, meaning that things don't get progressively worse in a predictable, straight line.

Rather, things are fine until they're not. For example, Figure 9.4a shows a schematic of how increasing rainfall can impact an individual. At low and moderate rates, the rainfall does no damage because existing infrastructure is capable of handling the runoff. As the rate of rainfall increases, however, it eventually overwhelms existing infrastructure – and large damages can quickly occur.

The key here is that climate change affects individuals *after it passes a threshold*. If you own a house, heavy rain has zero impact until the water reaches your front door. As soon as the water rises enough that water enters the house, you go from zero damage to tens of thousands of dollars of damage essentially in an instant.

As an example, Figure 9.5 shows the value over time of a house near where I grew up in Houston. From 2000–2015, the value of the house increased from $400,000 to $700,000. Two massive rainfall events in 2015 and 2017 flooded the house, and in the next few years

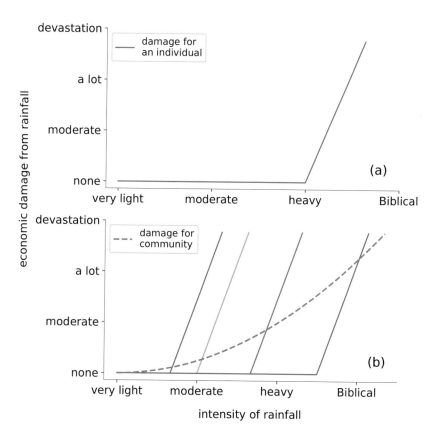

Figure 9.4 (a) A schematic showing the non-linear impact of increasingly intense rainfall for an individual. Increases in rainfall intensity have little impact until they cross a threshold of resilience; increases beyond that produce rapidly increasing damage. (b) A schematic showing the non-linear impacts on several individuals with different thresholds in a community (solid lines), as well as the damage function for the entire community (dashed line).

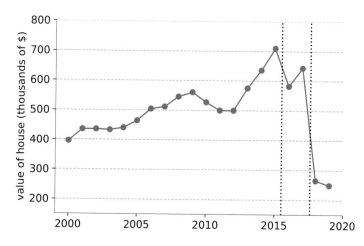

Figure 9.5 Property values for a house in the Meyerland section of Houston, TX. Data obtained from Zillow.com. The dotted lines indicate the dates of two massive flood events that inundated the house.

the house's value dropped by nearly $500,000. It is important to realize that climate change had been making rainfall more extreme for decades. But it was only in 2015 that the rainfall exceeded the threshold needed to inundate the house. Once that happened, the value of the house plummeted.

In 2014, the owners of the house may have been thinking that climate change was not a big deal. However, in 2020, they know differently. So if you're thinking climate change is a distant problem, you may be right. On the other hand, you might be on the precipice of experiencing an impoverishing climate event, like the owners of the house.

For individuals, climate impacts come on suddenly when thresholds are passed. Communities are an assemblage of individuals with different climate-impact thresholds (Figure 9.4b). Some members of the community are very vulnerable to even small increases in rainfall, while others are invulnerable except to the largest increases. Because of that, every intensification of rainfall will push some additional members of the community past their climate thresholds. The first bit of climate change will push the most vulnerable past their threshold, the next bit will push the next most vulnerable, etc.

Thus, at the community level, you see climate impacts increasing smoothly as the climate changes (Figure 9.4b). The damage curve bends upward, meaning each unit of climate change will cause a larger increase in impacts on our society than the previous unit of climate change. This should be intuitively obvious: The first inch of rain from a hurricane brings little damage, the second inch brings slightly more damage than the first inch, while the 60th inch brings terrible consequences.

Climate impacts can be socially destabilizing. For example, property taxes are assessed based on the value of the property, so as the value of homes in a community goes down in response to this hypothetical flood, the taxes collected go down, too. These property taxes fund things like schools, fire departments, hospitals, and roads, so a reduction in property taxes means spending on these things goes down – schools get worse, hospitals can't hire as many doctors and nurses, and roads don't get fixed. No one wants to live in a place that's falling apart, so the decline in property taxes causes people to flee the community, further driving down property prices, which further drives down property taxes, leading to more social decay and more people leaving – this is a feedback loop, diagrammed in Figure 9.6, similar to the ones we talked about in Chapter 6.

Eventually, the only people left are those too poor to move. At this point, the community has essentially disintegrated. In this way, your house need not flood for you to be affected. If the houses of everyone around you flood, and the neighborhood starts to decay, then your house will certainly lose value.

Figure 9.6 A feedback loop, initiated by flooding, leading to disintegration of a neighborhood.

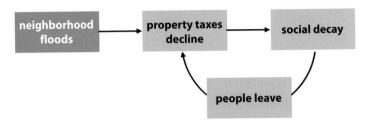

9.3.2 Adaptation

As the climate changes, humans can and will adapt to it. For example, many of the houses in the neighborhood around the house in Figure 9.5 are currently being lifted a few meters off the ground (this costs about $70 per square foot, so lifting a 2,500 sq. ft house would cost $175,000) or are being torn down and rebuilt higher off the ground. So we can adapt to climate change, but this example shows that many of these adaptations are extremely expensive.

Some adaptation can only be pursued by entire communities. For example, Houston and New York are both considering building ocean barriers to protect them from the combination of increasingly destructive storms and sea-level rise. These cost tens of billions of dollars each, so when you add up all of the cities around the world that are within a few feet of sea level, the costs of protecting them will be astronomical.

Ultimately, we all pay for these climate impacts. In some cases, we pay explicitly when we suffer a climate impact (e.g., our house floods) and we have to pay to fix it. Or we pay with tax dollars when our city has to build new infrastructure. Finally, we pay indirectly when money that could have gone into more productive avenues of consumption have to be spent repairing infrastructure that was destroyed by climate change. In this way, we are already paying a climate tax, and it's going to get worse.

Is there a cheaper option? Not really. If we do not spend money on adaptation, then we have to spend money fixing climate damage. If we choose *not* to build coastal defenses for Houston and New York, thereby letting those cities repeatedly flood, we will end up having to pay to fix the damages after every storm, which would also be incredibly expensive.

I will have much more to say about adaptation in Chapter 11, but the bottom line is that there are no low-cost options to effectively deal with the impacts of climate change. As discussed later in this chapter, we are already seeing expensive impacts of climate change with only 1°C of warming. And the future is much grimmer: The Earth may experience several times this warming during this century if we do nothing to address climate change (Figure 8.4). Given the non-linear aspects of climate impacts, it is difficult for us today to imagine the economic and social devastation that would accompany several degrees Celsius of warming this century. But many of readers of this book, perhaps you, will not have to imagine it because they will live through it.

9.3.3 Unmanaged Systems

In the last section, we discussed adaptation for systems that are primarily managed by humans, like cities. But many of the impacts of climate change will be on unmanaged systems, and these will be much harder to deal with. Ocean acidification is an example of an unmanageable impact. About a billion people rely on the ocean as their primary source of protein. If the amount of protein available for human consumption from the ocean decreases because of changes in ocean chemistry, there are no simple adaptations to solve that problem – the protein will have to be made up elsewhere or people will starve.

Many unmanaged ecosystems and their constituents will be affected by climate change. At the individual species level, for example, research shows that warming temperatures are currently driving lizards to extinction. During spring, when energy demands are highest because lizards are reproducing, the warming temperatures reduce the amount of time that lizards can forage for food (if the temperatures get too high, cold-blooded lizards have to rest). If temperatures continue to increase (which we expect), then at some point the time available to forage diminishes to the point where lizards simply cannot find enough food – and extinction ensues. This is already happening, and extrapolating into the future, global warming may lead to the extinction of 40 percent of all global lizard populations by 2080. Note that it is not the global average temperature that matters to lizards, nor even the local average temperature, but the local daily temperatures during one particular time of the year. This emphasizes that it is the details of climate change that ultimately matter, not the broad-brush changes in global average quantities.

Now you may not care much about lizards, but you should care about their extinction for two reasons. First, the environment is a tightly coupled system. There are many examples in history in which humans have intentionally removed a species from the environment because they thought it was harming them (e.g., getting rid of birds because the birds were eating crops) only to find out that that change led to more problems than it solved (e.g., the birds were also eating insects, and with the birds gone the insects proliferated and destroyed much more of the crops than the birds were eating). Today's modern world obscures many of these relationships, but they nonetheless still exist. Removing lizards from an ecosystem may have important effects on the rest of the environment that we do care about, just like pulling a single thread on a sweater can unravel the entire thing.

Second, this is not just about lizards. As warming temperatures drive lizards to extinction, the same warming temperatures will be having deleterious effects on many other species. In fact, a significant fraction of plant and animal species may be at increased risk of extinction if global average temperatures increase by a few degrees Celsius. Thus, at the expense of a mangled metaphor, lizards may be the canary in the coalmine.

Changes to individual species will project onto changes in entire ecosystems, such as alpine meadows or temperate forests. As the climate changes, each component species of an ecosystem will be affected in its own way. Some species may adapt readily, whereas others may be unable to adapt fast enough to survive. Species will also be subject to human interventions and constraints such as land-use change, barriers, and intentional or inadvertent transport.

The aggregate result will be that ecosystems will evolve, with new relationships among incumbents and new arrivals developing in each location. In some cases, the new assemblages may be similar enough to the present ecosystems that we can think of them as basically unchanged. In other cases, however, the new systems may be unlike any present ecosystems, with new species and relationships between them and other ecological surprises. Some ecosystem types are likely to be lost entirely, such as alpine systems, coastal mangrove systems, and coral reefs.

Aside 9.3: What are *ecosystem services*?

Natural ecosystems provide enormous benefits to human society. The mangrove forests that grow in shallow salt-water coastal regions are good examples. They provide important protection for coastal areas from erosion, storm surge (especially during hurricanes), and tsunamis. Their loss will cost us money – either we will have to build expensive coastal defenses to replace the natural defense provided by the mangrove, or we will have to absorb the cost of increased damages. This value, provided to humans for free, is what we mean when we talk about ecosystem services.

   Another good example is pollination by bees. Many crops (e.g., apples, almonds, blueberries) are directly dependent on bee pollination as part of their growing cycle. The value of the pollination (by wild bees, at least) is provided free of charge by nature to us. In China, a decline of wild bees has forced farmers to hire people to go from flower to flower and hand-pollinate the flowers using tiny brushes. Thus, ecosystems provide important economic benefits to our society; the impacts on them from climate change will impose potentially steep costs on society.

A particularly important factor in determining the severity of the impacts on natural ecosystems will be the rate of climate change. Ecosystems have adapted to large climate change in the past, such as the warming from the previous ice age. However, the warming predicted for the next century will be many times faster than the average rate of warming since the last glacial maximum 20,000 years ago. As the rate of warming goes up, the ability of the environment to gracefully adapt to the changes declines.

9.3.4   Impacts That Are Already Occurring

Please do not think of climate change as a future problem – as discussed earlier in the chapter, it is already happening and imposing steep costs on us. Flooding from Hurricane Harvey in 2017, for example, cost communities on the US Gulf Coast about $125 billion in damages. It is incorrect to blame the storm on climate change, of course, but peer-reviewed analyses suggest that climate change increased the amount of rainfall from the storm by about 15 percent. And, since we know that damages are non-linear, meaning that each inch of rainfall does more damage than the previous inch (Figure 9.4b), the fact that climate change increased rainfall by 15 percent leads us to conclude that climate change was responsible for much more than 15 percent of the damage. This corresponds to tens of billions of dollars of damage.

   The 2018 California fire season cost $148.5 billion. Given that California's GDP is about $3 trillion, this means that those fires cost about 5 percent of GDP. As with Harvey, we cannot say climate change caused the fires. But it is making these fires worse. It has been estimated that climate change doubled the area of fires in California since 1984. Given the non-linearities in climate impacts, we can confidently conclude that climate was responsible for a substantial fraction of the costs of these fires.

Cities on the coast are already spending money to prepare for sea-level rise and more destructive hurricanes. Miami Beach is spending $500 million to elevate streets and install pumps to ameliorate the impacts of more water. The city of Venice spent $6.2 billion over the last few decades to build barriers against high water events (known as "acqua alta") exacerbated by sea-level rise. These huge sums were spent by just two cities – with a combined population of about 300,000 people.

Hotter temperatures are also exacting a terrible toll. Heat-related deaths have been rising, reaching about 300,000 in 2018. Extreme heat also reduces economic productivity for people who work outside, such as agricultural workers. In 2019, over 300 billion hours of work were lost to extreme temperatures.

Overall, we find that climate changes that are already occurring are imposing costs on us. Owing to the non-linear nature of climate impacts, we can expect the costs of the future warming to dwarf the costs we are currently paying.

9.4   Abrupt Climate Changes

Many of the changes I just described – changes in temperature, precipitation patterns, sea level, and so on – are steady changes in the climate system. For example, we expect the climate to warm steadily, by a few tenths of a degree Celsius per decade (as suggested by plots such as Figure 8.5), and we expect sea level to rise steadily, by centimeters per decade. These changes, while incredibly fast geologically, are gradual on human time scales.

An *abrupt climate change* is a sudden and significant shift in some aspect of the climate on human time scales due to human forcing of the climate. As an analogy, imagine that you are sitting in a canoe and you start to lean over. At first, the canoe tilts with you – until, that is, you pass a critical threshold and the canoe suddenly flips over, throwing you and everything else in the canoe into the river. That is an abrupt change, also sometimes referred to as a tipping point.

The worry is that the climate will not actually warm smoothly as greenhouse gases are added to it. Rather, we will add enough greenhouse gas that the climate system will undergo a large and rapid shift to an entirely new state – equivalent to the canoe rapidly transitioning from right side up to upside down. For the change to be considered "abrupt," it must occur on time scales of decades, comparable to a human life.

An example of an abrupt change occurred roughly 12,000 years ago, as the Earth was emerging from the depths of the last ice age, when temperatures suddenly plunged (at least in the mid- and high latitudes of the northern hemisphere). The period of low temperatures during the millennium that followed, today known as the Younger Dryas, is thought to have been due to a massive release of water into the North Atlantic from melting glaciers. This freshwater influx disrupted the ocean currents, in particular the Gulf Stream. Because the Gulf Stream transports heat from the tropics to the high latitudes, the shutdown of the Gulf Stream caused mid- and high-latitude temperatures to plummet (this was the basic scientific premise behind the movie *The Day After Tomorrow*).

Thus, abrupt changes do happen, and we must take their possibility seriously. Research on potential abrupt changes has revealed a number of places in our climate system where they could occur. These include:

- Another shutdown of the Gulf Stream, similar to what occurred during the Younger Dryas, leading to rapid, widespread changes in climate;
- A rapid disintegration of the West Antarctic or Greenland ice sheets, which could raise sea level by several meters in a very short period of time;
- Rapid dieback of the Amazon, which would be an ecological catastrophe as well as bringing significant socioeconomic damage to the region;
- Thawing of permafrost and methane hydrates, which would release huge amounts of greenhouse gases into the atmosphere, leading to additional warming and an acceleration of climate change (we discussed this in Chapter 6 when we talked about a carbon-cycle feedback);
- A shift in the timing and magnitude of the Indian monsoon, changing seasonal rainfall that billions of people rely on.

However, beyond acknowledging the possibility, there is little the scientific community can say. Climate models do not predict the occurrence of an abrupt climate change, and most experts view the probability to be low over the coming century, although not zero. If an abrupt change did occur, though, it would be a catastrophe. Such low-risk, high-consequence events pose significant challenges to our society. The tendency is to ignore the risk until it occurs, which is why dams are built after floods, and not before. However, for these types of events, once the abrupt change takes place, it will be very difficult, if not impossible, to gracefully manage the impacts. This makes the strategy of ignoring the risk a precarious proposition.

9.5   Putting It Together

I could write an entire book on how climate change will impact human society. But this chapter is long enough, so let me try to pull things together here. We know the climate is changing, and this is making extreme events more severe. These events are imposing costs on us *today*. We are, in other words, already paying a climate tax.

And this is occurring with only 1°C of warming. Warming over the twenty-first century may be several times this, comparable to the warming since the end of the last ice age. Given that we are adapted to our present climate, it is terrifying to think about what the climate impacts would be with, say, 4°C of warming.

So when people tell you that solving climate change will cost us money and hurt the economy, you should understand that *not* solving climate change is already costing us money and hurting the economy. In considering action on climate, you have to balance the costs of action with the costs of inaction. This something we will also discuss in later chapters.

You might be tempted to look at climate change as just another problem and say, "Well, we'll deal with it." That's true, of course. Humans will deal with the problems that climate change creates, and we'll emerge at the other end. So the real question is how well we deal with it and in what shape we'll emerge.

As I write this in late 2020, the United States is still gripped by the coronavirus pandemic, with 200,000 new cases and 2,500 deaths each day. The Trump Administration's response, if you can call it that, has been one of profound incompetence, which has led to unnecessary deaths, unnecessary economic loss, and unnecessary suffering. It didn't have to be like that. Other countries have not been suffering the way the United States is, and those countries will emerge from the pandemic in much better shape.

The lesson here is that humans control, to a large extent, how we are impacted by natural disasters. If we handle the climate change the same way the United States handled the coronavirus pandemic, then we will suffer mightily. Or we can adopt smart policies that actually address the problem, as many other countries did during the pandemic. This will determine how bad climate change will be for you, your kids, and your grandkids.

With that as motivation, the book will now turn its attention to our various policy options. Make no mistake, the stakes are very high.

9.6   Chapter Summary

- The amount of warming predicted for the twenty-first century (a few degrees Celsius) is similar to the warming since the last ice age (6°C). This means that the warming over the next century or two may herald a literal remaking of the Earth's environment and our place within it.
- We are adapted to our present climate, so any significant change (in any direction) is likely to be detrimental.
- There are a number of virtually certain impacts of climate change: The climate will get warmer (with more extreme heat events), precipitation patterns will change, sea level will rise, some storms (i.e., hurricanes) will get more destructive, and the oceans will become more acidic. These are serious impacts that should compel our attention.
- The science tells us that we already see extreme weather events becoming more extreme because of climate change, with negative impacts on humans.
- Large impacts can appear suddenly in response to small changes in the climate system, which we describe as non-linearity. This arises because of thresholds in the climate system. As long as the climate system stays below the threshold, damages are small, but if the system exceeds a threshold, even by a small amount, then damages can be large.
- Natural ecosystems may also be severely disrupted. These natural systems provide services of great value to humans, so their disruption could provide significant challenges to us.
- Abrupt changes are low-probability, high-consequence events. An example of an abrupt change was the reorganization of the ocean's circulation during the Younger Dryas period about 12,000 years ago. Although scientists do not expect them to occur this century, they cannot be ruled out.

See www.andrewdessler.com/chapter9 for additional resources for this chapter.

TERMS

Abrupt climate changes
Ecosystem services
Extreme-event attribution
Global climate model (GCM)
Parameterizations
Storm surge

PROBLEMS

1. Your third cousin once removed asks you why we will not be better off in a warmer climate. What do you tell him?
2. Your friend says, "Climate scientists are such alarmists. First they say that floods will become more frequent, and then they say that droughts will become more frequent. Come on, which one is it? They cannot both occur!" What do you tell him?
3. As discussed in this chapter, temperatures are not expected to rise uniformly across the globe. You may need to review Chapters 3 and 4 to answer these questions.
   (a) Why is there more warming at high latitudes than the tropics?
   (b) Why will land warm more than the ocean?
   (c) Why do temperature contrasts (e.g., night versus day) decrease in a warmer climate?
4. Precipitation
   (a) How is precipitation expected to change in a future climate?
   (b) Why do changes in the form of precipitation (rain versus snow) matter?
5. Explain a few ways that climate change impacts the following. You may need to do some research outside of the book to produce a complete answer.
   (a) Public health
   (b) National security
   (c) Food availability
   (d) Water availability
6. Why will it be easier for the United States and Western Europe to deal with climate change than countries in Africa?
7. (a) What do scientists mean when they talk about "abrupt climate change?"
   (b) Give an example of an abrupt climate change that has occurred in the past.

10 Exponential Growth

When a danger is growing exponentially, everything looks fine until it doesn't
— *Washington Post*, March 10, 2020[1]

Before we continue our discussion of climate policy, we need to take a detour to examine exponential growth, which may be the most important concept that you have never heard of. It touches many aspects of your life, from the growth of credit card debt and pandemics to governing key processes in biology, physics, economics, and, yes, climate change policy.

10.1 What Is Exponential Growth?

First, a definition: *exponential growth* means that the rate of growth is directly proportional to the present size. A good example of exponential growth is the accumulation of money in a savings account. Imagine that you deposit $100 into a bank account with an *interest rate* of 10 percent per year.[2] After the first year, you receive interest equal to 10 percent of the balance of $100, which is $10. This interest raises the balance of the account to $110. After a second year, the interest is 10 percent of the balance of $110, which is $11. This increases the balance to $121. Table 10.1 shows the growth of the bank account over 101 years.

This growth is exponential because the increase in the bank balance during any year is proportional to the bank balance in that year. In fact, anything growing at "*r* percent per year" is growing exponentially. The key parameter in exponential growth is the rate of growth, or *r*. For bank balances, credit cards, or mortgages, *r* is usually called the interest rate, whereas in other contexts *r* may have other names (later in the chapter, I will refer to *r* as the discount rate).

Usually, *r* is expressed in percent per year. Given a growth rate of *r* percent per year, a quantity grows by a factor of $1 + r/100$ each year. For an initial value *P*, the quantity grows to $P(1 + r/100)$ after 1 year. For a bank balance of $100 and an interest rate of 10 percent per year, the bank balance after 1 year is $100(1 + 10/100) = $100(1.1) = 110, the same answer we obtained earlier.

---

[1] www.washingtonpost.com/opinions/2020/03/10/coronavirus-what-matters-isnt-what-you-can-see-what-you-cant/, accessed May 5, 2020.

[2] We are assuming here that the interest is compounded annually. Most bank accounts and credit cards calculate interest monthly, meaning that the balance is increased each month by the balance times the annual interest rate divided by 12. Monthly compounding grows the balance a bit faster for a given interest rate than annual compounding.

Table 10.1 **Calculation of the balance of a bank account with an initial investment of $100 at an interest rate of 10 percent per year**

Year	Interest ($)	Balance ($)
Initial balance		100
After 1 year	10	110
After 2 years	11	121
After 3 years	12.10	133
After 4 years	13.30	146
After 5 years	14.60	161
After 6 years	16.10	177
After 7 years	17.70	195
After 8 years	19.50	214
⋮		
After 100 years	125,278	1.38 million
After 101 years	137,806	1.52 million

At the end of 2 years, the balance is $P(1 + r/100)(1 + r/100)$. This is simply the balance at the end of the first year, $P(1 + r/100)$, multiplied by another factor of $1 + r/100$ to account for growth during the second year. Thus, the bank balance at the end of the second year is $\$100(1 + 10/100)(1 + 10/100) = \$100(1.1)(1.1) = \$110(1.1)^2 = \$121$.

You may see a pattern here. After n years, an initial investment of P will grow to a final value F:

$$F = P(1 + r/100)^n \tag{10.1}$$

This is the formula I used to generate the values in Table 10.1.

10.2 The Rule of 72

When thinking about exponential growth, it is frequently useful to consider the *doubling time* – the length of time that it takes for something growing exponentially to double. From Table 10.1, for example, we see that $100 invested at 10 percent per year will double after about 7 years. After another 7 years, the $200 doubles to $400, and after another 7 years, the $400 will grow to $800.

A simple way to estimate the doubling time is to use the *rule of 72:* The doubling time is 72 divided by the growth rate. Using this equation, we see that the doubling time at 10 percent per year is $72/10 = 7.2$ years — this is consistent with Table 10.1, which shows that the initial balance doubles sometime between the end of year 7 and the end of year 8. Note that doubling time is a function only of growth rate. Thus, for a growth rate of r, the doubling time is the same regardless of the size of the growing quantity.

Table 10.2 The balance of $100 invested in year 2000 at an interest rate of 7.2 percent per year, using rule of 72 and Equation 10.2

Year	No. of doublings	Value ($)
2000	–	100
2010	1	200
2020	2	400
2030	3	800
2040	4	1,600
2050	5	3,200
2060	6	6,400
2070	7	12,800
2080	8	25,600
2090	9	51,200
2100	10	102,400

Using this rule, you can frequently do exponential growth problems with pencil and paper – or even in your head. For example, let us put $100 in the bank at 7.2 percent interest in year 2000. What is the balance in year 2100? The doubling time is $72/7.2 = 10$ years, so that the balance doubles every 10 years.

In equation form, after n doublings, an initial investment of P grows to a final value F:

$$F = P(2^n) \tag{10.2}$$

Table 10.2 shows the balance at the end of every decade, calculated using this equation. After 100 years and 10 doublings, the $100 investment has grown to $100 \times 2^{10} = \$102{,}400$ – illustrating the power of exponential growth.

We could also have used Equation 10.1 to calculate the balance in 2100: $F = \$100(1 + 7.2/100)^{100} = \$104{,}587$. This is very close to the value calculated for 2100 by use of the doubling time, although the estimates differ slightly because the rule of 72 is an approximation, so calculations using it are almost always slightly off.

As another example, imagine investing $100 at an interest rate of 14.4 percent. How long would you have to leave this investment in the bank to yield $1 trillion ($10^{12}$)? First, let us figure out how many doubling times it would take. Using Equation 10.2, we can write the relevant equation as

$$\$100(2^n) = \$10^{12} \tag{10.3}$$

Solving this equation[3], we find that $n = 33.2$. In other words, an initial investment of $100, doubled 33.2 times, yields $1 trillion. Now let us calculate how many years that takes. At an

---

[3] There are several ways to solve this equation. One way is to solve the equation algebraically by taking the log of both sides of the equation and rearranging to solve for n (see www.andrewdessler.com/exponent-solution). You could also

interest rate of 14.4 percent per year, the doubling time is $72/14.4 = 5$ years, so 33.2 doublings take 166 years.[4]

Most of the accumulation occurs in the last few doubling periods. In fact, $500 billion dollars, half of the total, is earned in just the last doubling period, and 97 percent of the $1 trillion is earned in the last five doubling periods. And, had the investment period been cut in half (from 166 to 83 years), you would have $10 million at the end, 1/10,000 of what you earn for the entire time period. Thus, exponential growth is heavily weighted toward the end of the investment period. This has some important consequences, which we investigate in the next section.

10.3 Catastrophe Is Closer Than You Think

10.3.1 Lily Pads

The human brain is not wired to understand exponential growth the way we intuitively understand linear growth. As an example, consider the following scenario: there is a lake on which someone places some lily pads. The lily pads double in size each year, eventually covering the entire lake after 40 years.

How long does it take the lily pads to cover *half* the lake? To get the answer, all you have to do is remember that the lily pads double in size every year, so if it takes 40 years for them to cover the entire lake, then they covered half the lake 1 year earlier. Thus, the correct answer is 39 years. The trajectory of growth of lily pads is shown in the blue line in Figure 10.1.

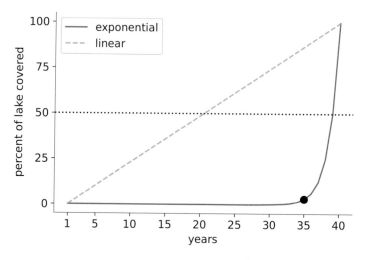

Figure 10.1 Fraction of the lake covered by lily pads. The blue line shows exponential growth, while the orange dashed line shows linear growth. The black dot shows that 3 percent of the lake is covered after 35 years.

solve it iteratively, meaning that you guess a value for n and plug it into your calculator. If that n produces too large a number, then reduce your estimate of n and repeat the process; if it produces too small a number, then do the opposite. With a bit of practice, you can quickly converge on the correct answer with five to ten guesses.

[4] The exact answer derived using Equation 10.1 is 171 years.

A lot of people don't get the right answer, though, because they reason this way: If it takes 40 years to cover the entire lake, then it will take 20 years to cover half the lake. What they are doing here is implicitly drawing a straight line between zero percent coverage in year 1 and 100 percent in year 40 (that's the orange line in Figure 10.1). This is "linear thinking," in which the increase in each year is a fixed amount. Such thinking comes naturally to the human mind.

Exponential growth, on the other hand, is much harder for humans to imagine. Because the growth in any year is proportional to the amount in that year, the growth is strongly end-loaded, with most of the growth occurring in the last few doubling periods. The non-intuitive nature of exponential growth means that people often underestimate risks that are growing exponentially. To see this, let's imagine that, in year 35, you go to the local government and show them the data up to year 35 (the dot in Figure 10.1) and tell them that we have a lily pad problem – the lake is going to be covered soon.

It is likely that local government officials will look at the data and tell you that you're crazy. After 35 years of growth, lily pads are only covering about 3 percent of the lake. If they mistakenly apply linear thinking to this, they'll conclude that it will take a thousand years before lily pads cover the entire lake. So the local government officials tell you to take your alarmist garbage and go away.

Of course, in just a few years they'll realize that you were right, and they will begin to take action. Imagine that, in year 39, when the lake is half covered, they remove enough lily pads to reduce the coverage to 25 percent through huge and expensive remediation efforts. How much time does that buy? After 1 year, the lily pad coverage is back up to 50 percent, so the herculean removal effort only bought them 1 year of delay.

The lesson here, shown more clearly in the next section, is that you need to address exponentially growing threats early, usually before the risk is clearly apparent. By the time the risk is obvious, it's too late.

10.3.2 Coronavirus

As I write this in 2020, I am stuck at home as part of the response to the coronavirus pandemic. I'm not complaining – I avoided getting sick. This episode has also given me one of the best examples of exponential growth that any textbook author could possibly imagine.

To understand why very contagious diseases grow exponentially, imagine that one person is infected on day 1. This "patient zero" infects one other person, so two people are infected on day 2. These two people each infect one additional person, so four people are infected on day 3. Each of the infected continues infecting one additional person each day – so on day 4 there are eight infected people, and on day 5 there are 16 infected. In other words, the growth is proportional to how many infected people there are. This is the very definition of exponential growth.

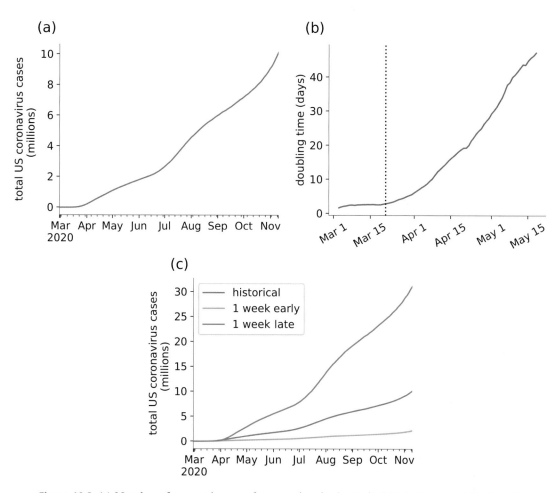

Figure 10.2 (a) Number of reported cases of coronavirus in the United States between March and November, 2020. (b) The time series of doubling time derived from the day-to-day increase in the number of cases between March and May 2020. The dotted line on March 21 is the approximate time that lockdown began in the United States. (c) Estimates of how many cases there would have been if the United States had instituted a lockdown one week earlier (orange line) or one week later (green line). The blue line is the actual observed number of cases, the same line that's plotted in panel (a). Estimates of the number of cases with earlier or later lockdown come from shifting the doubling values after March 20 forward or backward in time by one week and using that to reconstruct the total number of cases. When shifting the doubling time series forward, a value of 40 days is used to pad the time series; when shifting backward, a value of 5 days is used to fill the middle part of the time series. Data were obtained from https://github.com/COVID19Tracking/website, accessed November 12, 2020.

As I said in the last section, most people don't understand exponential growth, and so they are not worried about this disease at this point. After all, you're 5 days into the infection and only 16 people are infected, an average of just a few infections per day. Obviously, you think, this disease is not a big deal. If you felt that way, you wouldn't be alone. For example, President Donald Trump said on February 26, 2020, "When you have 15 people, and the 15 within a couple of days is going to be down to close to zero, that's a pretty good job we've done."[5]

Those playing down the risk did not appreciate the power of exponential growth. While there may have only been 15 cases in the United States on February 26, there were thousands of cases by mid-March and, by early November, there were *10 million cases* (Figure 10.2a). To better quantify the spread of the disease, we show in Figure 10.2b the doubling time implied by the day-to-day increase in the number of cases for the first 3 months of the pandemic in the United States. In the 14 days between March 1 and March 15, the number of cases in the United States rose from 40 to 4,800 – an increase of a factor of 120, about seven doublings. This means that the number of cases were doubling about *every 2 days*.

In mid-March, just 3 weeks after Trump said coronavirus was nothing to worry about, governors of US states began ordering lockdowns, indicated by the dotted line in Figure 10.2b. This had a noticeable impact on the growth rate. As people stayed home, wore masks, and social distanced, transmission of the disease slowed and the doubling time began rising rapidly.

Given the rapidity of exponential growth, small changes early in the event can have a huge impact later. Had our leaders issued lockdown orders just *one week* earlier, the impact would have been dramatic (Figure 10.2c) – in mid-November, there would have been only 2 million cases, an 80 percent reduction in the number of cases. On the other hand, had they delayed the lockdown order by *one week*, there would have been 30 million cases in mid-November, a factor of 3 larger than reality.

We can learn a lot from the coronavirus. First, the infectious disease experts *knew* what was going to happen well in advance, but they were ignored and overruled by policy-makers. Ditto for climate change – the experts are warning us, but our elected leaders are pretending that they can ignore the problem without consequence. It didn't work for coronavirus and won't work for climate. We know how to deal with coronavirus – just look at how other countries successfully managed the pandemic – but the United States simply chose not to. We also know how to deal with climate change and are similarly choosing not to deal with it.

Finally, the best and easiest time to deal with coronavirus was *before* it became a pandemic – in early 2020, when the number of cases was measured in dozens. Similarly, the best and easiest time to deal with climate change is before significant changes to the climate. We may have already missed that point in time, in which case the second-best time to deal with climate change is now. Like the coronavirus, delay in responding to climate change simply locks in more and bigger impacts. We'll discuss many of these issues in later chapters.

---

[5] Quoted in www.npr.org/2020/04/21/837348551/timeline-what-trump-has-said-and-done-about-the-coronavirus, accessed May 7, 2020.

10.3.3 Malthus

Probably the best-known warning of the dangers of exponential growth came about 200 years ago from *Thomas Malthus*. Malthus was an English cleric and scholar who argued that population grows exponentially whereas food production grows in a linear fashion. Linear growth means that the increase in each year is a fixed amount: Food production after n years is $F(n) = an + b$, where a and b are constants and n is the number of years. This is quite different from exponential growth, in which the increase is a fixed fraction of the growing quantity. Mathematically, it is easy to show that exponential growth will always outpace linear growth, and this led Malthus to conclude that an exponentially increasing population would eventually outstrip the world's ability to feed those people, resulting in widespread starvation – what we now call a Malthusian catastrophe.

Malthus was correct that population grows exponentially. However, in the two centuries since his prediction, technological developments (e.g., development of fertilizers and pesticides) have allowed food production to increase exponentially along with population. As a result, we have not experienced this Malthusian catastrophe. We are not, however, out of the woods yet. Exponential growth cannot continue indefinitely: Both food production and population will eventually cease to grow exponentially. The question is which one plateaus first. If exponential food production growth stops before exponential population growth does, then Malthus' prediction may yet come true. If, however, population growth ceases before food production growth, then Malthus may be forever wrong. Time will tell.

As we discussed in Chapter 9, societal problems often occur when some important quantity passes a threshold. For example, increases in rainfall intensity don't cause problems until the rain rate exceeds the ability of the system to take rainwater away. Once that happens, large damages occur (Figure 9.4). For the coronavirus, important thresholds include the number of cases requiring hospitalization exceeding the number of hospital beds or the available lifesaving equipment (e.g., ventilators). For Malthus, the key threshold occurs when population exceeds the amount of food that can be produced. If that were to happen, starvation would be the result.

As these examples show, because exponential growth is so fast, a system can go from well below the key threshold to above it much faster than intuition would suggest. In other words, *when things are growing exponentially, you are a lot closer to catastrophe than you realize.*

10.4 Discounting

In this section, I describe the financial concept of discounting, which plays a key role in understanding and evaluating policy options for dealing with climate change.

10.4.1 The Time Value of Money

In the business world, people often know of costs or benefits that will occur years in advance. As an example, suppose you take out a loan for $25,000 that must be repaid in 15 years. How much would you be willing to pay *today* to eliminate that future expense? One way to answer this is to determine how much you would have to invest today in order to have $25,000 in 15 years. We can get the answer by rearranging Equation 10.1:

$$P = F/(1 + r/100)^n \qquad (10.4)$$

Here F is the future expense, which will be incurred in n years, r is the interest rate in percent, and P is the amount you need to invest today. Given an interest rate of 5 percent, we need to invest about $12,000 today in order to have $25,000 in 15 years. In other words, we can view $12,000 today as being equal to $25,000 in 15 years. We refer to the value today of a future expense or benefit as the *present value* – i.e., $12,000 is the present value of $25,000 in 15 years. The process of calculating the present value is referred to as *discounting*.

One important conclusion you can draw from this is that *money today is worth more to you than money in the future.* The parameter r in Equation 10.4, frequently referred to as the *discount rate*, quantifies the rate at which money loses value as it recedes into the future – each year, money loses r percent of its value. This is why, for example, interest is charged on loans: if I loan you $100 today, you have to pay me back *more* than $100 at some point in the future in order to fairly compensate me for the loan.

Example 10.1: What would you do?

You can use discounting to help make financial decisions. Imagine you walk into an electronics store, searching for a new television. You select one and are informed that you have two payment options: You can pay $1,000 right now or get it "with no money down" and pay $1,100 in 1 year. Which option do you choose? You wish to pay the least amount for the TV, but because your options are payments at different times, you need to use discounting to determine which of the two options is cheapest.

The present value of $1,000 paid today is simply $1,000 – this is no discounting. The present value of $1,100 in 1 year is $1,100/(1 + r/100)$, where r is the discount rate. If you choose a discount rate of, say, 5 percent, then the present value is $1,047. This is more than $1,000, meaning that $1,100 in 1 year has a higher value to you than $1,000 today. Because you want to pay as little as possible for the television, you therefore choose the option with the lower present value and pay $1,000 today for your TV.

For a discount rate of 15 percent, on the other hand, the present value of $1,100 in 1 year is $956, so in that case $1,000 today is more expensive than $1,100 in a year's time – and you would therefore prefer to pay $1,100 in 1 year. If you choose a discount rate equal to 10 percent, then the present values are equal, and you would have no preference about paying $1,000 today or $1,100 in 1 year. This example shows how the choice of discount rate can make a profound difference in the answer you get.

The utility of discounting is that it allows comparison of costs and benefits occurring at different times. In the policy debate over climate change, our choice is between spending money today to reduce emissions of greenhouse gases, thereby reducing the impacts of climate change in the future, or doing nothing now and spending money dealing with the impacts of climate change throughout the twenty-first century and beyond.

As a simplified example, imagine our choice is between spending $100 billion today or $1 trillion in 100 years. Discounting allows us to quantitatively compare these two options. If we assume a discount rate of 3 percent, then the present value of $1 trillion in 100 years is $10^{12}/(1.03^{100}) = \$52$ billion. This is less than the alternative of spending $100 billion today, so (from a purely financial perspective) we would prefer to pay $1 trillion in 100 years than $100 billion today. This type of analysis, in which you compare the present value of the costs and benefits of various options, is known as a cost–benefit analysis, and economists frequently use it to provide guidance to policymakers about alternative policy options.

10.4.2 The Discount Rate

In both the television purchase and climate examples just given, the answer we get is dependent on the discount rate. In the climate example, a discount rate of 3 percent yields the conclusion that we would prefer to do nothing now and pay later to address the impacts of climate change. However, if the discount rate were 2 percent, then the present value of $1 trillion in 100 years is $138 billion, and we would rather pay $100 billion today to reduce emissions.

So how do we determine the correct discount rate? The discount rate really is a combination of two different judgments. First is what is known as *time discounting*, which is the preference to consume now rather than later. If offered $100 now or $100 in a week, just about everyone would choose to get the money now. After all, why would you wait? Experiments show that animals also exhibit this behavior. I know that if I give my dogs the choice of having dinner now or in an hour, they tell me in no uncertain terms that they want to eat now. In other words, most people (and dogs) have a positive time discount rate: Goods and services now are worth more than the same goods and services in the future.

The climate problem covers periods longer than a human lifetime. In that case, the time discount does not represent our preference for us to consume now rather than later. Rather, it represents our preference for us to consume rather than future generations. Given that consumption can be roughly equated to welfare, the time discount rate then expresses how much we value our welfare above the welfare of future generations.

From a moral standpoint, most people agree that it is unethical to place a higher value on our own welfare over that of future generations, which implies that the time discount rate should be set to near zero. Nonetheless, it is also clear from our society's actions, such as our low rate of savings and our failure to address big problems facing future generations (e.g., climate change), that we do value our own generation more highly, which implies a positive time discount rate.

The other part of the discount rate is known as *growth discounting*, and it reflects the fact that a dollar means more to poor people than it does to rich people. For example, if a billionaire walking down the hall sees a $1 bill on the floor, would he stop to pick it up? Probably not – if you have a billion dollars, another dollar does nothing to improve your welfare. If you are very poor, however, you are most certainly going to stop and pick up the $1 bill – it might be the difference between having dinner that night or not.

In economics jargon, the utility of $1 to the billionaire is much lower than the utility of $1 to the person living in poverty. In the case of climate change, we expect future generations to be richer than we are, just like we are richer than those living 100 years ago. And because future generations are richer, they will be better able to pay costs associated with climate change than we are. This suggests a preference for our generation to push the costs of addressing climate change onto richer, future generations. This is quantified in the growth discount rate, which is the rate at which the utility of money – how much each dollar means to society – declines with time as the world gets richer.

The discount rate used in present-value calculations is determined by combining the time and growth discount rates. Unfortunately, the choice of both time and growth discount rates is as much a value judgment as an objective fact, and there are wide disagreements about what discount rate to use. Some economists argue the discount rate should be around 1 percent, whereas others argue for higher values such as 4 percent.

This choice makes a huge difference in climate problems. For future impacts of $1 trillion in 100 years, the different discount rates yield present values of $379 billion (for a 1 percent discount rate) or $19 billion (for a 4 percent discount rate). The optimal policy for climate change using different discount rates may therefore be completely different.

10.5 Putting It Together: The Social Cost of Carbon

Imagine that you emit a tonne of carbon dioxide to the atmosphere. As discussed in the first half of the book, this tonne of carbon dioxide will warm the climate over many thousands of years – until the carbon cycle completely removes it from the atmosphere. And as we saw in Chapter 9, this warming imposes costs on our society, such as construction of expensive defenses against the sea (e.g., seawalls), rebuilding of damaged infrastructure, or relocation of communities being inundated.

This means that the costs of climate impacts from this tonne of carbon dioxide are spread over time. As a simplified example, imagine that the tonne causes $1 of damage every year for 300 years (the blue line in Figure 10.3). Using discounting, we can estimate the value *to us today* of the damages in any year in the future. Assuming a discount rate of 3 percent, the present value of the cost of $1 of impacts in 1 year is $1/1.03$, in 2 years is $1/1.03^2$, and in n years is $1/1.03^n$. This is plotted as the orange line in Figure 10.3, and it shows that, for example, the value to us today of $1 of climate damages in 50 years is $0.23 using a 3 percent discount rate (indicated by the orange dot in the figure).

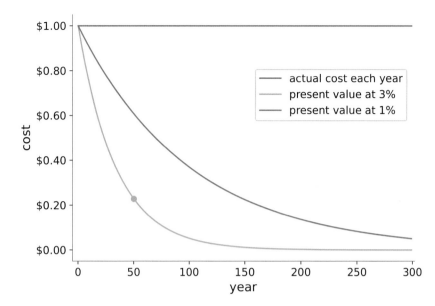

Figure 10.3 The present value of $1 of climate damages, as a function of the year the damages took place. The blue line is the actual value of the climate damages in each year, while the orange and green lines are the present value of those damages at a 3 and 1 percent discount rate. The orange dot shows that the present value of $1 of damage in 50 years is $0.23 when using a 3 percent discount rate.

The figure shows that, as the damages recede into the future, the present value of the damages declines rapidly. For the 3 percent discount rate, costs beyond about 100 years from now have a present value of nearly zero. Figure 10.3 also shows the present value using a 1 percent discount rate. For the 1 percent discount rate, the present value drops off more slowly, and damages in 300 years are making contributions to the present value.

We can calculate the total cost to us today from the emission of this tonne of carbon dioxide by summing the discounted costs for every year. This total cost is frequently referred to as the *social cost of carbon*, and in this simple example it equals $34 and $96 for the discount rates of 3 percent and 1 percent, respectively.

The social cost of carbon can be used to evaluate climate change policies. Imagine that a coal-fired power plant will release 1 million tonnes of carbon dioxide to the atmosphere during the coming year, after which it is scheduled to shut down. Now imagine that the local government can pay the utility that owns the power plant $30 million to shut down the plant now and replace it with wind energy (which produces no carbon dioxide). We can use the social cost of carbon to figure out if this is a good deal. If the social cost of carbon is, say, $36 per tonne, then the benefit from shutting down the coal plant today is $36 million. Thus, the benefit is more than the cost, so this tells us that the government should definitely pursue this plan.

10.5.1 The Obama Administration

Expert estimates of this quantity from the Obama administration are listed in Table 10.3. There are several things worth noting in this table. First, seemingly small changes in the discount rate lead to large changes in the social cost of carbon. This emphasizes the central role of the discount rate in the debate on climate change policy.

Table 10.3 Estimates by the Obama Administration of the social cost of carbon per tonne of carbon dioxide (in 2007 dollars) for different discount rates and for different year of emission.

The 5%, 3%, and 2.5% columns are the averages of the estimates from a large number of economic models; the 3%, 95th percentile column is the value exceeded by 5% of the estimates using a discount rate of 3%.

Year	Discount rate			
	5%	3%	2.5%	3%, 95th percentile
2020	$12	$42	$62	$123
2025	$14	$46	$68	$138
2030	$16	$50	$73	$152
2040	$21	$60	$84	$183
2050	$26	$69	$95	$212

Source: Technical Support Document: Technical Update of the Social Cost of Carbon for Regulatory Impact Analysis, Under Executive Order 12866 (https://obamawhitehouse.archives.gov/sites/default/files/omb/inforeg/scc-tsd-final-july-2015.pdf, retrieved May 14, 2020).

Second, the social cost of carbon rises throughout the twenty-first century. The reason for this is that damage from climate change is non-linear: each degree of warming produces more damage than the previous degree. Thus, as we add carbon dioxide to the atmosphere, the cost of the damage from each additional tonne is more than the cost from the previous tonne.

Third, the "3 percent, 95th percentile" column is the value exceeded by 5 percent of the estimates using a 3 percent discount rate. Comparing this to the 3 percent column, which is the average of all estimates using that discount rate, gives some idea of how wide the range of estimates is for a single discount rate. The large difference between these values says that, even at a single discount rate, there is a wide range of estimates of the social cost of carbon.

The wide range arises from the fact that putting a dollar price on the impacts of climate change requires a set of linked predictions, all of which are highly uncertain. We need to predict how the climate will change in individual regions, how the regional climate change will affect people and ecosystems, and how people and ecosystems will in turn adapt to these climate changes. Then, a dollar value must be assigned for the cost of the adaptation as well as the cost of changes that were not adapted to.

For some impacts, a dollar value is easy to assign. For the loss of goods and services sold on the open market (e.g., agricultural products, farmland, and coastal property), the market value can be used as an estimate of the value of their loss. Other impacts are much more difficult to value. A good example is the existence of polar bears. They have little market value, but (to me, at least) they do have social value – I believe that driving them to extinction would represent a loss to humanity. Most people would agree that there is some value in their continued existence, but there might be great disagreement over exactly how

Table 10.4 **Estimates from the Trump Administration of the social cost of carbon per tonne of carbon dioxide (in 2016 dollars) for different discount rates and for different year of emission.**

Year	7%	3%
2020	$1	$6
2025	$1	$7
2030	$1	$8
2040	$2	$9
2050	$2	$11

Source: Table 4-1 of Regulatory Impact Analysis for the Proposed Emission Guidelines for Greenhouse Gas Emissions from Existing Electric Utility Generating Units; Revisions to Emission Guideline Implementing Regulations; Revisions to New Source Review Program, EPA-452/R-18-006, August 2018 (www.epa.gov/sites/production/files/2018-08/documents/utilities_ria_proposed_ace_2018-08.pdf, retrieved May 14, 2020).

much. If economists simply ignore the value of things like polar bears, then they are implicitly assigning a value of zero to them. If they want to include these costs, on the other hand, they have to come up with some way to estimate a value that is fundamentally subjective and may vary from person to person and analysis to analysis.

The difficulty in calculating the overall costs of climate impacts is responsible for the large spread of estimates in Table 10.3. Despite the large range of estimates, however, there are a few things we can conclude with confidence:

(1) The social cost of carbon is not zero. Every credible economic analysis of climate change has found that there are costs from the emissions of greenhouse gases and the associated climate change.
(2) While there is uncertainty in our estimates of the social cost of carbon, very large costs cannot be ruled out. Such large costs are associated with the most dire climate change impacts, and this possibility drives much of the concern about the climate problem.

Despite the uncertainty in this quantity, regulators must nonetheless assign a single value for the social cost of carbon in order to use it in cost–benefit analyses and other regulatory decisions. In 2013, the Obama Administration selected $36 per tonne of carbon dioxide as the best estimate of the social cost of carbon.

10.5.2 The Trump Administration

The Trump Administration revised the social cost of carbon by making two different assumptions than were made by the Obama Administration: First, they used larger discount rates and, second, they only counted the costs associated with impacts occurring within the United States. Doing that yields estimates of the social cost of carbon as low as $1 per tonne (Table 10.4).

The argument in favor of using a discount rate of 7 percent is that this is more in-line with the rate of return from private investments. The rationale is that money spent on climate change will compete with private-sector investments, so using this discount rate ensures that climate change policies will generate a rate of return on their investment comparable to the private sector.

The problem with estimating the discount rate this way is that private investments typically cover short time horizons, at most a few decades – businesses simply do not make business decisions that extend for a century or more. The time scale of climate change, however, is intergenerational and covers centuries. On long time scales relevant for climate change, using a discount rate that businesses use for a decade or two produces dubious answers: At a discount rate of 7 percent, you would only pay $1 billion to head off $1 trillion of damages in 100 years. Using such a high discount rate effectively guarantees that we will choose to do nothing today about climate change. Which is, of course, the point.

As discussed in Subsection 10.4.2, the choice of a discount rate represents a philosophical view of how our economy and society should value costs and benefits over time. Most environmental economists who study the problem favor using lower discount rates, 1–4 percent, to account for the fact that costs and benefits of climate change occur over very long times (multi-decadal or centennial) that cover many generations of humanity.

Only counting impacts occurring in the United States is also problematic for two reasons. The first is practical: Given that we live in a global economy, climate impacts anywhere affect our economy and well-being. For example, China is an economic power and one of the major trading partners of the United States. If climate change caused economic and political instability there, the economic fallout would certainly affect the United States: Farmers in the Midwest would sell less to China, production in the many US companies that rely on supply lines that go through China would be disrupted, etc. The net impact would be higher prices for some things and collapsing markets for others – and the US economy would be worse off for it.

The second problem with only counting impacts in the United States is moral. It is certain that US emissions contribute to climate impacts everywhere on the Earth. Is it really acceptable for a nation to say, essentially, that they put zero value on harms they are imposing on other countries? To do that is (to me, at least) deeply problematic.

Ultimately, the choices made by any Presidential administration are political and designed to achieve their preferred outcome. For the Trump Administration, the choice of the very low social cost of carbon was designed to justify doing nothing about climate change and letting people in the future (including you and your kids) bear the brunt of the resulting unchecked climate impacts.

When the Biden Administration assumed power in early 2021, one of their first actions was to reinstate the Obama value of the social cost of carbon. This value is below the actual cost of emissions that many economists believe new research justifies, and the Administration has indicated that it is a temporary value to be used while a more complete analysis is done.

10.6 Chapter Summary

- Exponential growth means that the rate of growth is directly proportional to the present size. Anything growing at "x percent per year" is growing exponentially.
- A quantity P growing at r percent per year will grow to $P(1 + r/100)^n$ after n years. The time for a quantity growing exponentially to double is frequently referred to as the doubling time; it is approximately equal to $72/r$, and this shortcut is known as the "rule of 72."
- Exponential growth tends to be end-loaded, meaning most of the growth occurs at the end: 50 percent of the growth occurs during the last doubling period, and 97 percent of the growth occurs during the last five doubling periods.
- People are very bad at intuitively understanding the consequences of exponential growth. When things are growing exponentially, disaster is frequently closer than you think.
- In general, money in the future is worth less than money today. Discounting refers to the process of accounting for this by calculating the present value of some future expense or benefit. Such calculations require a discount rate, which is the rate at which money loses value in the future.
- The discount rate is determined by two judgments: the time discount rate, which is our preference for consuming now rather than later, and the growth discount rate, which reflects the fact that future generations are expected to be richer so they can pay a bigger share of the costs. Economists disagree over what discount rate we should use.
- The social cost of carbon is the cost, discounted to today, of the future impacts due to the emission of 1 tonne of carbon dioxide to the atmosphere. It can be used to evaluate different climate policies by estimating the cost to our economy of carbon dioxide emissions in different policies.
- The social cost of carbon is a highly uncertain quantity, due to uncertainty in the discount rate and difficulty in assessing the monetary value of climate change impacts. Despite the uncertainty, we can be confident that there are net costs to climate change, and these costs could potentially be very large. In 2013, the Obama Administration selected a value of $36 per tonne of carbon as our best estimate of the social cost of carbon.
- The Trump Administration came up with much lower values of the social cost of carbon by using a higher discount rate (7 percent) and by only counting climate impacts in the United States.

See www.andrewdessler.com/chapter10 for additional resources for this chapter.

TERMS

Discounting
Discount rate
Doubling time

Exponential growth
Growth discounting
Interest rate
Malthus, Thomas
Present value
Rule of 72
Social cost of carbon
Time discounting

PROBLEMS

1. You invest $1 at a 10 percent interest rate for 50 years.
   (a) Use Equation 10.1 to calculate how much you have after 50 years.
   (b) How many doubling periods does the investment experience?
   (c) Use Equation 10.2 to calculate how much you have after 50 years.
2. You invest $50 at a 7 percent interest rate for 30 years.
   (a) Use Equation 10.1 to calculate how much you have after 30 years.
   (b) How many doubling periods does the investment experience?
   (c) Use Equation 10.2 to calculate how much you have after 30 years.
3. (a) How many doubling periods do you have to wait for 1 cent to grow to $100 trillion? (Calculate to the nearest integer.)
   (b) At an interest rate of 7 percent, about how long does it take for that many doublings to occur?
4. Would you rather pay $1 trillion dollars of damages from and adaptation to climate damage in 50 years or pay $50 billion dollars today to reduce emissions and avoid the climate change? Use discount rates of 1 percent, 2 percent, 4 percent, 6 percent, and 8 percent.
5. You go into a big-box electronics store to buy a flat-screen television. You have two options: pay $1,400 today or $1,450 in 1 year. Which do you choose? You have to estimate a discount rate to do this. How did you choose your discount rate?
6. Lotteries often give you the option of taking a lump-sum payment now or a fixed amount every year for, say, 25 years. For this question, assume that the lump-sum payment is $3 million, and the yearly payments are $250,000 each year for 25 years. The first payment is made immediately, so it is not discounted, and subsequent payments are made every year thereafter. You may have to use a spreadsheet program like Excel to do this.
   (a) Find the discount rate where the present value of the 25-year cash stream is equal to the lump-sum payment.
   (b) If your discount rate is higher than this, should you take the lump-sum payment or the period payments?

7. In the National Football League draft, a pick in this year's draft is worth a pick in a lower round in a future draft (e.g., you might trade a second-round pick in this year's draft for a first-round pick in next year's draft). Explain how this is consistent with the concept of discounting.

8. (a) Imagine you have a dollar bill. If you double it, you have two bills. If you double again, you have four bills. If you double again, you have eight bills, and so on. Given that a bill is 0.1 mm thick, how many doublings do you have to go through before you have a stack that reaches from the Earth to the Moon? (The Moon is 360,000 km away.)

   (b) How many doublings do you need to get a stack that goes halfway to the Moon?

   (c) How many doublings do you need to get 1 percent of the way to the Moon?

9. (a) Consider the choice between paying $10 million today to reduce emissions that cause climate change or $1 billion in 100 years to adapt to a changing climate. What would the discount rate have to be in order for these two choices to be equal?

   (b) Using that same discount rate, what would be your preference if the expense was in 50 years instead of 100?

10. You are inside the Houston Astrodome, in the rafters just below the roof, 160 ft above the field. A wizard puts a tiny magic drop of water on the pitcher's mound, and the drop starts doubling every minute. After 100 minutes, there is 5 ft of water on the field, and the depth doubles every minute. How many more minutes do you have before the water reaches you?

11. Calculating the cost of climate change.

   (a) If GDP per person (the affluence term in the IPAT relation) grows at 3 percent per year, how many times larger than today will it be after 100 years?

   (b) Imagine that addressing climate change reduces economic growth from 3 percent to 2.9 percent over the century. How much smaller is our GDP per person in 100 years?

   (c) How many additional years of growth at 2.9 percent need to occur until the GDP per person is as large as 100 years of growth at 3 percent?

   (d) Put yourself in the shoes of a future citizen: Given how much richer people will be in 100 years (that is the answer to part (a)), should we be concerned about the loss of wealth due to a reduction in growth from 3 percent to 2.9 percent that we calculated in part (b)?

12. Imagine that you can save the polar bears if you pay a fee every year. If you do not pay the fee, they go extinct. How much would you pay each year to keep polar bears alive?

13. Imagine that there are 1,000 people in the world infected with coronavirus. If the doubling time for coronavirus is 3 days, how many days until the entire world is infected? Assume there are 7.8 billion people in the world.

14. Imagine that there are 1,000 people in the world infected with coronavirus. We're going to estimate how the number of infections increases for doubling times of 2.5 and 5 days.

   (a) Before doing any calculations, what does your intuition tell you about how different the number of infections will be after 50 days for these two doubling rates? Make a guess as to how many more will be infected when the doubling time is 2.5 days.

(b) Calculate how many people are infected after 50 days if the doubling time is 2.5 days.

(c) Calculate how many people are infected after 50 days if the doubling time is 5 days.

(d) Was your intuition in part (a) accurate?

15. Figure 8.2 showed growth of the drivers of emissions under the various SSPs. For the low-growth SSP3, the affluence term increases from about $10,000 per person to $22,000 per person between 2010 and 2100. For the high-growth SSP5 scenario, it increases from $10,000 per person to $138,000 per person. Estimate the rate of growth of affluence (percent per year) in these two scenarios.

11   Fundamentals of Climate Change Policy

In the previous chapters of this book, we have seen that (1) the Earth is warming, (2) human activities are the dominant cause, (3) warming over the next century will likely be a few degrees Celsius, and (4) such warming carries with it a risk of serious, perhaps even catastrophic, impacts for humans and the planet's ecosystems.

Given those facts, what shall we do about climate change? Science, it turns out, is just one of several factors needed to answer this question. Deciding what to do also requires information about the options available to us to respond to climate change, and the costs, benefits, and risks of each option. We should also consider the moral implications of each policy. In this chapter, I will outline the various options available to us to address climate change.

Our responses to climate change can be broadly split into four categories: adaptation, mitigation, solar radiation management, and carbon dioxide removal. *Adaptation* means responding to the negative impacts of climate change, which we touched briefly on in Chapter 9. If climate change causes sea-level rise, an adaptive response to this impact would be to build seawalls or relocate communities away from the encroaching sea. *Mitigation* refers to policies that avoid climate change in the first place, thereby preventing impacts such as sea-level rise from occurring. This is accomplished by reducing emissions of greenhouse gases, usually through policies that encourage the transition from fossil fuels to energy sources that do not emit greenhouse gases.

Solar radiation management refers to active manipulation of the climate system in order to reduce E_{in}, the amount of sunlight being absorbed by the Earth system. If our society continues adding greenhouse gases to the atmosphere, but the amount of sunlight absorbed by the climate system is reduced at a carefully calibrated rate that cancels the increase in greenhouse gases, we could stabilize the global-average climate despite continuing emissions of greenhouse gases.

Carbon dioxide removal refers to active manipulation of the carbon cycle in order to hasten the removal of carbon dioxide from the atmosphere. Under this approach, our society would remove carbon dioxide from the atmosphere as fast as (or even faster than) humans are adding it. This would prevent the amount of greenhouse gases in our atmosphere from increasing, despite continuing emissions, thereby slowing, stopping, or even reversing the warming trend. In the rest of this chapter, we explore these options in detail.

11.1 Adaptation

As we saw in Chapter 2, climate change is already happening, and even under the most optimistic scenario examined in Chapter 8, the climate will continue changing for decades.

To the extent that we do not avoid climate change, we need to adapt to it. Thus, adaptation necessarily *must* be part of our response to climate change. We first discussed adaptation in Subsection 9.3.2, and you may want to review that material if you've forgotten it.

When considering to what extent we should rely on adaptation, we need to first decide how much we want the government involved. At one limit, the government can do nothing and leave it up to individuals to decide how to adapt. If climate changes in agricultural areas, for example, farmers will not just sit there and go bankrupt. Rather, they will take actions necessary to continue farming. For example, they can change farming practices by switching to drought-resistant varietals, add infrastructure to irrigate their fields more effectively, or take any number of similar actions to adjust to the realities of a new climate.

While leaving adaptation up to the individual may be attractive to small-government devotees, it has the significant disadvantage that many adaptive responses take enormous resources or require large-scale societal coordination. Consider, for example, building a seawall. No single individual can build a seawall to protect just their house. Effective seawalls cover an entire community and therefore require consensus from that community on whether to make that significant investment.

Because of this, many of our possible adaptive responses require a significant role to be played by the government. There is a clear need for the government in organizing decisions as well as in providing money and technical expertise. If the government does nothing and leaves adaptation up to individuals, that will severely limit the options people have to adapt. If you live in New Orleans, for example, and the government does not help build flood infrastructure like levees, it would limit your options to moving out of the city or to staying there and trying to protect your individual house (e.g., by raising it), or not doing anything and living under constant threat of being flooded.

Because of this, it is generally agreed that effective adaptation requires involvement of national governments and international institutions, particularly by providing financial resources. And such national or international assistance to a local community often makes sense. If sea-level rise submerges Miami and the resulting economic disruption hurts the entire US economy, then the US federal government might be justified in paying for seawalls to prevent that from happening. Or if climate impacts in India threaten to destabilize the world economy, international assistance to help India deal with the impacts may be appropriate.

In addition to direct aid, governments can also implement regulations to encourage citizens to adapt to a changing climate. Regulations promoting water conservation, for example, would help communities adapt to decreased freshwater availability caused by climate change. Governments can also eliminate existing regulations that encourage us to be poorly adapted to the present climate and that increase our vulnerability to climate change. A good example is flood insurance. People love to build houses near bodies of water, such as the ocean. However, the downside of this is that flooding may occasionally destroy their houses. Without flood insurance, many people would find it too risky to build in flood-prone areas because they could not afford to have their house destroyed. With flood insurance, however, people can afford to live in flood-prone areas; if their houses are

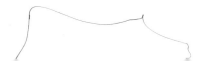

destroyed by flood, the insurance covers the loss. In this way, flood insurance actually encourages people to build where it is going to flood.

A third way in which government policy can facilitate adaptation is by providing reliable information about climate change. Telling people that the parcel of land they're considering building a house on will likely flood in the next few decades may convince them to build elsewhere. Such information would help people plan for climate change and adapt in advance rather than waiting for disaster to strike and then dealing with climate change. The government can also provide information and technical assistance about possible responses to climate change – e.g., helping a farmer find a drought-resistant variety that is better adapted to a drier climate.

Because many adaptive responses require large resources, the poorest and most vulnerable are also the least able to adapt. While a rich country, like the United States, has resources to build seawalls around vulnerable cities, poorer countries do not. Those countries – whose citizens live on a few dollars a day – are often unable to provide sufficient resources for their citizens today and have no ability to spend money on climate infrastructure.

Even within a rich society, the ability to adapt to the impacts of climate change can vary strongly between the richest and poorest. This was ably demonstrated when Hurricane Katrina hit New Orleans in 2005. When the storm hit, the wealthier residents of New Orleans, those with resources such as credit cards and automobiles, simply left town. The poorest residents of the city, who lacked resources to evacuate, were stranded in New Orleans and made up the vast majority of those killed.

Once the storm passed, the wealthier residents of New Orleans had the resources to reconstruct their lives – either to return and rebuild or to start anew somewhere else. The poorer residents had to rely on government assistance. Because the United States is rich, it was able to provide assistance such as money and temporary housing that kept Katrina from being the much larger humanitarian disaster it would have been for a poorer country.

We also see connections between vulnerability and wealth in two recent earthquakes. In early 2010, a magnitude-7.0 earthquake ravaged Haiti. It killed more than 200,000 people, made 1 million people homeless, and heavily damaged much of the country's built structures. A few weeks later, a magnitude-8.8 earthquake hit Chile. Although this earthquake was 500 times stronger, it killed just a few hundred people. Much of the difference in death toll can be attributed to Chile's greater wealth. Richer countries have the luxury of spending more money on infrastructure, so buildings in Chile were built to more stringent standards, and most did not collapse during the quake.

This means that relying primarily on adaptation as our response to climate change presents us with a difficult reality. The world's richest citizens may be able to adapt to climate change, but the global poor almost certainly cannot. This in turn means that adaptation fails a fundamental fairness test. The world's rich economies have built their wealth by consuming vast amounts of energy, which means that these economies are responsible for most of the global warming over the past two centuries. Yet their very richness allows these countries to deal most effectively with the impacts. The poorest countries in the world are responsible for very little climate change, yet they are least capable of dealing with the impacts.

One solution is for the rich world to help the poor world adapt by giving them resources to adapt. While many of the world's rich countries do give aid to poorer countries, evidence suggests that the rich may not be willing to give enough to help the poor successfully adapt. For example, in 2019 both the US and Australian governments refused to contribute to the international Green Climate Fund, which funds adaptation efforts in poor countries. If the rich world does not help the poor adapt, then a policy that relies on adaptation as our principal response to climate change would abandon the poorest people in the world to the impacts of climate change that they did not cause. The net result of that would be large-scale suffering.

It is worth pointing out that much of what I wrote above depends on your definition of "successful" adaptation. If you define successful adaptation as minimal survival of the human species, then humans can successfully adapt to almost any climate change. After all, we are a resilient species, and it is hard to believe that any climate change will lead to our extinction.

A more realistic standard of success is maintenance of our standard of living as measured by some statistic such as GDP. It seems likely that this is attainable by the rich world if the warming is in the bottom half of the range predicted for the twenty-first century (Figure 8.4). But if warming is in the upper range of predicted warming, then it is very possible that the cost of adapting could significantly impoverish even today's richest countries.

The most expansive definition of adaptation is keeping the world looking pretty much the way it does today, with the same distributions of ecosystems that we have today. If that's your standard of adaptation, then I have some bad news for you – that ship has sailed. Even with the 1°C of warming we already have, we can see the planet changing in important ways. By the time many of you retire, some parts of the planet, particularly those at high latitudes, may be nearly unrecognizable.

The bottom line on adaptation: Because some future climate change is unavoidable, adaptation must be part of our response. But relying primarily on adaptation is problematic because adaptation requires resources, and many of the world's poorest inhabitants have few resources and therefore little ability to adapt. As a result, even low-to-moderate climate change will impose harsh impacts on the world's poor. Many view this as morally unacceptable because the world's poor have contributed little to the problem of climate change.

Rich countries have more resources to address the problem, and for low-to-moderate climate change they may well be able to successfully adapt. But if climate change is at the upper end of the range of predictions discussed in Chapter 8, even rich countries may not have enough resources to adapt. Thus, relying primarily on adaptation as our response to climate change is a titanic gamble for the rich that climate change over the next century will not be severe. For the poor, it is no gamble at all – climate change will impose significant hardships.

Clearly, we should aim to keep future warming as low as possible. In the next section, we talk about how we can accomplish that.

11.2 Mitigation

11.2.1 How to Mitigate Climate Change

Mitigation refers to reductions in emissions of carbon dioxide and other greenhouse gases, thereby preventing the climate from changing in the first place. Because relying entirely on adaptation is a risky strategy, most policymakers view mitigation as the centerpiece of any realistic climate change policy. There are several approaches that could be used to reduce emissions, and I discuss the range of available options in this section.

In Chapter 8, we explored the factors that control emissions of greenhouse gases: population, affluence, and technology. Thus, we can recast the problem of reducing emissions into the problem of reducing one or more of these factors until emissions reach a desired value. The first factor is the world's population. With fewer people on the planet consuming goods and services, emissions would certainly decrease. Some societies have already implemented policies to actively influence the size of their population. China, for example, adopted a "one-child policy," which limits the number of children a family can have to one, although there are many exemptions. This policy has significantly reduced China's population growth rate, although the total population is still increasing.

Reducing emissions through population control would require more than just a reduction in the rate of population growth – it would require a significant reduction in the actual number of people on the planet. Such an effort would conflict with deeply held religious, social, and cultural traditions surrounding reproduction and family size in many countries. It also creates other demographic and societal problems, as China has discovered in response to its one-child policy. As a result, efforts to combat climate change by using policies explicitly targeted at reducing the Earth's population are viewed as politically impossible, and there are no serious discussions of this approach.

A second option is to reduce the world's consumption of goods and services. If each person consumed less, the amount of energy consumed, and therefore emissions, would decrease. Like population, solving the climate problem by reducing consumption would require not just stopping growth of consumption but deep reductions in it. There are several problems with solving climate change this way. First is a political problem – people equate consumption with well-being. That is why all politicians strive for increased consumption (which they call economic growth), and no politician who wants to keep their job would agree to a policy that steeply reduces it. Thus, reducing consumption is something that most countries simply will not agree to.

Then there are the 2 billion or so of the world's poorest inhabitants who live in extreme poverty, on just a few dollars per day. These people do not have the basic necessities of life – food, clean water, shelter – and lifting them out of poverty requires economic growth, meaning increased consumption. Efforts to limit consumption to address climate change might mean preventing these people from escaping poverty. Such an outcome is viewed as morally unacceptable: We cannot solve climate change on the backs of the world's poorest people.

Thus, like population control, there are no serious efforts to address climate change by reducing the world's level of consumption. The rich world does not want to do it, and it is ethically problematic to impose such a policy on the world's poor.

If neither population nor consumption has any chance of being reduced, then by process of elimination it is the technology term, also referred to as the greenhouse-gas intensity, which must be reduced in order to reduce emissions. As I discussed in Chapter 8, the technology term is a measure of how much greenhouse gas is emitted per dollar of GDP, which itself can be broken into two constituent terms: The energy intensity, a measure of how much energy it takes to generate a dollar of GDP (J/$), and the carbon intensity, a measure of how much greenhouse gas is emitted to generate a joule of energy (CO_2/J). If your memory of this is hazy, you may want to review Chapter 8.

Reducing greenhouse-gas intensity therefore requires reducing energy intensity, carbon intensity, or both. Energy intensity is determined to a large extent by the efficiency with which the economy uses energy. Today's society wastes a tremendous amount of energy, and improving our energy efficiency would not only reduce our emissions of carbon dioxide but would have many co-benefits, such as saving us money. Because of the co-benefits, energy-efficiency improvements would make sense even if climate change were not a problem.

Can efficiency improvements lead to large enough reductions? Probably not. Historically, energy intensity has decreased at 1–2 percent per year. This can likely be maintained, and some improvement may be possible, but, as we will see in Chapter 14, such a rate of decline of energy intensity will not generate the required reduction in emissions. So although improvements in energy efficiency can contribute to emissions reductions and are something we should be doing now, they are likely only going to play a supporting role in solving the climate problem.

11.2.2 Technologies to Reduce Carbon Intensity

We therefore conclude that it is reductions in the carbon intensity term, the amount of carbon dioxide emitted per joule of energy generated, that are required to solve the climate problem. Reducing carbon intensity is code for switching from fossil fuels to energy sources that do not release greenhouse gases – often referred to as *carbon-free* or *climate-safe* energy sources. These include nuclear energy, carbon capture and sequestration, and energy sources known as *renewable energy*, because these energy sources are not depleted when utilized: primarily hydroelectric, solar, wind, geothermal, and biomass energy.

Solar energy is one of the most frequently discussed renewable energy sources. There are actually two different ways to generate energy from sunlight: solar photovoltaic or solar thermal methods. Photovoltaic energy is the most common form of solar energy, and you can see it in operation in the form of solar panels located on houses or other buildings. It takes advantage of the fact that, when exposed to light, certain materials generate electricity. Solar thermal energy, in contrast, uses mirrors to concentrate sunlight on a working fluid (such as an oil, molten salt, or water), heating it to several hundred degrees Celsius. This hot fluid boils water and generates high-pressure steam that is used to turn a generator, producing electricity.

Solar energy is in many respects the Holy Grail of renewable energy. As we calculated in Chapter 4, the amount of solar energy falling on the planet is staggering – more than 100,000 TW. This is an enormous amount of energy compared to the amount humans consume, about 15 TW. One issue with solar is the area required. Taking into account the intermittency and other efficiency issues, solar energy can supply power at a level of approximately 10–20 W/m^2. To satisfy all human energy needs would therefore require roughly 1 million km^2 to be covered with solar energy collectors – a square 1,000 km on a side – corresponding to 0.2 percent of the Earth's surface. Although this is a large area, it is comparable to the total area covered by cities, so there is no reason to believe that it is impossible for humans to construct the number of collectors needed for that much solar energy.

Another frequently mentioned renewable energy source is wind. This is a mature technology – the Dutch have been using wind energy for hundreds of years to do useful work, such as pumping water. Today's electricity-generating windmills, usually referred to as wind turbines, are quite a bit larger and more sophisticated. These wind turbines get larger every year, but when this was written in 2020, the largest ones had rotors that were 160 m in diameter – nearly two football fields. A single one of these wind turbines can generate as much as 10 MW of power, so that a few hundred are equivalent to a conventional fossil fueled power plant. Technological development of wind turbines is rapid, so, by the time you read this, wind turbines may be even larger and more powerful.

Taking into account the intermittency of wind, satisfying human energy requirements would require wind farms containing a few million wind turbines. It should be noted that putting up wind turbines does not preclude using the land simultaneously for other activities, such as agriculture. One of the most promising places to put wind turbines is offshore. Such installations require no land at all, and the wind blows more consistently offshore, so intermittency is less of an issue than for land-based wind.

Wind and solar energy have been growing rapidly over the recent past and are emerging as important contributors to our energy supply. The price of these energy sources has declined rapidly over the years, and they are competitive with or even cheaper than conventional fossil fuel energy in many places. There is no question that this trend will continue, and wind and solar will become a bigger part of our energy mix.

There are, however, problems with the large-scale adoption of solar and wind energy. The primary one is intermittency – the Sun shines only during daytime and when not obscured by clouds, and the wind speed varies with meteorological conditions. But people want energy when they flip the switch, so wind and solar need to be combined with other technologies to ensure that power is always available.

Biomass energy is another renewable option; it refers to the process of growing crops and then burning them to yield energy. Because the carbon dioxide released from burning biomass was absorbed from the atmosphere during the growth of the plant, there is no long-term increase in carbon dioxide in the atmosphere. It is an intuitively attractive energy source, but there are several issues that must be considered. First, the rate of photosynthesis limits the power generated by biomass to roughly 0.6 W/m^2 of farmed land. Thus, to generate 15 TW would require that 15 percent or so of the land surface be devoted to growing biomass for energy – comparable to the area under cultivation today.

The enormous land requirement is problematic. We know from experience that much of the additional land will come from clearing forest. This deforestation releases carbon dioxide into the atmosphere, and it causes a host of other local environmental impacts, such as loss of native biodiversity and ecosystem degradation. The second problem is that the farming methods used to grow the biomass have to be carefully considered. Production of fertilizer, for example, requires large inputs of energy, usually from fossil fuels. If fertilizer is used in the growth of the biomass, it might take as much fossil fuel energy to grow the biomass as is saved by substituting the biomass for fossil fuels.

Finally, it is becoming clear that using food, such as corn, as feedstock for biomass energy stresses the food supply. In particular, the increased competition for food raises food prices, an impact disproportionately felt by the poor. The hope is that a technological breakthrough will allow us to produce energy from waste biomass that does not have other uses, such as the waste from corn processing (corn stalks and corn cobs) or cellulosic biomass such as switch grass. Many scientists are currently working on methods to produce biomass energy from these waste sources. Despite these difficulties, biomass, particularly in the form of corn-based ethanol, already provides a few percent of US motor fuels.

Biomass energy systems are a promising technology, but any biomass system must be carefully constructed from end to end to ensure that carbon emissions are actually reduced (e.g., limiting how much fertilizer is used, and where the land comes from). In addition, new technologies that allow biomass energy to be extracted from non-food biomass must be developed. Thus, large-scale biomass energy production may be further in the future than more mature renewable technologies.

Hydroelectric energy is generated when water running through a dam spins turbines and generates electricity. It is the most widespread renewable energy source in the world today, providing 16 percent of the world's electricity. Despite the many advantages of this energy source, it seems unlikely that it can be greatly expanded. Many of the world's big rivers are already dammed, and new dams often cause local environmental problems that generate significant local political opposition.

One of the most contentious options for reducing greenhouse-gas emissions is nuclear energy. Currently, nuclear reactors generate nearly 16 percent of the world's electricity. Although nuclear energy is not technically a renewable energy source, with the technology to recycle and reprocess spent nuclear fuel, there are centuries' worth of uranium in the ground, even assuming a massive expansion of the world's nuclear generation capacity. Nuclear is a mature technology, so there is no question about its technical feasibility.

Opponents of nuclear energy make several arguments against this form of energy. The first is reactor safety, a problem dramatically demonstrated by the 1986 meltdown of a reactor at Chernobyl, during which errors by the operators caused an explosion and fire in a nuclear reactor, or the explosions at a reactor in Fukushima, Japan in 2011, after a tsunami damaged the plant. Releases of radioactivity in both accidents resulted in environmental catastrophes in the regions around the reactors. In addition, nuclear power plants present attractive targets to terrorists – as anyone who's ever seen an episode of the TV show *24* will understand – and the prospect of an attack large enough to breach the reactor core and release its radioactive contents to the atmosphere is truly scary.

Another problem is nuclear waste, which is what comes out of the reactor after the nuclear fuel is burned. This waste is extraordinarily radioactive, and it must be safely isolated for tens of thousands of years. If it were released accidentally, or intentionally in a so-called dirty bomb, the resulting harm in both human cost and ecological damage could be massive. One way to reduce the quantity of waste is to reprocess the fuel, in which usable isotopes of plutonium and uranium are removed and converted back into fuel for another trip through the reactor. Even with reprocessing, though, some waste must be stored for a very long time – and most people do not want the waste to be stored near them.

This leads us to the problem of proliferation. A nuclear bomb requires only a few kilograms of uranium or plutonium. As reactor fuel is mined, enriched, and reprocessed, there exists the possibility that small amounts of bomb-grade uranium or plutonium could be diverted with the intent of building a nuclear bomb. The diversion could occur by theft from a legitimate nuclear program, or it could be the explicit (but unstated) goal of a country's nuclear power program. The net result would be a nuclear weapon in the hands of terrorists or rogue nation, which would present a significant security threat to the rest of the world. This is why the United States and many other countries are opposed to Iran's development of a nuclear energy program.

Finally, there is the cost. Although nuclear power plants are relatively cheap to run, they are extraordinarily expensive to build. This is one of the primary reasons that no new nuclear power plants have been built in the United States in several decades. It may be that nuclear energy cannot be widely deployed without the government playing a key role in financing the construction.

A final option to generate energy without emitting carbon dioxide to the atmosphere is known as *carbon capture and storage*, also known by its initials CCS, or *carbon sequestration*. This refers to a process by which fossil fuels are burned in such a way that the carbon dioxide generated is not vented to the atmosphere. Rather, the carbon dioxide is captured and placed in long-term storage. CCS is a climate-safe technology but is not renewable (because you are ultimately just burning fossil fuels).

CCS is almost always used in combination with coal combustion because coal is abundant and produces large amounts of carbon dioxide per joule of energy. An example of a CCS technology is to expose the coal to steam and carefully controlled amounts of air or oxygen under high temperatures and pressures. Under these conditions, atoms in coal break apart and react with the water vapor, producing a mixture of hydrogen, carbon dioxide, and several other gases. The carbon dioxide is separated out, and the other gases are burned in order to generate electricity.

Once captured, the carbon dioxide must be stored. The most promising place to store the carbon dioxide is to inject it deep underground into porous sedimentary rocks, which are widely distributed around the world. Particularly promising sites include depleted oil and gas fields, unminable coal beds, or deep saline formations. This process is technically feasible and would use many of the same technologies that have been developed by the oil and gas industry to enhance the recovery of oil from aging fields. The capacity of these rocks is large enough that they could conceivably hold all of the carbon emitted by human activities.

Using available technology, approximately 85 to 95 percent of the carbon dioxide produced can be captured. This comes at a price, however. A power plant equipped with a CCS system would need to divert 10 to 40 percent of the energy generated into capturing and storing the carbon. Thus, adding CCS would add a few cents per kilowatt-hour of electricity (onto a price in the United States of 10 to 20 cents per kilowatt-hour).

The world has copious reserves of coal, and in our never-ending quest for power, this coal may eventually be burned. CCS may be the only way to both burn this coal and avoid climate change. However, although CCS is a promising technology, no large power plant using CCS has ever been built, so the approach remains unproven.

Finally, the climate-safe energy discussed in this section is not an exhaustive list. There are other energy sources not discussed, such as geothermal, that may turn out to be important, especially in some locations.

Given the abundant resources and rapid technological development, it seems likely that we will eventually be mainly powered by solar and wind energy. As mentioned above, the main issue is intermittency – there will be times when neither is generating as much power as is required.

There are several different ways to ensure the reliable 24-hour availability of power that consumers expect. One way is to store energy, which would allow energy generated at one time to be sent to consumers at some later point in time. To do this, you could do something obvious, like build an industrial-scale battery. There are also less obvious solutions, such as making hydrogen (by splitting water molecules) when excess energy is available, storing the hydrogen, and then converting the hydrogen back to electricity by burning it when the electricity is needed.

Another way to solve intermittency is to build more long-distance transmission capacity. While the Sun may not be shining where you are, or the wind blowing, the Sun is always shining and the wind is always blowing somewhere. If we could transmit power long distances, then even if no renewable energy was being generated in your vicinity, you could still have access to renewable energy.

Intermittency also becomes a much smaller problem if a fraction of our energy mix is dispatchable carbon-safe energy. Dispatchable power refers to energy sources that are available at any time and can be dispatched at the request of the electric grid operators. This includes always-on energy sources like hydroelectric, geothermal, or nuclear. The combination of solar and wind energy, energy storage, an enhanced grid, and dispatchable climate-safe energy would allow us to move entirely away from fossil fuel energy in our energy system.

11.2.3 Time Scale of Mitigation

It is very important to realize that, once you start mitigating, you may not see results for decades. This occurs because the lifetime of carbon dioxide is so long that carbon dioxide is essentially just accumulating in the atmosphere. It can therefore take a while for changes in emissions of carbon dioxide to significantly change the amount of carbon dioxide in the atmosphere and for this to then show up in the global temperature. For example, Figure 8.4 showed that temperatures predicted for the various emissions scenarios do not diverge until around 2050, despite the fact that emissions in the scenarios diverged decades earlier (Figure 8.2).

Because of this, mitigation requires costs now to derive benefits several decades in the future. Humans are terrible at these kinds of trade-offs and frequently avoid taking prudent actions now even when they know they'll suffer much worse repercussions later if they don't. In this case, convincing people to take action on climate when the benefits are decades away is a steep political challenge. That's especially true when many of the people being asked to pay to mitigate will not live to benefit from the reduced temperatures later.

The bottom line on mitigation: Almost everyone agrees that mitigation should be the centerpiece of our efforts to avoid dangerous climate change. Although there are many ways to reduce emissions, the only practical way is to reduce our carbon intensity by rebuilding our energy system to primarily use climate-safe energy sources instead of fossil fuels. These climate-safe energy sources will certainly include wind and solar, but also may include nuclear, carbon sequestration, biomass, and others.

11.3   Solar Radiation Management

The final two solutions to the climate change problem, solar radiation management and carbon dioxide removal, involve actively manipulating the climate system in order to stop the climate from changing. Their basic premise is that we could continue burning fossil fuels and emitting carbon dioxide into the atmosphere but make other changes to the Earth system that effectively canceled these emissions.

These two responses are sometimes lumped together and referred to as *geoengineering*, climate engineering, or climate intervention. However, I've concluded that there are enough differences between them that they belong in separate categories. In this section, I'll focus on *solar radiation management*. This term describes efforts to engineer a reduction in the amount of solar energy absorbed by the Earth, E_{in}. If done in a carefully calibrated manner, this would cancel the increase in greenhouse gases in our atmosphere, which would stabilize the climate.

Since $E_{in} = S(1-\alpha)/4$, where S is the solar constant and α is the albedo (if you do not remember this, you should review Chapter 4), we can reduce E_{in} by either decreasing S or increasing α. Decreasing S, while not impossible,[1] is hard, so most solar radiation

---

[1] Some people advocate putting mirrors in space between the Earth and Sun to reflect away a small fraction of incoming solar energy.

management schemes aim to increase the Earth's albedo. The most frequently discussed way to do this is to inject aerosols into the atmosphere (aerosols are solid or liquid particles that are so small that they have negligible fall speed; they were discussed extensively in Chapter 6).

One way to do this is to inject sulfur dioxide (SO_2) into the stratosphere. Once in the stratosphere, this gas reacts with water vapor to form sulfate aerosols. These aerosols reflect sunlight back to space, thereby increasing the albedo of the Earth and leading to cooling. Injection of sulfur into the stratosphere is the same mechanism by which volcanic eruptions cool the planet.

Another option is to increase the reflectivity of low clouds. As discussed in Chapter 6, the size of the cloud droplets determines how white a cloud is, with smaller cloud droplets making a cloud whiter and more reflective. This is the same reason that powdered sugar, which is made up of small particles, appears whiter than chemically identical table sugar. Thus, if we could somehow make the particles in clouds smaller, clouds would become more reflective and raise the albedo of the Earth.

One way to do this is to release cloud condensation nuclei (CCN) into the clouds (CCN were discussed in Subsection 6.2.2). These nuclei serve as seeds that cloud droplets form around. By adding them to clouds, we increase the total number of droplets in the cloud. Because the total water contained in a cloud is basically fixed, this makes the cloud contain more, but smaller, particles. This effect can be seen in ship tracks (Figure 6.6), which are clouds brightened when particles in the exhaust from ships' diesel engines are transported into low-level clouds.

The physics supporting these suggestions is robust, and we have high confidence that these schemes, carried out at sufficiently large scale, would cool the planet. Additionally, solar radiation management approaches have two other distinct advantages. First, once implemented, temperatures will react immediately. This contrasts favorably with mitigation, for which emissions reductions must begin now in order to head off climate changes that will occur in 50 to 100 years. Second, they will be relatively inexpensive, with costs of perhaps $10 billion per year to offset the radiative forcing from human emissions. For this same amount, you could get one nuclear power plant, which would make a very small dent in emissions.

There are, however, important disadvantages with solar radiation management. The first is that these schemes focus primarily on temperature, but temperature increases are only one of many impacts associated with climate change – and perhaps not even the most important. We know, for example, that some of the carbon dioxide released into the atmosphere ends up in the ocean, resulting in ocean acidification. Solar radiation management schemes do nothing to address this impact of continued carbon dioxide emissions.

Moreover, solar radiation management schemes may create other problems. The 1991 eruption of Mount Pinatubo, for example, which cooled the climate by several tenths of a degree, also led to substantial changes in global precipitation patterns and an increase in the incidence of drought in some regions. We can therefore expect that solar radiation management schemes would also lead to changes in the amount and distribution of global precipitation. Whether these changes would be better or worse than climate change is a question whose answer is not clear.

And there are important political problems with this approach. Imagine that a few rich countries in the world (e.g., the United States and Europe) got together to inject sulfur into the stratosphere to cool the planet. Then, China or India experienced a severe drought. Whether the sulfur injection caused that drought or not, the citizens of the countries affected might well believe that it did and insist that their governments take action to stop the sulfur injection. This would lead to a great amount of political tension, possibly even the abandonment of the geoengineering effort. In the worst case, geoengineering by a group of countries might be considered an act of war by another group of countries that suffered some type of weather-related injury at the same time.

The lifetime of aerosols in the atmosphere is a few weeks to a few years. That means that solar radiation management must be continuous. If we ever stopped injecting aerosols into the atmosphere, the atmosphere would clear in a short time and the Earth's albedo would rapidly decrease. This could lead to a rapid rise in the Earth's temperature over the following decade or two – which would lead to terrible impacts. In fact, it would likely be far worse than if we had never started solar radiation management. Thus, once you start solar radiation management, it is difficult to stop.

The bottom line on solar radiation management: This is an appealing but risky approach to dealing with climate change. We have high confidence that we could do it, and it could be implemented quickly and at reasonable cost. However, it would not counteract all impacts of climate change, and it would also present important global governance problems. It could also create new, unforeseen environmental problems. Finally, once the world starts solar radiation management, stopping too soon could result in a very rapid and dangerous pulse of warming.

Because of this, virtually no one advocates solar radiation management as the primary solution to climate change. Rather, its main job will be as a stopgap measure to keep global temperatures from exceeding dangerous thresholds in the event that mitigation efforts start too late or are not sufficient. I will discuss this in more detail at the end of this chapter.

11.4 Carbon Dioxide Removal

Carbon dioxide removal refers to efforts to modify the carbon cycle so that carbon dioxide is rapidly removed from the atmosphere. As we learned in Chapter 5, it takes a few centuries for the natural carbon cycle to remove a majority of carbon dioxide emissions from the atmosphere (complete removal takes about 100,000 years). This is the reason carbon dioxide is such a pernicious greenhouse gas.

Carbon dioxide removal schemes attempt to modify the carbon cycle in order to remove carbon dioxide from the atmosphere much faster than natural processes. Planting trees is an example of carbon dioxide removal. As discussed in Chapter 5, when trees grow, they suck carbon dioxide out of the air and sequester it in wood. The problem with trees as a carbon storage device is that it is not permanent. You can plant a forest and, as the trees grow, carbon is indeed pulled out of the atmosphere. But that forest can burn down, thereby releasing all of the carbon back into the atmosphere. Even in the best case, trees typically only live a few centuries.

For carbon removal to be effective, the carbon must be safely sequestered for many thousands of years or longer. One possible scheme is to add iron to the ocean. Iron is thought to be a limiting nutrient there, so the addition of iron will stimulate the growth of phytoplankton. As the phytoplankton grow, carbon dioxide will be drawn out of the atmosphere and into the ocean. The phytoplankton are then consumed by larger organisms, and subsequent biological activity creates a rain of dead organisms and fecal matter from surface waters into the deep ocean. Thus, adding iron to the ocean may have the net effect of drawing carbon dioxide out of the atmosphere and transporting it to the deep ocean.

Another option is to remove carbon dioxide from the air chemically, which is often referred to as *direct air capture*. This is like CCS, but CCS removes carbon dioxide from the hot exhaust gas of a power plant whereas air capture removes carbon from the free atmosphere. There are various ways to do this. Carbon dioxide could be removed from the air by chemical processes, or it could be removed by growing plants and then sequestering the plant carbon. One way to do this, known as bioenergy with carbon capture and storage (abbreviated *BECCS*), is to grow plants and then burn the plants for energy, capture the carbon dioxide produced in combustion, and store it. As with CCS, the most likely place to store the carbon is deep underground in depleted oil and gas wells.

In general, carbon dioxide removal is attractive because, unlike solar radiation management, it does not focus just on temperature. If we balance emissions of carbon dioxide from human activities with carbon dioxide removal, we will truly stabilize the climate – not just temperature, but all aspects, including ocean acidification and precipitation. In fact, a sufficiently aggressive program could lead to a *reduction* in atmospheric carbon dioxide (not just a stabilization), which eventually could undo many of the effects of climate change (but not all – some changes, such as extinction of species, are absolutely irreversible, whereas others, such as loss of the world's largest ice sheets, are irreversible on any time scale that we care about).

There are, of course, some problems with the various approaches to carbon dioxide removal. First, the scale of required carbon dioxide removal is enormous – as discussed in Chapter 8, humans are adding more than 40 billion tonnes of carbon dioxide to the atmosphere every year. It requires a vast infrastructure of wells, mines, pipelines, refineries, etc. worth trillions of dollars to generate such emissions. We can expect that pulling an equal amount of carbon out of the atmosphere will require a roughly equal amount of infrastructure, also costing trillions of dollars and decades to construct.

Some approaches to removing carbon dioxide from that atmosphere, like adding iron to the ocean, could be risky. Because of significant uncertainties in our knowledge of how carbon cycles in the ocean, we might add iron to the ocean only to find out that, because of unanticipated physics or biology, no extra carbon dioxide was removed from the atmosphere. Even worse, it might have unforeseen and serious impacts on ocean ecosystems. Thus, in trying to address climate change, we may cause an entirely new environmental problem – and not even solve the problem we were intending to address.

The bottom line on carbon dioxide removal: If we could do it, carbon dioxide removal would be a great way of dealing with climate change. In fact, because we've waited so long to address the climate problem, keeping our planet from warming too much will likely require it. However, the ability to remove tens of billions of tonnes of carbon dioxide from the atmosphere and sequester it in a stable reservoir, all at a reasonable price, is entirely speculative. So while we should continue trying to develop this approach, at present we need to focus on the other responses.

11.5 Putting It Together

In this chapter, we have discussed our options for dealing with climate change: adaptation, mitigation, solar radiation management, and carbon dioxide removal. To understand how we might rationally combine these various approaches, consider the following schematic example. Figure 11.1a shows a world without any explicit efforts to address climate change; that world is on track to exceed a temperature threshold beyond which it is judged that dangerous impacts occur. Obviously, we would prefer to keep warming below this threshold.

The first tool in the toolbox is mitigation. If we start early enough, that's all we need to do (Figure 11.1b). Note that we still need adaptation in this world because some climate change still exists and we need to adapt to it. But by mitigating, we can keep warming below the dangerous threshold. It's worth emphasizing that we have to start mitigation when the temperature is well below the threshold because, as discussed earlier, it takes decades for mitigation to bend the temperature curve.

Now let's imagine that we don't start mitigating early enough to avoid the dangerous threshold. As we'll discuss in Chapter 14, this is likely the world that we're living in. In this world (Figure 11.1c), even maximally aggressive mitigation will not keep warming under the limit we set.

In this case, we have to deploy other policy tools. For example, we can use carbon dioxide removal (Figure 11.1d) to reduce temperatures beyond what mitigation alone can achieve. Note that our ability to do this is speculative – we simply have no idea if we can economically pull tens or hundreds of billions of tonnes of carbon out of the atmosphere over a century.

The temperature trajectory in Figure 11.1d has what is known as an *overshoot*, where the temperature temporarily exceeds the dangerous threshold for a few decades before declining back below the threshold. If it turns out that even a temporary exceedance of the threshold produces unacceptable impacts, then we can use solar radiation management to cool the planet during the overshoot (Figure 11.e).

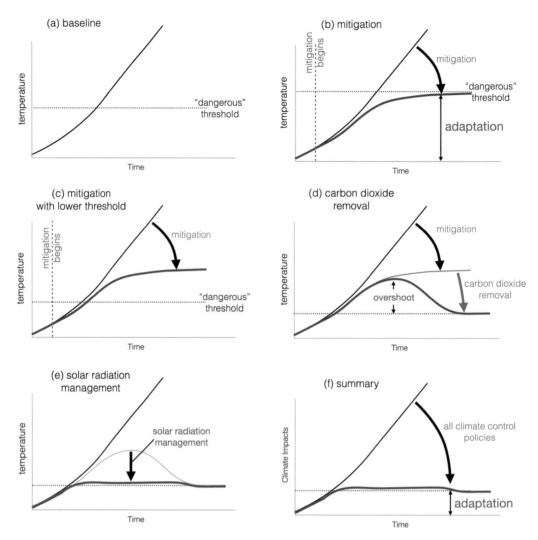

Figure 11.1 Our policy options to respond to climate change. (a) The baseline scenario, in which no effort is made to address climate change. The "dangerous" threshold is the warming limit that we do not want to exceed. (b) A successful climate response for a high "dangerous" threshold that relies entirely on mitigation and adaptation. (c) A climate response for a low "dangerous" threshold where mitigation alone fails to stay below the threshold. (d) A climate response for the low threshold that is composed of mitigation and carbon dioxide removal but has an overshoot. (e) A climate response that includes mitigation and carbon dioxide removal and uses solar radiation management to avoid the overshoot. (f) A summary of the total potential response.

In the end (Figure 11.1f), we can combine our policy tools to keep the temperature from exceeding what we consider to be the dangerous threshold. But don't forget that, even in this scenario, we still need to adapt to some unavoided climate change.

11.6 Chapter Summary

- Responses to climate change can be roughly divided into four categories: adaptation, mitigation, solar radiation management, and carbon dioxide removal. Solar radiation management and carbon dioxide removal are sometimes combined into a single category called geoengineering.
- Adaptation means learning to live with climate change. Adaptation requires resources, so the rich are far better capable of adapting than the world's poor. This also means that our capacity to adapt is limited, and if climate change falls into the upper end of the predicted range, even the world's richest may not be rich enough to adapt. Because of this, few people advocate relying on adaptation as our primary response to climate change. However, adaptation must be part of our response because not all climate change can be prevented.
- Mitigation refers to efforts to reduce emissions, thereby preventing future climate change. Most experts view mitigation as the primary component of any plan to address climate change. This will be accomplished mainly by transitioning from fossil fuels to energy sources that do not emit greenhouse gases. Because of lags in the climate system, it takes several decades before mitigation efforts have an appreciable effect on the climate.
- Solar radiation management attempts to engineer a reduction in solar radiation absorbed by the planet. The most likely way to accomplish this is to inject sulfur compounds into the stratosphere, where they will form aerosol droplets that reflect a small fraction of sunlight back to space. We know this will work – it's how volcanic eruptions cool the planet – but it is considered a risky approach.
- Carbon dioxide removal attempts to modify the carbon cycle so that carbon dioxide is removed from the atmosphere more quickly than it is by the natural carbon cycle. While there would be few disadvantages to doing this, our ability to remove carbon from the atmosphere at the scale required (billions of tonnes per year) and at reasonable cost is entirely speculative.
- Overall, there is widespread agreement that we need to mitigate, i.e., reduce emissions, as fast as possible. This will limit the warming that we experience. However, we cannot eliminate all warming; therefore we need to adapt to warming that we cannot avoid. If mitigation starts too late to keep warming in check, then solar radiation management and carbon dioxide removal can play a role in buying time for mitigation actions to achieve our objectives.

See www.andrewdessler.com/chapter11 for additional resources for this chapter.

TERMS

Adaptation
BECCS
Carbon capture and storage
Carbon dioxide removal

Carbon-free/climate-safe energy sources
Carbon sequestration
Direct air capture
Geoengineering
Mitigation
Overshoot
Renewable energy
Solar radiation management

PROBLEMS

1. Our responses to climate change can be put into four general categories. List the categories. For each category, give one example of an action that would fall into that category.
2. (a) What are carbon-free energy sources? List several discussed in the book.
   (b) Is carbon-free energy the same as renewable energy?
   (c) Is nuclear energy carbon free? Is it renewable?
3. (a) Your friend says, "We should rely entirely on adaptation as our response to climate change." Is this a good idea?
   (b) I argued here that adaptation must be at least part of our response. Why?
4. While solar radiation management and carbon dioxide removal are sometimes lumped together under the name "geoengineering," they are actually quite different approaches. What are the advantages and disadvantages of each of them?
5. (a) Explain one way we can "geoengineer" a higher planetary albedo.
   (b) Explain one way we can "geoengineer" a reduction in carbon dioxide.
6. In this chapter, we explored the terms of the IPAT relation (Equation 8.1) and concluded that reducing emissions could really be achieved only through reduction of one term. Which term is it, and why is that our only real option?
7. The technology term in the IPAT relation can be further divided into two terms.
   (a) For each term, give an example of how to reduce it.
   (b) One of these terms is the key to deep reductions in emissions. Which one is it? What kinds of changes are required to make such deep reductions?
8. Why do mitigation policies have little ability to influence the climate over the first half of the twenty-first century?
9. As detailed in Section 11.5, under what circumstances does using solar radiation management and carbon dioxide removal make sense?

12 Mitigation Policies

Chapter 11 discussed the options we have to address climate change: adaptation, mitigation, solar radiation management, and carbon dioxide removal. Adaptation will, by necessity, be an important part of our response to climate change. However, relying entirely on adaptation as our only response to climate change is fraught with problems. Geoengineering (solar radiation management and carbon dioxide removal) is another possibility, but one that few people think should be used now. It may help us achieve our climate goals, as we discussed at the end of the last chapter, but no one seriously suggests that it should be our primary way of dealing with climate change.

The remaining option is mitigation – the reduction of greenhouse-gas emissions so as to avoid climate change – and there is strong agreement among those who have looked seriously at the problem that this should be the centerpiece of our efforts to address climate change. Mitigation schemes will likely have little effect on the climate of the next few decades, but a successful mitigation effort would allow us to avoid large climate changes in the second half of this century and beyond.

As we learned in Chapter 11, mitigation basically means we need to convert our energy system from one that burns fossil fuels to one that primarily utilizes carbon-free energy sources, such as solar, wind, nuclear, and CCS. In this chapter, we explore in detail the policy options that governments can use to achieve this. Before we do that, though, it's worth explaining why climate change exists in the first place.

12.1 The Economic Basis of Climate Change

From a physics point of view, climate change is actually pretty simple. Humans are adding greenhouse gases to the atmosphere (Chapter 5), and these gases absorb infrared radiation, which warms the climate (Chapter 4). But you can also explain climate change from an economics point of view. As discussed in Chapter 8, greenhouse-gas emissions are proportional to the value of goods and services consumed by a society. So you can also think of climate change as a side effect of economic activity.

If we know we are causing climate change (we do, as discussed in Chapter 7) and we know it may be bad for us (we do, as discussed in Chapter 9), why do we keep emitting greenhouse gases? There is, after all, abundant evidence that the free market is efficient at allocating resources and producing socially beneficial outcomes (although, as the occasional economic meltdown shows, it is not perfect). As former US Senator Chuck Hagel said in an interview,[1]

> I have always believed that the marketplace does work. It works because it's based on one fundamental dynamic, which is self-interest of an individual, a company, or a country. The marketplace fosters competition and always trends toward producing a better, cheaper product, which means it is a driver of efficiency. It's in the interests of everyone here to make a cheaper product that's less energy intensive. It cleans up the environment, which has economic advantages too.

As I'll explain in this section, this argument is fundamentally wrong. Emissions reductions sufficient to stabilize the climate at levels that avoid dangerous climate change will not occur by themselves.

To understand why the free market does not work in this situation, consider the following scenario. Imagine you own a company that produces widgets. Let us assume that it costs your company $10 to manufacture a widget, and during the manufacture process, some carbon dioxide is released into the atmosphere. This carbon dioxide will cause climate change, which causes damages valued at $2. Thus, the total cost of manufacturing a widget using this process is $12. However – and this is important – the widget manufacturer only pays $10; the costs of climate impacts associated with the widget, $2, are borne by everyone in the world. At the same time, the benefit of producing the widget goes entirely to the manufacturer.

Economists call the costs of climate change imposed on the rest of the world by the widget manufacturer an *externality*. More generally, an externality is a cost imposed on people who are not part of the transaction, i.e., not the buyer or seller. To understand how externalities distort economic incentives, imagine that someone invents a new process for manufacturing widgets, in which it costs $11 to produce a widget but no carbon dioxide is emitted to the atmosphere. There are no climate impacts associated with this process, so the total cost is also $11. Because the total cost of manufacturing a widget under the new process is $1 cheaper than the total cost for the older process, it would be beneficial to the economy for the widget manufacturer to switch to this new process.

But the widget manufacturer will not switch. The widget manufacturer is only paying $10 per widget under the older method, with the rest of the cost being borne by society. Under the new process, however, the manufacturer pays the entire cost of $11. So even though this new process is cheaper to society as a whole, to the widget manufacturer, this new process is more expensive. Thus, because of the externality, the socially and economically preferred outcome does not occur, a result sometimes referred to as a *market failure*.

Externalities and the associated market failures occur frequently in environmental problems in which some profitable economic activity degrades a common asset such as the atmosphere, the ocean, or a river – and the costs of that degradation are paid for by society. In such a situation, the incentive for the polluter is to pollute without regard to the impacts because the costs of pollution are paid by everyone in the society – not the polluter. This is a

---

[1] www.grist.org/article/hagel/, accessed June 22, 2020.

version of the "tragedy of the commons," and it is the fundamental economic explanation for why overfishing is depleting stocks of fish in the oceans, logging is destroying the rainforests, and greenhouse-gas emissions are changing the climate.

The free market works because, in most cases, what is in the best interest of individual actors in the economy is also in the best interest of society. But that's not the case here. Because it is free to load the atmosphere with carbon dioxide, the rational behavior of each emitter is to dump as much greenhouse gas into the atmosphere as is necessary to maximize profit, without regard to the damage being caused to the environment and society *because the emitter is not paying for the damage.*

Therefore, we cannot expect the magic of the markets to fix the problem. Instead, we are left with a conclusion that a lot of people find distasteful: We need government regulation to solve the climate problem. Let me emphasize that our choice is between government regulation and unrestrained greenhouse-gas emissions and the associated climate change. We get one or the other. There is no magical third option where we solve the climate problem without government playing a significant role in the market. In the rest of the chapter, I will describe some of the policies that governments can adopt to reduce emissions, thereby allowing us to avoid dangerous climate change.

12.2 Conventional Regulations

The conventional approach to regulation, often described colloquially as *command-and-control* regulation, requires all emitters in a particular economic sector to meet a single standard. Electricity companies, for example, might be required to generate energy by using a particular technology, such as wind or nuclear, or cars might be required to be electric. Alternatively, regulations may limit total emissions of a pollutant, or enforce a standard of greenhouse gases emitted per kilowatt-hour generated (for power plants) or greenhouse gases emitted per mile driven (for cars). For example, in 2012 the Obama Administration proposed requiring new power plants to emit less than 1,000 pounds of carbon dioxide per megawatt-hour of energy produced. Burning coal produces more than this, so this never-enacted regulation effectively prohibited the construction of new coal-fired power plants (without CCS).

The conventional approach has the advantage that it is clear and easy to understand. Even today, many environmental regulations, including regulations on air pollution, fall into this category. Since the 1980s, however, weaknesses with this approach have been identified, and it has been falling out of favor with regulators. First, technologies specified (e.g., wind) may not actually turn out to be the best ones. Second, the regulations force all emitters to meet the same emissions standards. This ignores the fact that some emitters can reduce emissions more cheaply than others. Third, conventional regulations provide no incentive to reduce emissions beyond the specified target. In cases where it is possible for emitters to cut emissions further at low cost, these regulations will not encourage that behavior.

As we will show below, these disadvantages make conventional regulation more expensive than market-based approaches, described in the next section. Because of this, market-based regulations are generally preferred, and I will spend most of the rest of the chapter discussing them.

12.3 Market-based Regulations

In Section 12.1, I discussed why the free market will not solve the climate problem without intervention from the government: because it is free to dump greenhouse gases into the atmosphere. The cost of the climate damages from these emissions is imposed on everyone, not just the emitter, so there is no economic incentive for the emitter to reduce emissions.

Therefore, to solve climate change, economics tells us that the costs of the damages from the emission of greenhouse gases to the atmosphere must be shifted back onto the emitter. In the parlance of economics, we need to internalize the externality, meaning that emitters must be held accountable for the damage they cause.

In the next two sections, I will discuss the two market-based regulatory approaches most frequently discussed in the climate change policy debate: carbon taxes and cap-and-trade systems.

12.3.1 Carbon Tax

The first approach is a *carbon tax*. This is considered a market-based approach because the government does not tell emitters how much they can emit. Emitters have complete freedom to emit as many tonnes of greenhouse gas to the atmosphere as they choose, as long as they pay a specified fee to the government for each tonne released.

To understand why a carbon tax reduces emissions, let us imagine a power plant, which we will call Plant A, that emits 10 tonnes of carbon dioxide into the atmosphere each year. The third column of Table 12.1 contains the *marginal cost* for reducing emissions for Plant A, which is the cost of reducing a particular tonne of emissions. Thus, Plant A can reduce its annual emissions by 1 tonne – from 10 tonnes to 9 tonnes – for $1. Reducing emissions another tonne, from 9 tonnes to 8 tonnes, costs an *additional* $2. Thus, the total cost of reducing emissions from 10 to 8 tonnes is the sum of the marginal costs,[2] that is, $1 + $2, for a total cost of $3. The next tonne of emissions costs $3 to eliminate, so the total cost of reducing emissions from 10 to 7 tonnes is $1 + $2 + $3 = $6.

The marginal cost of reducing emissions increases as emissions are progressively reduced. To see why, think about golf. When you just start out, you may be shooting 130 strokes over 18 holes. It takes relatively little effort to reduce your score by one stroke, down to 129 – perhaps only an hour at the driving range. Taking another stroke off your score,

---

[2] For those of you who know calculus, you can think of the marginal cost as the derivative of the total cost function and the total cost as the integral of the marginal cost function.

Table 12.1 **Cost of reducing emissions for Plants A and B**

Emissions reduced by (tonnes)	Units emitted (tonnes)	Plant A's cost ($)		Plant B's cost ($)	
		Marginal	Total	Marginal	Total
0	10	–	–	–	–
1	9	$1	$1	$2	$2
2	8	$2	$3	$4	$6
3	7	$3	$6	$6	$12
4	6	$4	$10	$8	$20
5	5	$5	$15	$10	$30
6	4	$6	$21	$12	$42
7	3	$7	$28	$14	$56

reducing your score to 128, takes slightly more work, maybe two more hours at the driving range. By the time your score reaches 80 and you are getting close to par, it can be extremely difficult and take enormous practice to reduce your score by one stroke to 79. Eventually, you reach a limit which you will never move past, no matter how hard you work.

In this golf example, the marginal cost is the amount of effort you have to apply to reduce your golf score by one stroke. The fact that the amount of work it takes to improve your score by one stroke increases as you get better is a version of the law of diminishing returns: each additional unit of effort (e.g., an hour at the driving range) produces less of an improvement than the previous unit of effort.

For Plant A, fine-tuning the machinery in the plant may reduce the first tonne with very little effort. Once the equipment has been tuned up, however, additional reductions are harder to make. Eliminating the second tonne may require replacing some outdated equipment with newer, more efficient equipment. This will cost more than the first tonne. The third tonne may require even more equipment replacement, or perhaps wholesale changes in the plant's operation. This tonne will therefore be more expensive to eliminate than the previous 2 tonnes.

Now imagine that a carbon tax of $4 per tonne is imposed on the emitters – meaning that, for every tonne emitted into the atmosphere, the plant has to pay the government $4. How would each plant respond? Remember that Plant A has total freedom to emit as much as it wants – the carbon tax does not specify any reduction. Plant A will therefore search for its cheapest alternative.

Let's do a tonne-by-tonne analysis and see what Plant A will do. Plant A can emit the tenth tonne and pay a tax of $4, or it can pay $1 and not emit that tonne. It does not take a financial genius to conclude that the rational thing to do is not emit the tonne. Now emissions are down to 9 tonnes, and Plant A can emit the ninth tonne and pay a tax of $4, or it can pay $2 and not emit that tonne. For this tonne, too, the rational thing to do is not emit that tonne. Now emissions are down to 8 tonnes, and Plant A can emit the eighth tonne and pay a tax of $4, or it can pay $3 and not emit that tonne. Again, the rational thing to do is not emit that tonne.

Now things get a bit trickier. For the seventh tonne, Plant A can emit the tonne and pay a tax of $4 or it can pay $4 and not emit that tonne. From a purely financial point of view, these two alternatives are equivalent. I suspect, though, that most companies will reduce that last unit because the company can use this to burnish its environmental reputation. So we can assume that Plant A will choose to not emit the seventh tonne.

For the sixth tonne, Plant A can emit the tonne and pay a tax of $4 or it can pay $5 and not emit that tonne. The rational thing to do in this situation is to pay the tax and emit that tonne. Thus, under a carbon tax of $4, Plant A will reduce emissions by 4 tonnes.

Now let us consider a second plant, which we will call Plant B, whose marginal costs are also listed in Table 12.1. Plant B has higher marginal costs for reducing emissions than Plant A. This may arise for any number of reasons – for example, Plant B may be older than Plant A and so be using different technology that makes it more expensive to reduce emissions. Plant B can emit the tenth tonne and pay a tax of $4, or it can pay $2 and not emit that tonne. Clearly, Plant B will not emit the tonne.

Now emissions are down to 9 tonnes, and Plant B can emit the ninth tonne and pay a tax of $4, or it can pay $4 and not emit that tonne. As for Plant A, we can assume that Plant B will choose to not emit that tonne. Now emissions are down to 8 tonnes, and Plant B can emit the eighth tonne and pay a tax of $4, or it can pay $6 and not emit that tonne. Here, the rational thing to do is to pay the tax and emit that tonne. Thus, under a carbon tax of $4, Plant B will reduce emissions by 2 tonnes.

The total reduction in emissions from the two plants in response to a carbon tax of $4 per tonne is 6 tonnes: a reduction of 4 tonnes from Plant A and 2 tonnes from Plant B. The total cost to Plant A of reducing emissions is the sum of the marginal costs, $1 + $2 + $3 + $4 = $10, whereas the total cost to Plant B is $2 + $4 = $6. Thus, the total cost to society of reducing 6 tonnes of emissions is $10 + $6 = $16.

Under a conventional command-and-control approach, there is a single performance target that each plant is required to meet. An emissions reduction of 6 tonnes might be achieved, for example, by having both Plant A and B reduce emissions by 3 tonnes. This would cost Plant A $1 + $2 + $3 = $6 to reduce 3 tonnes, whereas it would cost Plant B $2 + $4 + $6 = $12 to reduce 3 tonnes. The total cost of this 6-tonne reduction is $18.

This is an important result. The carbon tax of $4 per tonne resulted in a 6-tonne reduction for $16, whereas the conventional command-and-control approach resulted in a 6-tonne reduction for a cost of $18. The carbon tax is cheaper because of its *flexibility* – it shifts reductions to the lowest marginal cost emitters, in this case, Plant A – so that the emissions reductions are made where they are cheapest, which lowers overall cost to society.

To summarize, here are three conclusions you should remember:

- Under a price on carbon, *emitters will reduce emissions until the marginal cost of reduction is equal to the carbon tax rate*. For Plant A, the marginal cost equals the tax rate of $4 per tonne when emissions have been reduced by 4 tonnes, whereas for Plant B, the marginal cost equals the tax rate when emissions have been reduced by 2 tonnes.

- *Because marginal costs vary among emitters, the lower marginal cost emitters will make deeper cuts than higher marginal cost emitters.* In our example, Plant A, the lower marginal cost emitter, reduces emissions more than Plant B.
- Because of this, *achieving any particular economy-wide emissions target is cheaper with a carbon tax* than with conventional regulations.

A carbon tax would be reasonably easy to implement. Most carbon dioxide comes from fossil fuels, and the carbon tax could be applied when the fossil fuel is extracted from the ground, using the administrative infrastructure for existing taxes, such as excise taxes on coal and petroleum. The price of the tax would then follow the fuel through the market, where the end user would finally pay it. A tax credit would be generated if the carbon was used in such a way that it was not released into the atmosphere (such as production of plastic or capture of carbon in coal combustion followed by sequestration).

As part of a long-term policy, the carbon tax would start out relatively small and, over several decades, gradually increase until emissions have been reduced to the target level. Gases other than carbon dioxide, such as methane or nitrous oxide, would also be taxed but at a rate that takes into account how effective each one is at warming the planet. For example, 1 tonne of methane contributes approximately 32 times more warming than a tonne of carbon dioxide (Table 5.1), so the tax rate on methane would be proportionally higher than the tax rate on carbon dioxide.

The costs of reducing emissions would eventually be passed on to consumers. Thus, the net effect of a carbon tax is to raise the prices of goods and services by an amount proportional to the amount of the greenhouse gases released. Goods and services that are produced with no emission of greenhouse gases will not experience price increases, whereas the costs of goods and services that require the emission of significant amounts of greenhouse gases may see large price increases.

Many people automatically consider taxes to be bad, so they look at suggestions of a carbon tax with hostility. However, most economists argue that a well-designed tax serves a useful economic purpose. For activities that generate negative externalities (costs imposed on society, such as emitting greenhouse gases or smoking cigarettes), the free market prices these activities too low, leading to overconsumption of the associated good or service. Taxes on these activities correct for this and reduce consumption, which produces a socially beneficial outcome. Thus, an economist thinks of a carbon tax as fixing a problem in the free market. Unfortunately, in our present political environment, the prospects for implementing a carbon tax in the United States and in many other countries are dim.

12.3.2 Cap and Trade

An alternative way to put a price on greenhouse-gas emissions is a *cap-and-trade* system. Under cap and trade, the government issues a fixed number of permits each year, with each permit allowing the holder to emit a fixed amount (e.g., 1 tonne) of greenhouse gas to the atmosphere. Emitters must hold permits for the amount of greenhouse gas they emit to the atmosphere. Thus, the total number of permits issued sets a cap on total emissions. Emitters with extra permits can sell them to those needing additional permits (hence the *trade* part). The price of the permits is set by the market, not by the government.

The economics of a cap-and-trade system is similar to that of a carbon tax. If the marginal cost of reducing 1 tonne of greenhouse gas emissions is less than the cost of the permit, the emitters will not emit that tonne. This allows them either to avoid having to buy a permit, or, if they already have a permit for this tonne, to sell it at a profit. If the marginal cost is more than the permit, the emitters will acquire a permit and emit that tonne. In the end, the emitters will reduce emissions until the marginal cost of reducing emissions equals the price of the permits. So if permits cost $4 per tonne, Plant A will reduce emissions by 4 tonnes and Plant B will reduce emissions by 2 tonnes. This is the same result that was obtained for a carbon tax of $4 per tonne.

In cap-and-trade systems, when a unit of greenhouse gas is emitted, a permit is retired. Therefore, the government must continually issue new permits to replace those that have been used. Over several decades, the number of permits issued each year will decrease following a prescribed schedule until the target emissions level is reached.

One of the most contentious issues in any cap-and-trade system is how the government issues those permits. One approach is for the government to auction the permits off. In that case, companies would buy the permits from the government and then pass the cost of the permits on to their customers through higher prices for their products. This approach has the advantage that permits go to those emitters who value the permits the most – and are therefore willing to pay the most. These will be the highest marginal cost emitters, for whom emissions reductions are most expensive.

Large emitters, like utilities that burn coal, oppose auctioning the permits because they would have to buy a lot of permits, the cost of which would then be passed on to consumers in the form of higher prices. This would reduce demand for their product – which would cost them money. An alternative is for the government to give away permits to companies for free. Because permits can be sold, this is equivalent to the government giving emitters money. Unsurprisingly, emitters favor this approach.

When giving the permits away for free, the decision about how to allocate permits is not determined by the market, but by other issues, such as fairness and political connections. For example, the imposition of a cap-and-trade system will be disruptive to industries that emit a lot of carbon to the atmosphere (e.g., coal companies). Giving these industries free permits is one way of providing financial aid to help them adjust to a new world in which emitting carbon to the atmosphere is no longer free. Politicians can also distribute permits to curry favor from particular constituents or to buy support for the policy from powerful sectors of society.

In the cap-and-trade bill considered by the US Congress in 2009 and 2010, for example, the majority of permits would initially be given away for free. Many of these free permits would go to large emitters, including coal companies. Because of that, these large emitters favored passage of the bill. The bill then required a slow transition to auctioning 100 percent of the permits over the next two decades.

One last issue is that both a carbon tax and a cap-and-trade system (with auctioned permits) would create an enormous transfer of wealth from consumers to the government. Thus, any policy to put a price on emissions must include some mechanism to recycle the payments into the economy. Many options have been discussed to do this. The money could be used to reduce the federal deficit or reduce other taxes, such as those on labor and capital. It could be used to help those with low incomes, who would be disproportionately hurt by the rise in energy prices. The government could also use the income for other beneficial activities, such as research and development of new energy technology. One frequently made suggestion is to rebate the money evenly to every citizen (sometimes referred to as "cap and dividend").

12.3.3 Carbon Tax Versus Cap and Trade

Carbon tax and cap-and-trade systems are quite similar in many ways. Both reduce emissions by putting a price on emissions. Both systems allow companies to emit as much as they want, as long as they pay the tax or possess a permit for each unit emitted. In both cases, individual emitters reduce emissions until the marginal cost of reducing the next tonne of emissions is equal to the price on emissions. This moves emissions reductions to where they are cheapest, to the lowest marginal cost emitters, generating emissions reductions at the lowest cost.

Putting a price on emissions means that both approaches raise the price of fossil fuels and the goods and services made from them in proportion to the amount of greenhouse gases emitted by their consumption. Although consumers may not like to see prices go up, economics tells us it is the most efficient way to reach a socially optimum level of emissions, and it does so through several mechanisms. First, higher prices encourage consumers to reduce their consumption of greenhouse-gas-intensive goods and services. Second, putting a price on emissions encourages the economy to substitute climate-safe technology for their present technology. This occurs because these policies raise the prices of using fossil fuels, thereby increasing the competitiveness of climate-safe technologies (e.g., solar, wind, nuclear). Third, and most importantly, it encourages research on and development of new technologies that can replace today's technologies that produce greenhouse gases. Humans are amazingly clever, and putting a price on emissions signals to the market that innovation and breakthrough technologies will pay off handsomely. With this market incentive, we can expect development of new technologies that dramatically reduce the cost of stabilizing the climate.

However, there are some important differences between a carbon tax and cap-and-trade system. Under a carbon tax, the policymakers set the tax rate, which in turn sets the cost to society of the emissions reductions. But it is not exactly known what the economy's marginal cost of reduction is, so this means there is uncertainty in exactly how much of an emissions reduction will occur given a particular tax rate. Under a cap-and-trade system, in contrast, the policymakers set the total number of permits issued, and therefore the total emissions from the economy. However, the uncertainty in the marginal costs means that it is unknown how much it will cost to reach the specified level of emissions.

Here is a simple analogy. Imagine you go to a store to buy some soda. You are given $50 and instructions to buy as much soda as you can. In that case, you know the total cost you will incur upfront ($50), but you do not know how much soda this will purchase. This is analogous to a carbon tax. This creates the potential problem that the tax rate set by the government will not achieve the desired emissions reductions. However, the importance of this problem is frequently overstated. Because emissions reductions will take several decades to reach the desired level, the tax rate can be adjusted over time so that the desired emissions levels are eventually reached on schedule.

Now imagine that you go to the store and are given instructions to buy 12 cases of soda. In this case, you know exactly how much soda you will get (12 cases), but you do not know the cost. In the worst-case scenario, you might significantly underestimate the cost of a case of soda and not take enough money – and thereby be unable to get all 12 cases. This is the situation with a cap and trade. The total number of permits issued by the government sets the limit on emissions. However, the cost is uncertain. This creates a potential problem for cap-and-trade systems: Policymakers will issue too few permits (in an effort to bring emissions down sharply), and the cost of complying will be so high that significant economic disruption occurs. If this happens, the program might lose political support and be abandoned. Because of this risk, many cap-and-trade systems have tended to err on the side of caution and issue too many permits. In such a case, the price of the permits goes to zero, and little or no emissions reduction occurs.

To address the problem of runaway costs in a cap-and-trade system, some governments implement an escape valve. Should the cost of permits rise above a predetermined threshold, the government will sell more permits at that predetermined price. This would loosen the cap and increase emissions, but it would also reduce the cost to the economy. If, in contrast, the government issues too many permits (in an effort to keep costs down) and the price of permits drops below a predetermined floor, the government will commit to buying all permits being sold at that price, thus preventing the price of the permits from falling below that floor.

For political reasons, cap and trade has generally been the preferred climate policy for the last two decades. The European Union has a cap-and-trade system operating today. In the United States, however, opposition to government regulation has made cap and trade a toxic commodity, just like a carbon tax, and there seems to be little chance that one will be implemented at the federal level.

12.3.4 Offsets

Imagine that you own a power plant that emits 100 tonnes of carbon dioxide into the atmosphere every year. But you also own a forest, which absorbs 100 tonnes of carbon dioxide from the atmosphere each year. If a carbon tax is implemented, how much tax should you pay? Do you pay a tax on emissions (100 tonnes, from the power plant) or do you get credit for the carbon dioxide removed from the atmosphere by the forest? If you get full credit for the forest, then your net emissions are zero because the emissions from the plant are canceled by the uptake by the forest and you owe no carbon tax.

Actions that reduce the amount of carbon dioxide in the atmosphere – you can think of these as "negative emissions" – are often referred to as *offsets*. They are called offsets because, if credit is given to these negative emissions in a climate policy, emitters can use them to offset their greenhouse-gas emissions, thereby reducing their carbon tax.

From a physics standpoint, offsets *should* count as negative emissions. There is no difference to the climate system between not emitting 1 tonne of carbon dioxide and emitting 1 tonne while, at the same time, removing 1 tonne via an offsetting mechanism. Offsets also make sense from an efficiency standpoint, too. In much the same way that carbon tax and cap-and-trade systems are efficient because they encourage the lowest marginal cost emitters to make the reductions, offsets provide further flexibility in exactly how emissions are reduced. It may be cheaper, for example, for a coal-fired power plant to offset emissions by planting trees than it would be for it to capture the carbon produced in the coal combustion or pay the tax on the emissions. Because of this, offsets would be expected to lower the total cost of reaching any specified emissions target.

In reality, though, offsets are a dicey proposition. First, many offsets are difficult to verify. For example, measuring carbon uptake by a forest is an extremely complex problem. And what happens if the forest grows for several years, and then a forest fire burns it to the ground, releasing the sequestered carbon dioxide back to the atmosphere? How is this accounted for? Does the forest owner have to refund the credit he previously received for the offsets?

Then comes the question of *additionality*: Would the offsetting action have taken place without the additional value given to the offsetting action by the carbon emissions regime? To understand what I mean by this, consider the following example. You own a plot of land, so you go to a local power plant and offer to plant trees on it if they pay you. They do so, and in turn they use the carbon absorbed by the growing trees to offset some of their emissions, which reduces their carbon tax.

The problem arises because we do not know what would have happened without the payment from the power plant. If you would have planted those trees anyway, then the power plant should not use the removal of carbon from the atmosphere by the trees as offsets. In other words, in order for offsets to actually reduce carbon in the atmosphere, the offsetting action (in this case, planting of trees) must only have occurred because of the payment from the power plant.

This is referred to as additionality because, for an offset to count, we must be sure that the offsetting actions are *in addition* to what would have happened anyway and would not have occurred without the value that they have for climate change avoidance. Otherwise, the offsets achieve no environmental good. Mitigation programs that include offsets must therefore establish a mechanism to determine whether an offset satisfies additionality.

For these reasons, offsets are one of the most controversial aspects of any mitigation program. In fact, some of the biggest stumbling blocks in the negotiation of the Kyoto Protocol were the proposals to allow offsets from forests and agricultural lands to satisfy a major part (between one-quarter and one-half) of the total emissions reductions of each country. This proposal was pushed by the United States (a country with a lot of forest and farmland), but it was steadfastly opposed by some European countries.

12.4   Information and Voluntary Methods

A final way for governments to encourage emissions reductions is simply to give people information. If people can be convinced that climate change is a serious problem, and then provided information on ways to address the problem, they may take some action to address it without any further prompting by the government.

Information can indeed affect purchasing decisions. For example, car dealerships in the United States are required by law to put mileage stickers on cars they are selling. Although not every car buyer is concerned with mileage, many are, and this information helps them make the socially beneficial decision of buying a high-mileage car.

Information about whether a house is likely to flood as precipitation changes with warming can help developers build houses in climate-safe locations and, if they don't, help consumers avoid those houses. Another example of using information to motivate action is a greenhouse-gas registry. The requirement to simply report emissions can provide strong incentives for companies to reduce their emissions. Companies whose emissions far exceed those of their competitors will be embarrassed, whereas those with low emission may be viewed as socially responsible and thereby favored in the marketplace. In both cases, a registry will give companies incentive to reduce their emissions.

However, informational approaches have limits. In particular, these approaches generally do not compel people to make large or difficult changes. There is no guarantee, for example, that just informing the widget manufacturer in Section 12.1 that he could reduce his climate impact would get him to make the socially beneficial choice. That's particularly true if the widget market is extremely competitive. If he switches and other manufacturers do not, that could drive him out of business. Thus, there is little serious suggestion that we rely entirely on informational and voluntary approaches.

12.5   Putting the Approaches Together

To conclude this chapter, it is important to understand that the single most important policy for addressing climate change is:

> Putting a price on emissions of greenhouse gases into the atmosphere

This could be done either through a carbon tax or a cap-and-trade system, and it is often referred to as putting a *price on carbon*, even though it must apply to all greenhouse gases. As Nobel Prize winning economist William Nordhaus says:

> Whether someone is serious about tackling the global warming problem can be readily gauged by listening to what he or she says about the carbon price. Suppose you hear a public figure who speaks eloquently of the perils of global warming and proposes that the nation should move urgently to slow climate change. Suppose that person proposes regulating the fuel efficiency of cars, or requiring high-efficiency light bulbs, or subsidizing ethanol, or providing research support for solar power – but nowhere does the proposal raise the price of carbon. You should conclude

that the proposal is not really serious and does not recognize the central economic message about how to slow climate change. To a first approximation, raising the price of carbon is a necessary and sufficient step for tackling global warming. The rest is at best rhetoric and may actually be harmful in inducing economic inefficiencies.[3]

While putting a price on greenhouse-gas emissions should be the centerpiece of any policy, it may not be sufficient. Our recent experience has shown us that there are some economic sectors where progress with just a price on emissions will be slow. For these sectors, conventional regulations, such as efficiency standards or prohibitions of using particular technologies, can be implemented to reduce emissions. Examples of this would include fuel mileage standards for automobiles or restrictions on activities that are particularly unfriendly to the climate, such as the burning of coal.

Finally, information and voluntary policies can provide valuable additional incentives for public and private actors to reduce emissions. However, the large changes necessary for us to stabilize the climate are too big to be motivated entirely by voluntary policies. Thus, informational and voluntary approaches will almost certainly form *part* of our response to climate change but should not be relied upon for the bulk of emissions reductions.

12.6 Chapter Summary

- From an economic perspective, the climate problem arises because it is free to emit greenhouse gases into the atmosphere. The costs of the resulting climate impacts are paid by society, not the emitter. Therefore, the emitter has no incentive to reduce them. Economists call these costs imposed on society externalities.
- The central pillar of most serious mitigation policies is putting a price on emissions of greenhouse gases. There are two primary policies to do this: a carbon tax and a cap-and-trade system. These are frequently referred to as "market-based policies" because they do not tell anyone how much they can emit, just that they have to pay to dump greenhouse gases into the atmosphere.
- Under a carbon tax, emitters must pay a tax for each unit of greenhouse gas emitted. Under a cap-and-trade system, each emitter must hold government-issued permits equal to the amount of greenhouse gases emitted. The total number of permits sets the cap and emitters can trade any extra permits they possess.
- Over decades, the tax rate will rise or the number of permits issued will decrease following a predetermined schedule until emissions have ceased.
- Under these policies, emitters reduce emissions until the marginal cost (the cost of reducing the next unit) is equal to the carbon tax or the price of the permit. Because marginal costs vary among emitters, some emitters will make deeper cuts than others. These policies are efficient because they shift emissions reductions to where those reductions can be made most cheaply.

---

[3] See Nordhaus (2008), p. 22.

- The net result of these policies is to (1) tilt the market towards climate-safe sources of energy, (2) encourage conservation of energy, and (3) encourage innovation of new climate-safe technologies.
- Offsets are processes that remove carbon from the atmosphere – they can be thought of as negative emissions. Whether these are allowed to offset real emissions is one of the most contentious parts of emissions-reduction policy debates. Offsets should satisfy additionality for them to count. This means that the offsetting activity would not have occurred without the additional value of the activity from its impact on emissions.
- Informational and voluntary approaches can be useful but are not sufficient to motivate the deep reduction in emissions required to stabilize the climate.

See www.andrewdessler.com/chapter12 for additional resources for this chapter.

TERMS

Additionality
Cap and trade
Carbon tax
Command-and-control regulation
Externality
Flexibility
Marginal cost
Market failure
Offsets
Price on carbon

PROBLEMS

1. Why do economists generally believe that the free market will not solve the climate problem by itself?
2. What is an externality?
3. (a) Explain how a carbon tax works.
   (b) Explain how a cap-and-trade system works.
   (c) What is the fundamental difference between these two policies?
   (d) Given a carbon tax of x dollars (or a permit price of x), an emitter will reduce emissions until what criterion is satisfied?
4. Why are emissions reductions achieved by use of a carbon tax or cap-and-trade system cheaper than those achieved by use of conventional regulations?
5. (a) What is an offset?
   (b) What does *additionality* mean?

6. In a *New York Times* op-ed piece (December 6, 2009), climate scientist Jim Hansen makes the following argument: "Consider the perverse effect cap and trade has on altruistic actions. Say you decide to buy a small, high-efficiency car. That reduces your emissions, but not your country's. Instead it allows somebody else to buy a bigger SUV – because the total emissions are set by the cap." He argues that this renders a cap-and-trade system ineffective. Why is this argument wrong?

7. Imagine a carbon tax is implemented. One day, you decide not to drive to the grocery store, and you apply for offset credit for the emissions that did not occur because this trip was not taken. Should you get paid for this? What would you have to prove in order to get paid?

8. For the following, assume that Plants A and B have the following marginal costs for reducing emissions:

Number of units reduced	Marginal costs for Plant A	Marginal costs for Plant B
1	$3	$1
2	$5	$2
3	$7	$3
4	$9	$5
5	$11	$9

(a) The government tells both plants to reduce three units of output. How much does this "conventional" regulation cost each plant? What is the total cost?

(b) The government implements a carbon tax of $5 per unit. How much does each plant reduce? What is the total cost?

(c) Which approach is cheaper? Why is the cheaper approach cheaper?

9. The table below shows the marginal costs of two plants, each of which emits 10 units each year. They both have six permits, meaning that if they do not trade, they each would have to reduce 4 units. Assume that they are the only two actors in the market, so the prices are set by their marginal costs.

Number of units reduced	Marginal costs for Plant A	Marginal costs for Plant B
1	1	$3
2	2	$6
3	3	$9
4	4	$12
5	5	$15
6	6	$18
7	7	$21

(a) How many permits will Plant B buy from Plant A?

(b) In what price range will these permits exchange hands?

10. Why will voluntary and informational approaches not lead to deep reductions in emissions?

11. For a closer-to-home example of a cap-and-trade system, imagine the following scenario: Your professor gives everyone five points of extra credit on the final exam. Further, the professor says that you can sell your extra credit to other students. What would you do? Sell yours, buy extra, or just hold on to your five points? More generally, which students will sell their extra credit and which will buy more?

12. When you buy an airline ticket, you can also buy a "carbon offset" that will cancel out the emissions from the flight. They typically do not provide much information about the carbon offset. Under what conditions would it be a good thing to buy? Would you buy one?

13. One argument made by those who oppose reducing emissions is, "The energy sources we use are always the cheapest and most plentiful – which are coal, oil, and natural gas. Wind, solar, etc. are more expensive and therefore bad for the economy." What is right and what is wrong about this argument? For the purposes of this question, assume that the speaker is correct that the market price of renewable energy is higher than the market price of fossil fuels.

14. (a) Imagine a credit card whose bill was divided up and sent to everyone in the United States (i.e., if you purchased something on this card, every person in the United States would get a bill for 1/330,000,000 of your total cost). Would the average person spend freely with this credit card? Or would they be as thrifty as they would if they had to pay the entire bill?

    (b) Now imagine that every person in the United States has a credit card like this. What do you think is going to happen?

    (c) How is this situation related to the climate change problem?

15. In this chapter, we talked about negative externalities. Can you think of an example of a positive externality?

13   A Brief History of Climate Science and Politics

In Chapters 11 and 12, we explored our options for addressing climate change. In Chapter 14, I will pull all these together so we can explore how we can choose among these options. Before we get to that discussion, though, I describe the context of the policy debate by providing a brief history of climate change science, policy, and politics.

13.1   The Beginning of Climate Science

People have been speculating on the nature of the climate for millennia, but modern climate science began in earnest in the early nineteenth century. In the 1820s, mathematician Joseph Fourier provided one of the first descriptions of the physics we now know as the greenhouse effect: A planet's atmosphere can trap heat and warm the surface of the planet beyond what it would be if it were a bare, airless rock (we covered this in Chapter 4).

The first recognition that the climate could change occurred in the 1830s, when geologist Louis Agassiz and other scientists identified glacial debris scattered across Europe. They correctly concluded that northern Europe must have previously been covered by ice. This was an unanticipated discovery; prior to that time, everyone had simply assumed that the climate they experienced was what it had always been and always would be. This discovery of widespread ice ages showed that climate had changed in the past, opening the possibility that it could change in the future. This motivated much of the scientific study of climate over the next century.

In 1856, an American scientist, Eunice Foote, conducted experiments and concluded that carbon dioxide could warm the climate. In 1859, physicist John Tyndall did more rigorous experiments and concluded that it was primarily water vapor and carbon dioxide in the atmosphere that absorbed infrared radiation, despite that fact that these two constituents make up just a small fraction of the atmosphere.

By the end of the nineteenth century, our knowledge of the climate system was advancing rapidly. In 1896, Svante Arrhenius, a Nobel Prize winner famous for his studies of the rates of chemical reactions, estimated the climate sensitivity – the warming of the planet from doubling the amount of carbon dioxide in the atmosphere (discussed in Chapter 6) – and estimated a value of 5 to 6°C. This is a bit higher than modern estimates of climate sensitivity of 2.5 to 4.0°C but still a remarkable achievement given how little we knew about the Earth at the time.

Although Arrhenius' calculations were primarily focused on explaining the ice ages, he also realized that humans were adding carbon dioxide to the atmosphere from coal combustion. He estimated, however, that it would take thousands of years before humans would emit enough carbon dioxide to significantly warm the climate. However, he underestimated the rate of growth of emissions and therefore did not recognize that this would actually take only about a century.

The work of Arrhenius really marks the beginning of modern climate science. But while the bare outlines of the field were apparent at that time, many fundamental questions remained. Whereas Arrhenius had suggested that the carbon dioxide emitted by humans would accumulate in the atmosphere, many scientists thought that most of the carbon dioxide emitted by humans would be quickly absorbed by the oceans (as discussed in Chapter 5, that is true, but it's a slow process and, if emissions occur fast enough, carbon dioxide can build up in the atmosphere, as it is presently doing). Furthermore, some scientists suggested that water vapor so dominated the absorption of infrared radiation by the atmosphere that adding carbon dioxide to the atmosphere would have no effect on the greenhouse effect.

In addition, there was much less concern for environmental issues at that time. Nature was viewed as dangerous – in fairy tales, children who wandered into the woods did not come back. Indeed, the twists of weather and climate were among nature's cruelest weapons. When a tough winter or a severe drought could kill you, changing the climate does not seem like such a big deal.

So if the elements of human progress, such as the burning of fossil fuels, changed the climate, that was okay. Cutting down forest and replacing it with farmland or hunting predators like wolves to extinction were considered improvements. Nature was the enemy. Today, of course, we think differently about nature. We recognize that humans are strong enough to radically change our environment, and we therefore view the wilderness as something to be protected and conserved (although we do not always act that way). "Nature" is somewhere you may go on vacation, if you can find it and afford to travel there.

Temperatures rose during the first few decades of the twentieth century (see Figure 2.2), and by the 1930s it was apparent that the planet was warming. As *Time* magazine put it in 1939, "gaffers who claim that winters were harder when they were boys are quite right ... weather men have no doubt that the world at least for the time being is growing warmer."[1]

Around this same time, Guy Stewart Callendar, an English inventor and engineer, suggested that this warming was caused by human emissions of carbon dioxide. This is likely the first time that someone suggested that human-induced climate change was underway. His work built off Arrhenius' observation that the burning of fossil fuels would warm the planet, but he revisited old measurements of atmospheric carbon dioxide and, unlike Arrhenius, realized that humans were already increasing the atmospheric levels of carbon dioxide. Like most other people of this time, however, Callendar was not terribly worried about any detrimental effects of human modification of the environment.

---

[1] Quoted in Weart (2008).

13.2   The Emergence of Environmentalism

By the 1950s, our view of the environment was changing as a result of several factors. One was the invention of nuclear weapons. Nuclear bombs with a yield of tens of kilotonnes had been used twice in World War II. By the 1950s, hydrogen-fusion bombs with yields 100 times larger had been developed. In fact, a single 1950s-era nuclear-armed bomber could carry more explosive power than all of the explosives used in World War II. It dawned on people that we humans now possessed the power to annihilate ourselves, making humanity a power in many ways comparable to nature.

Air pollution was also becoming an important issue. Probably the most famous air-pollution event in history was the *killer smog of London* in 1952. In London at that time, most homes were heated with coal, which dumped sooty smoke into the London air. In early December 1952, a temperature inversion over London created a stagnant air mass over the city. As people burned coal, dark soot accumulated above the city. This dark cloud hung over London, blocking out sunlight, which caused the temperature to plummet. This caused people to burn more coal for heat, leading to even more soot in the air.

During the height of the event on Sunday, December 7, the visibility in London was 1 foot. Cattle in the city's market were killed and their carcasses discarded rather than sold because their lungs were black. The particulates harmed people's health and killed many of the weak and old. On December 9, the weather changed, and the killer fog was blown away, vanishing as quickly as it had arrived – but not before several thousand Londoners had died.

At the same time, people in many parts of the world were getting richer. People who are poor tend to worry about where their next meal is coming from or where they are going to sleep that night – they are not terribly concerned with the environment. However, as people become richer and have disposable income to spend on less essential things, protecting the environment becomes a higher priority. Once you have money, you care about the air you breathe, where you are going to go camping this weekend, and the extinction of polar bears. As this happened, particularly in the United States and Europe, concern about the environment began growing.

This increasing interest in the environment was bolstered by the International Geophysical Year, which took place in 1957 and 1958. This was an international effort that coordinated pole-to-pole observations of the Earth in order to improve our understanding of the fundamental geophysical processes that govern the environment. This intensive year of observations greatly improved our understanding of the Earth – and of the myriad of ways that humans can alter it. One of the most famous measurements started during the International Geophysical Year was of atmospheric carbon dioxide, also known as the Keeling curve (plotted in Figure 5.1a). Within just a few years after commencement, these measurements showed that atmospheric carbon dioxide was rising as a result of human activities. Here was direct evidence of man's massive footprint on the planet.

13.2.1 The Tobacco Strategy

Around this same time, a seemingly unrelated debate was raging in our society over the health effects of smoking. By the early 1960s, it was clear that smoking cigarettes was bad for your health. In 1964, US Surgeon General Luther Terry released a scientific assessment entitled *Smoking and Health*,[2] which detailed some of the dire health consequences of smoking. The evidence supporting their conclusions was enormous – the report summarized nearly 7,000 scientific articles relating smoking and disease. The report made newspaper headlines across the country and was the lead story on television newscasts.

In response, the tobacco companies developed what has become colloquially known as the *tobacco strategy* – a concerted effort to cast doubt on established science in order to advance a particular policy goal. The goal of the tobacco strategy was to create doubt, as described in a tobacco company document from 1969:[3]

> Doubt is our product since it is the best means of competing with the "body of fact" that exists in the mind of the general public. It is also the means of establishing a controversy.

They were not trying to prove that cigarettes were safe, as they themselves recognized that was impossible:

> Doubt is also the limit of our "product". Unfortunately, we cannot take a position directly opposing the anti-cigarette forces and say that cigarettes are a contributor to good health. No information that we have supports such a claim.

To push their agenda of doubt, the tobacco companies developed a set of actions to advance their strategy. This included:

- Find a small number of advocates with scientific credentials who would convey the message of doubt to the general public. They should appear to be independent of the corporations fighting the regulation, although of course they were not. Use these advocates to suggest that there is a vigorous debate in the scientific community.
- Cherry pick data and focus on a small number of unexplained or anomalous details (cherry picking was also discussed in Aside 2.1). Ignore the fact that the vast, vast, vast majority of data solidly support the consensus view.
- Create the impression of controversy simply by asking questions, even if the answers were known and did not support the corporations' case.
- Under the guise of fairness, demand equal time from media outlets to present the corporations' side.

Following this strategy, tobacco companies were able to keep the public debate over the health impacts of smoking alive for decades after it was settled in the scientific community.

---

[2] https://profiles.nlm.nih.gov/spotlight/nn/catalog/nlm:nlmuid-101584932X202-doc, accessed November 17, 2020.

[3] A large number of tobacco company documents can be viewed on the Truth Tobacco Industry Documents (see www .industrydocuments.ucsf.edu/tobacco/). This particular document can be found at www.industrydocuments.ucsf.edu/ tobacco/docs/#id=psdw0147, accessed November 17, 2020.

This episode would be just a sad historical footnote if not for the fact that the tobacco playbook has been used again and again to cast doubt on science in other public debates, including the science suggesting that humans are changing the climate.

13.3   The 1970s and 1980s: Ozone Depletion and Acid Rain

Environmentalism may have begun in the 1950s, but several events in the 1970s solidified it in the general public's consciousness. In the early 1970s, scientists first theorized that human-made halocarbons (frequently referred to as CFCs, which stand for *chlorofluorocarbons*) might deplete ozone. This threat was completely theoretical – it would be more than a decade before actual observations of ozone depletion were obtained – and there was no effective replacement for CFCs in many applications. Nevertheless, by the late 1970s, the United States banned CFCs from being used in some non-essential applications, such as a propellant in aerosol spray cans.

In response, CFC manufacturers and industries that used CFCs in their products joined together to defend the molecule. To do so, they took the techniques of the tobacco strategy – attack the science! – and derived a new version optimized for environmental issues. They focused on these main claims:

- We're not sure the harm is happening.
- If the harm is happening, we're not sure our molecule is to blame.

These points are straight from the tobacco debate. As in that debate, the goal of those defending CFCs was not to prove the molecule was safe, but to generate uncertainty and doubt sufficient to justify not regulating CFCs. Two new arguments were also added. The first is:

- If our molecule is to blame, then fixing the problem will be too expensive.

The goal is to scare people into believing that the solutions were worse than the problem, thereby slowing adoption of policies to regulate CFCs. This argument takes advantage of what psychologists call loss aversion – the fact that people are more worried about being made worse off than encouraged about being made better off. Thus, the possibility that environmental regulations could hurt the economy trumps in most people's minds the fact that they could also deliver large economic and social benefits.

A final new argument was a general attack on experts:

- Scientists advancing the harm are corrupt, biased, foolish, out to destroy capitalism, etc.

Science remains widely respected in our society, so it holds the high ground in policy debates. As a result, everybody wants to claim that science is on their side. But if the science is not on your side, then you want to deny the other side the ability to claim the science. By discrediting scientists, they are attempting to neutralize any advantage the scientific evidence provides the other side.

This is now a common argument in policy debates, and it has been terrible for the world. For example, as I write this in 2020, with the world stuck in middle of the coronavirus pandemic, the delegitimization of science has led many people to doubt the experts that they should wear a mask, social distance, get vaccinated, etc. This has led to many avoidable deaths.

In fact, we should put our trust in science. The institution of science is one of the most successful endeavors in human history. The reason it works so well is the many checks in the process: Important conclusions about science are peer reviewed and then replicated in the crucible of science. The biases of any individual scientist are extremely unlikely to survive this, and our confidence in the most replicated studies – the Earth is warming, humans are to blame, etc. – should be quite high.

As the world grappled with ozone depletion, another environmental problem was emerging: acid rain. Many coal-fired power plants emit large amounts of sulfur dioxide and nitrogen oxides to the atmosphere. Once in the atmosphere, these molecules can be absorbed by cloud droplets and raindrops, and react with cloud water to form sulfuric acid and nitric acid. This is analogous to the way carbon dioxide dissolves into water to form carbonic acid (discussed in Chapter 5). When this acid rain falls to the ground, the types of potential damage it can do are numerous: leaching of nutrients from soils, acidification of lakes and rivers, damage to wildlife and plants, damage to human-built structures, and so on.

This entire theory of acid rain is scientifically quite simple, and research done over the 1970s and 1980s definitively connected emissions from power plants to the acidic precipitation. In response to this research, the first broad international agreement covering acid rain, The Convention on Long-Range Transboundary Air Pollution, was signed in Geneva by 34 member countries of the UN Economic Commission for Europe on November, 1979. The next year, the Council of the European Communities enacted a directive reducing sulfur dioxide emissions.

The Reagan Administration, however, was resistant to enacting regulations on emissions of acid rain precursors. To support their reticence, they turned to the tobacco playbook and focused on the uncertainties:

> "The state of the science ... probably will not yield a scientifically complete assessment of acid deposition in the next few years," says the report prepared for Congress and the Reagan Administration. "To date, the state of the science will not allow assertive recommendations. Trends are weak and evasive. Data are spotty. One of the most basic uncertainties is the extent of damage caused by acid deposition and its rate of change."[4]

Note that the US administration never contradicts the connection between power plant emissions and acid rain, they just say that there is uncertainty and we need to do more research. It is important to emphasize here that uncertainty *always* exists, so the mere existence of uncertainty doesn't tell you anything about whether this is a serious problem or not.

The United States took no action on acid rain during the Reagan Administration. However, in the early 1990s, the George H. W. Bush Administration enacted regulations to reduce sulfur

---

[4] "Acid Rain Facts Called Sketchy," *The Globe and Mail* (Canada), June 12, 1984.

emissions through a cap-and-trade system – just like the cap-and-trade system discussed in Chapter 12. These regulations greatly reduced the emissions of sulfur at a price far below expectation. And, as expected, this greatly decreased the occurrence of acid rain. The success of cap and trade in helping solve the acid rain problem is one of the main reasons that policymakers looked hopefully at that mechanism for addressing climate change.

It is worth reiterating that the cap-and-trade solution in the United States to the acid rain problem emerged from the Republican George H. W. Bush Administration. At the time, it was viewed as a conservative-friendly method of solving the problem because it let the market determine how emissions reductions would be allocated. For this same reason, environmentalists were suspicious or outright opposed to cap and trade. Over time, and with the incredible success of the program, environmentalists came around to viewing cap and trade as a particularly effective way to solve environmental problems.

The ozone problem remained an active scientific and political issue throughout the early and mid-1980s. The original theories from the 1970s suggested that ozone depletion would be a slow process, taking half a century or longer for significant depletion of ozone to occur, and that it would primarily occur at mid-latitudes and high altitudes. But when scientists obtained the first evidence that ozone was actually being depleted as a result of CFCs, they found it was occurring much more rapidly and in an entirely different place. They observed extremely rapid loss of ozone over Antarctica, where every spring, roughly 90 percent of the ozone in the lower stratosphere was being destroyed in a month or so (it built back up during the rest of the year so that it was available to be destroyed again the following year). This annual loss of ozone became known as the *ozone hole.*

Within a few years, scientists discovered new chemical reactions involving chlorine derived from CFCs combined with the unique meteorology of the polar regions to be the cause of this rapid polar ozone depletion. This confirmed the role of humans and suggested that the problem might be more serious than had previously been recognized. In response to this threat, the countries of the world signed the *Montreal Protocol* in 1987, an international agreement committing the world to phasing out CFCs.

An important aspect of the Montreal Protocol was that the phase-out of CFCs happened in two stages. Industrialized countries phased out CFCs first, followed 10 years later by developing countries. There are several reasons for this. Industrialized countries are richer than the developing countries, so they have more resources to apply to phasing out CFCs. Moreover, by having the rich countries go first, economies of scale and technical advances would be expected to drive down the cost for developing countries of phasing out CFCs. There were also ethical considerations. The CFCs in the atmosphere – which were causing the ozone depletion – had mainly been released to the atmosphere by activities in the industrialized countries. Developing countries had contributed little to the problem. Thus, it was agreed that industrialized countries should take the first step to clean up the problem.

During and after the negotiation of the Montreal Protocol, the science of ozone depletion was advancing rapidly, and evidence continued to accrue about the dangers CFCs posed to the ozone layer. But even as the science became more certain, so-called ozone skeptics stepped up their attacks on the science of ozone depletion. A good example is this 1989 quote from *National Review:*

> The current situation can fairly be summarized as follows: The CFC-ozone theory is quite incomplete and cannot as yet be relied on to make predictions. The natural sources of stratospheric ozone have not yet been delineated, theoretically or experimentally. The Antarctic ozone hole is ephemeral; it comes and goes, and seems to be controlled by climatic factors outside of human control rather than by CFCs.
>
> ... A New York Times report of March 7, 1989 talks about the disadvantages of the CFC substitutes. They may be toxic, flammable, and corrosive; and they certainly won't work as well. They'll reduce the energy efficiency of appliances such as refrigerators, and they'll deteriorate, requiring frequent replacement. Nor is this all; about $135 billion of equipment use CFCs in the United States alone, and much of this equipment will have to be replaced or modified to work well with the CFC substitutes. Eventually that will involve 100 million home refrigerators, the air-conditioners in 90 million cars, and the central air-conditioning plants in 100,000 large buildings. Good luck! The total costs haven't really been added up yet.[5]

If this argument sounds familiar, it once again is the tobacco strategy. And in retrospect, all of these arguments have turned out to be wrong. Two decades of research have concretely verified the link between CFCs and stratospheric ozone depletion. What is more, the costs of replacing CFCs with ozone-safe alternatives turned out to be so small that, when CFCs were completely phased out in the mid-1990s, virtually no one noticed.

13.4 The 1970s and 1980s: The Ascent of Free Markets

In the decades after World War II, one of the most important ideological debates was between the governing philosophies of capitalism and socialism. Over that same period, a related and parallel argument was brewing between economists arguing for free markets against those who argued for more government control of the economy. By the 1970s, though, both battles were turning into routs. Problems with socialism were becoming clear, and freeing markets from government control had worked well in a series of important test cases, such as letting markets set the exchange rate for national currencies.

In his inaugural address in 1981, Ronald Reagan declared the battle won: "Government is not the solution to our problem, government is the problem." Given that statement, it is unsurprising that his administration adopted a hostile view of government regulation. But this hostility to regulation created a problem: While much can be said for the strength and effectiveness of the free markets, we discussed in the last chapter why free markets cannot solve environmental problems, which are mainly caused by externalities. The incentive in a truly free market is for corporations to exploit externalities to increase profits, in this case to pollute without regard to the costs of pollution because those costs are paid by society.

[5] S. F. Singer, "My Adventures in the Ozone Layer," *National Review,* June 1989.

Thus, solving environmental problems *requires* some limits on the markets in order to impose the costs of the externality on the polluters. This created a tension in the Reagan administration between adhering to their free-market principles and solving environmental problems. This was one of the primary factors that caused them to reject policies to reduce acid rain, as discussed in the previous section.

This hostility by the Reagan administration to environmental protection was an abrupt change in our politics. Prior to Reagan, environmental issues were non-partisan. Legislation that created the Environmental Protection Agency (EPA) was passed in 1970 with a 372–15 vote in the House of Representatives and a unanimous vote in the Senate. It was then signed by Republican President Richard Nixon. It would be unthinkable for Republicans to agree to those policies in 2020.

It is important to realize that Reagan's opposition to regulations was a guiding principle, not an absolute and irrevocable law. After all, the Reagan Administration did sign the Montreal Protocol that phased out ozone-depleting CFCs – something that would also be unthinkable for Republicans of 2020 to support.

This was not just a US development. In the late 1980s, around the world, those opposed to government control of society, including many who had just recently thrown off the yoke of the Soviet Union, opposed environmental regulations. They were motivated by the fundamental belief that these regulations, including on greenhouse-gas emissions, were an unacceptable infringement on freedom. This is nicely summed up by Vaclav Klaus, President of the Czech Republic (and one of the very few leaders of any country to doubt the mainstream view of the science of climate change): "The largest threat to freedom, democracy, the market economy, and prosperity at the end of the twentieth and at the beginning of the twenty-first century is no longer socialism. It is, instead, the ambitious, arrogant, unscrupulous ideology of environmentalism."[6]

13.5   Climate Science in the 1970s

The Earth's temperature remained relatively constant between the 1940s and 1970s (Figure 2.2). Despite this, research in the 1950s, 1960s, and 1970s had emphasized the risk of global warming due to increasing abundances of atmospheric greenhouse gases. At the same time, however, the abundance of aerosols from human activities was also rising (e.g., from the burning of high-sulfur coal). As discussed in Chapter 6, aerosols tend to cool the planet, and this offsets some of the warming from increased greenhouse gases. Some scientists suggested that humans were in fact adding enough aerosols to the atmosphere to overpower greenhouse gases, and that the dominant human influence was a net cooling of the climate.

A legitimate scientific debate ensued over which effect would dominate, and by the end of the 1970s the debate had been settled in favor of those predicting that global warming would

---

[6] V. Klaus, *Blue Planet in Green Shackles* (Washington, DC: Competitive Enterprise Institute, 2007).

be the dominant human influence. In recent years, some have misrepresented the existence of a debate to suggest that the scientific community in the 1970s was predicting global cooling. This is incorrect – there was never any widespread consensus among scientists that aerosol-induced cooling was the dominant influence of humans.[7]

The 1970s ended with the publication of an influential report[8] from the US National Academy of Sciences that reviewed the science and came to this conclusion: "If carbon dioxide continues to increase, the study group finds no reason to doubt that climate changes will result and no reason to believe that these changes will be negligible." More research in the early 1980s fleshed out and confirmed the general view that humans were in the process of modifying the climate. However, the general public and most politicians were not yet focused on the issue.

13.6 The Year Everything Changed: 1988

1988 was the year when climate change went from being a mostly academic problem to a political one. The United States was in the middle of a blisteringly hot summer, with much of the country experiencing drought conditions and temperature records smashed on a seemingly daily basis. In August, a small number of US congressional leaders were interested in the problem of climate change, and they felt the time was right to hold a congressional hearing on it.

At that hearing, NASA climate scientist James Hansen declared that he was 99 percent confident that the world really was getting warmer and that there was a high degree of probability that it was due to human activities. Coming on the heels of the publicity over the ozone hole, this created a media firestorm, and it put the issue of climate change onto the political radar. In the next few months, the United Nations passed a resolution urging the "Protection of global climate for present and future generations of mankind." *Time* magazine, instead of naming a "Person of the Year" for 1988, named "Endangered Earth" the "Planet of the Year."

This was also the year that the Intergovernmental Panel on Climate Change, or IPCC, was formed (discussed in Chapter 1). During the negotiation of the Montreal Protocol, the World Meteorological Organization and the UN Environmental Programme had put out a series of scientific assessments on the science of stratospheric ozone depletion. These assessments were incredibly successful at establishing the bedrock scientific principles upon which the Montreal Protocol was negotiated. The climate policy community, seeing the success of

---

[7] For a good review of the history of "global cooling" and how it is misrepresented in today's debate, see Peterson, T. C. et al. (2008), "The myth of the 1970s global cooling scientific consensus," *Bulletin of the American Meteorological Society* 89: 1325–1337.

[8] Ad Hoc Study Group on Carbon Dioxide and Climate, *Carbon Dioxide and Climate: A Scientific Assessment* (Washington, DC: Climate Research Board, National Research Council, 1979).

these ozone assessments, concluded that similar assessments about climate science would help to facilitate those policy debates, and this was the job the IPCC was created to do.

As momentum for enacting regulations to reduce emissions began to grow, so did the pushback. Given that energy is a several trillion dollar per year business, it should come as little surprise that many people and institutions strenuously opposed regulations that would cost them some of these trillions. They were joined by those philosophically opposed to environmental regulations, including many in the Reagan Administration, as described in the Section 13.4.

With the tobacco strategy in mind, those opposed to regulations on greenhouse gases focused on attacking the science. To do this, they recruited a small group of contrarian scientists to make the public argument. Many of these so-called *climate skeptics* were veterans of previous battles – tobacco, acid rain, ozone – and they had deep experience in casting doubt. The skeptics' views of science are heterogeneous; for example, some skeptics dispute that the Earth is warming, while others accept that the Earth is warming but dispute that humans are responsible. Some even dismiss the fundamental physics of the greenhouse effect. But they share an opposition for any science that might lead to increased government regulation.

In 1990, the IPCC put out its First Assessment Report on the science of climate change. In it, the IPCC concluded that "the size of this [observed] warming is broadly consistent with predictions of climate models, but it is also of the same magnitude as natural climate variability. Thus the observed increase could be largely due to this natural variability." This relatively weak statement about the role of humans in climate change reflected legitimate uncertainties in climate science at that time. Because of these uncertainties, a definitive attribution of the warming to greenhouse gases was not possible.

13.7 The Framework Convention on Climate Change: The First Climate Treaty

Despite the uncertainty reflected in the first IPCC report, many world leaders felt that action had to be taken on climate change. The result was the Earth Summit in Rio de Janeiro in 1992, from which emerged the treaty known as the *Framework Convention on Climate Change,* frequently referred to simply as the "Framework Convention" or by its initials, FCCC. The FCCC enjoys near-universal membership, with 192 countries having ratified it, including the United States, China, and all other big emitters. The principles enshrined in the FCCC remain the major building blocks on which negotiations of treaties to reduce emissions have been built.

The most contentious debate over climate change policies involves mitigation. In that regard, the stated goal of the FCCC is "to achieve stabilization of greenhouse gas concentrations in the atmosphere at a low enough level to prevent dangerous anthropogenic interference with the climate system." This statement receives widespread agreement at this level of abstraction. In practice, though, the meaning of this statement hinges on the definition of the word *dangerous*. There is no scientific definition of what dangerous climate change is because this is a value judgment – climate change that one person may perceive as dangerous may not be perceived that way by someone else. It would be nearly 20 years before the world agreed on what dangerous was.

In order to bring fairness or *equity* to any climate change agreement, the FCCC also enshrines the concept of *common but differentiated responsibilities*. This means that all countries must participate in solving the climate change problem, but not necessarily the same way. For example, we might expect rich, industrialized countries to begin cutting their emissions first, with developing nations cutting their emissions later. The reasons for this are similar to the reasons that industrialized countries phased out CFCs first in the Montreal Protocol, followed later by developing countries. The industrialized countries are far richer than the developing countries, so they have more resources to apply to reducing emissions. Moreover, by having rich countries go first, economies of scale and technological advance- ment would bring down the cost of reducing emissions so by the time developing countries begin reducing their emissions, the cost to them would be less.

There are also moral considerations. The 2 billion or so poorest people in the world currently live hard lives of crushing poverty. One of the ways to raise these people out of poverty is through economic growth – increasing their consumption of goods and services. This requires energy, so anything that makes consuming energy harder or more expensive for the poorest will also make it harder to lift these people out of poverty. Common but differentiated responsibility is a way of saying that solutions to climate change should not work at cross-purposes to efforts to reduce poverty.

There is also the question of historical responsibility. Most of the increase in carbon dioxide in the atmosphere over the past 250 years is due to emissions from the industrialized countries. In fact, the world's rich countries are rich because of the energy they consumed – and the emissions that resulted. Thus, it makes sense for them to have a greater responsi- bility for taking the first steps toward cleaning up the problem. It is also clear, however, that developing countries must eventually contribute. China is now the largest emitter of carbon dioxide, and several other developing countries are either major emitters or on track to be. Reducing global emissions significantly over the coming century will be impossible without all countries eventually making deep emissions reductions.

The FCCC also included what is referred to as the *precautionary principle*: "Where there are threats of serious or irreversible damage, lack of full scientific certainty should not be used as a reason for postponing such measures." This is in direct contradiction to those who look at climate change and argue that we should wait until we understand the problem better before taking action. It is also widely (and perhaps intentionally) misunderstood. It does *not* say that, if the risks are high enough, we must take action. Rather, it says that scientific uncertainty should not be used as an excuse to do nothing. There may be many other reasons to do nothing (e.g., economic, moral), but uncertainty in the science should not be one.

The FCCC was intended to be a starting point for more specific and binding measures to be negotiated later. Consequently, in contrast to its ambitious principles and objectives, the treaty's concrete measures were weak. Under the FCCC, nations committed to reporting